HNO PRAXIS HEUTE 19

Springer-Verlag Berlin Heidelberg GmbH

Mitarbeiterverzeichnis

Chrobok, V., MUDr.,
ORL oddeleni, Kyjevska 44
CZ-53203 Pardubice

Ganz, H., Professor Dr. med.
Hans-Sachs-Straße 1
D-35039 Marburg

Iro, H., Professor Dr. med.
Universitäts-HNO-Klinik
Kirrberger Straße
D-66424 Homburg/Saar

Knöbber, D., Priv. Doz. Dr. Dr. med.
Universitäts-HNO-Klinik
Kirrberger Straße
D-66424 Homburg/Saar

Málek, V., MUDr.
Neurol. klinika Univ.
Fakultni nemocnice
CZ-500 05 Hradec Kralove

Pellant, A., Professor MUDr.
ORL oddeleni, Kyjevska 44
CZ-53203 Pardubice

Reiß, G.
Neurochirurgische Universitäts-Klinik
Fetscherstraße 74
D-01307 Dresden

Reiß, M.
Universitäts-HNO-Klinik
Fetscherstraße 74
D-01307 Dresden

Schuss, U., Dr. med.
HNO-Klinik des Katharinenhospitals
Kriegsbergstraße 60
D-70174 Stuttgart

Steinhart, H., Priv. Doz. Dr. Dr. med.
Universitäts-HNO-Klinik
Kirrberger Straße
D-66424 Homburg/Saar

HNO Praxis heute

Begründet von H. Ganz

19 Herausgegeben von
H. Ganz und H. Iro

Mit Beiträgen von

V. Chrobok, H. Ganz, H. Iro, D. Knöbber, V. Málek, A. Pellant,
G. Reiß, M. Reiß, U. Schuss, H. Steinhart

Mit 24 Abbildungen und 17 Tabellen

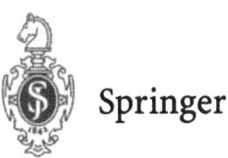

Springer

Redaktion HNO Praxis heute:

Professor Dr. med. Horst Ganz
Hans-Sachs-Straße 1
D-35039 Marburg/Lahn

Professor Dr. med. Heinrich Iro
Universitäts-HNO-Klinik
Kirrberger Straße
D-66424 Homburg/Saar

ISSN 0173-9859

ISBN 978-3-540-65921-1   ISBN 978-3-642-58490-9 (eBook)
DOI 10.1007/978-3-642-58490-9

Dieses Werk ist urheberrechtlich geschützt. Die dadurch begründeten Rechte, insbesondere die der Übersetzung, des Nachdrucks, des Vortrags, der Entnahme von Abbildungen und Tabellen, der Funksendung, der Mikroverfilmung oder der Vervielfältigung auf anderen Wegen und der Speicherung in Datenverarbeitungsanlagen, bleiben, auch bei nur auszugsweiser Verwertung, vorbehalten. Eine Vervielfältigung dieses Werkes oder von Teilen dieses Werkes ist auch im Einzelfall nur in den Grenzen der gesetzlichen Bestimmungen des Urheberrechtsgesetzes der Bundesrepublik Deutschland vom 9. September 1965 in der jeweils geltenden Fassung zulässig. Sie ist grundsätzlich vergütungspflichtig. Zuwiderhandlungen unterliegen den Strafbestimmungen des Urheberrechtsgesetzes.

© Springer-Verlag Berlin Heidelberg 1999
Ursprünglich erschienen bei Springer-Verlag Berlin Heidelberg New York 1999

Die Wiedergabe von Gebrauchsnamen, Handelsnamen, Warenbezeichnungen usw. in diesem Werk berechtigt auch ohne besondere Kennzeichnung nicht zu der Annahme, daß solche Namen im Sinne der Warenzeichen- und Markenschutz-Gesetzgebung als frei zu betrachten wären und daher von jedermann benutzt werden dürften.

Produkthaftung: Für Angaben über Dosierungsanweisungen und Applikationsformen kann vom Verlag keine Gewähr übernommen werden. Derartige Angaben müssen vom jeweiligen Anwender im Einzelfall anhand anderer Literaturstellen auf ihre Richtigkeit überprüft werden.

Einbandgestaltung: de'blik, Berlin
Satz: Fotosatz-Service Köhler GmbH, Würzburg
SPIN: 10691065   22/3135 – 5 4 3 2 1 0 – Gedruckt auf säurefreiem Papier

Themenverzeichnis der bisher erschienenen Bände

Audiologie und Pädaudiologie

Audiometrie, topodiagnostische (Fleischer/Kießling)	Band 1
Frühförderung, hörgestörter Kinder (Kruse)	Band 4
Hörgeräte (Niemeyer)	Band 1
Hörgeräte-Versorgung (Plath)	Band 16
Hörgeräte, knochenverankerte (Niehaus)	Band 15
Hörprüfung, im ersten Lebensjahr (Plath)	Band 4
Impedanzaudiometrie (Kießling)	Band 2
Schwerhörigkeit durch Lärm (Niemeyer)	Band 18
Simulationsprüfung/Objektive Audiometrie (Niemeyer)	Band 4

Otologie

Abstehende Ohren (Koch)	Band 12
Akustikusneurinom (Haid)	Band 5
Antibiotika, ototoxische (Federspil)	Band 2
Cochlea-Implantate (Burian)	Band 3
Cochlea-Implantate, Neues (Laszig/Marangos)	Band 18
Emissionen, otoakustische (Koch)	Band 11
Funktionsweise des Innenohres (Ruppersberg)	Band 16
Hereditäre Hörstörungen, Otosklerose (Keßler)	Band 8
Hirnabszeß, otorhinogener (Pellant et al.)	Band 19
Hörsturz (Wilhelm)	Band 7
Kinetosen (Delb)	Band 15
Labyrinthäre Gleichgewichtsstörungen (Morgenstern)	Band 8
Menière, Diagnostik (Delb)	Band 14
Mikrochirurgie des Ohres, in der Praxis (Ganz)	Band 1
Mittelohrcholesteatom (Steinbach)	Band 5
Ohrerkrankungen, bei LKG-Spalten (Steinhart)	Band 17
Ohrmuscheltrauma (Weerda)	Band 11
Ohroperationen, Nachbehandlung (Ganz)	Band 14
Ohrtrompete, Erkrankungen (Tiedemann)	Band 4
Ohrtrompete, offene (Münker)	Band 12

Otitis externa (Ganz)	Band 11
Otitis media, kindliche, Therapie (Federspil)	Band 4
Otitiskomplikationen Heute (Fleischer)	Band 9
Otosklerose, Chirurgie (Schrader/Jahnke)	Band 14
Schwerhörigkeit im Alter (Brusis)	Band 7
Seromukotympanon (Tolsdorff)	Band 13
Tinnitus (Lenarz)	Band 10
Trauma, und Hörstörungen (Kellerhals)	Band 2
Tumoren des äußeren Ohres (Koch/Kiefer)	Band 16
Tympanoplastik, Fortschritte (Helms)	Band 12
Tympanosklerose (Steinbach)	Band 7
Vestibularisdiagnostik (Haid)	Band 6
Zervikaler Schwindel (Mayer)	Band 6

Rhinologie

Allergie und Nase (Albegger)	Band 1
Funktionsdiagnostik (Maranta/Gammert)	Band 15
Keilbeinhöhle, Erkrankungen (Knöbber)	Band 17
Nasenbluten (Koch/Bärmann)	Band 14
Nasenpolypen (Ganz)	Band 5
Nasentropfen, Entwöhnung (Ganz)	Band 2
Nebenhöhlenchirurgie Heute	
Teil I: Stirnhöhlenchirurgie (Federspil)	Band 8
Nebenhöhlenchirurgie, endonasale (Draf/Weber)	Band 12
Nebenhöhlenchirurgie, Komplikationen (Ganz)	Band 3
Papilloma inversum (Schuss)	Band 19
Rhinopathie, vasomotorische (Paulsen)	Band 11
Rhinoplastik, korrektive (Krisch)	Band 10
Septumoperationen (Ganz)	Band 2
Sinusitis beim Kinde (Knöbber)	Band 12
Sinusitistherapie in der Praxis (Messerklinger)	Band 1
Sinusitistherapie Heute (Ganz)	Band 19
Tumoren und tumorähnliche Läsionen der	
Nase und Nasennebenhöhlen (Berghaus/Bloching)	Band 16
Ultraschalldiagnostik, der Nebenhöhlen (Mann)	Band 5
Verletzungen, seitliches Mittelgesicht (Ganz)	Band 9
Verletzungen, zentrales Mittelgesicht (Ganz)	Band 4
Zysten und Zelen der Nebenhöhlen (Ganz)	Band 8

Mundhöhle/Rachen

Dysphagie, Diagnostik (Walther)	Band 14
Globusgefühl (V. Jahnke)	Band 6

Pharyngitis, chronische (Ganz) — Band 9
Präkanzerosen Mundhöhle/Lippen (Rupec) — Band 8
Schleimhauterkrankungen Mundhöhle (V. Jahnke) — Band 3
Schluckauf (Federspil/Zenk/Iro) — Band 17
Schnarchen, Schlafapnoe-Syndrom (Schäfer/Pirsig) — Band 10
Schwellungen im Parotisbereich (Schätzle) — Band 2
Speicheldrüsentumoren (Haubrich) — Band 4
Speichelsteinkrankheit (Knöbber) — Band 8
Speichelsteine, Therapie (Zenk/Iro) — Band 17
Tonsillektomie und Immunologie (Haubrich/Botzenhardt) — Band 6
Tonsillitis (Wilhelm/Schätzle) — Band 9
Tumoren Mundhöhle und Mundrachen (Schedler/Schätzle) — Band 10
Verletzungen, Mundhöhle und Mundrachen (Ganz) — Band 5
Zysten und Fisteln des Halses (Chilla) — Band 14

Laryngologie/Phoniatrie

Akute Luftnot – was tun? (Knöbber) — Band 7
Aphasien (Rosanowski/Eysholdt) — Band 15
Elektromyographie (Šram) — Band 15
Halsweichteilschwellungen (Knöbber) — Band 11
Kehlkopf und Trachea, Verletzungen (Ganz) — Band 11
Kehlkopf und untere Luftwege, Endoskopie (Roessler/Grossenbacher) — Band 11
Kehlkopfkarzinom (Steinhart) — Band 19
Kontaktgranulom (Barth) — Band 5
Laryngitis, chronische (Oeken/Behrendt/Görisch) — Band 9
Laryngotrachealstenosen (Gammert) — Band 4
Luft- und Speisewegsfremdkörper (Skerik) — Band 7
Lähmungen, Kehlkopf- (Barth) — Band 7
Musculus cricothyreoideus, Pathologie (Kruse) — Band 5
Phonochirurgie (Eysholdt) — Band 18
Recurrensparese, beidseitige (Iro) — Band 19
Rehabilitation von Kehlkopflosen (Plath) — Band 8
Schilddrüse und HNO-Arzt (Chilla) — Band 10
Singstimme, Erkrankungen (Barth) — Band 14
Sprachentwicklung, Störungen (Barth) — Band 12
Sprachentwicklung und ihre Störungen (Berger) — Band 16
Stimmlippenknötchen (Martin) — Band 6
Stimmstörungen, funktionell-psychogene (Brodnitz) — Band 5
Stimmstörungen, hyper- und hypofunktionelle (Kruse) — Band 2
Stottern und Poltern (Johannsen/Schulze) — Band 13
Tumoren, gutartige, des Kehlkopfes (Knecht/Meyer-Breiting) — Band 17

Regionale plastische Chirurgie

Regionale Lappenplastiken (Staindl)	Band 13
Wundheilung, Narbenbildung, Narbenkorrektur (Staindl)	Band 9

Spezielle Tumorkapitel

Adenoid-zystisches Karzinom (Wilke)	Band 6
Basaliome (Gammert)	Band 5
Diagnose kein Tumor (Ganz)	Band 6
Lippentumoren, maligne (Schedler/Federspil)	Band 8
Lymphome, maligne (Chilla)	Band 15
Melanom, malignes (Rosemann)	Band 3
Nasenrachentumoren, maligne (Schedler/Schätzle)	Band 13
Tumorschmerzen (Knöbber)	Band 15

Allgemeine Themen/Randgebiete

Aids-Manifestationen (Weidauer)	Band 10
Akupunktur im HNO-Gebiet (Ganz/Gleditsch/Majer/Pildner)	Band 3
Alternative Medizin (Friese)	Band 18
Antibiotikatherapie (Limbert/Klesel)	Band 1
Antibiotikatherapie, lokale (Ganz)	Band 7
B-Bild-Sonographie (Ganz)	Band 10
CT, Leistungsfähigkeit im HNO-Bereich (Elies)	Band 6
Doppler-Sonographie (Zenk/Iro)	Band 17
Endoskopie, an Ohr, Nase und NH (Hörmann)	Band 12
Epithesen und Hörgeräte, knochenverankerte (Kurt/Federspil)	Band 14
Fibrinkleber im HNO-Bereich (Moritsch)	Band 11
Fokusproblem (Knöbber)	Band 19
Geruchs- und Geschmacksstörungen (Herberhold)	Band 13
Grenzprobleme zur Stomatologie	
I: Allgemeines (Muška)	Band 7
II: Parodontopathien (Strott)	Band 10
III: Odontogene Abszesse (Austermann)	Band 12
IV: Kiefergelenkserkrankungen (Strott)	Band 3
V: Okklusionsstörungen (Austermann/Umstadt)	Band 18
HWS-Traumen (Ernst)	Band 18
Idiopathische periphere Fazialisparese	
(Bell-Parese) (Streppel/Eckel/Stennert)	Band 16
Implantologie, an Kopf und Hals (Beleites/Rechenbach)	Band 12
Kernspintomographie im HNO-Bereich (Grevers/Vogl)	Band 11
Knotenschieber, der (Schweckendiek)	Band 2

Kopfschmerz (Knöbber)	Band 13
Labor, des HNO-Arztes (Allner)	Band 1
Laseranwendungen in der HNO-Heilkunde, Kopf- und Halschirurgie (Rudert/Werner)	Band 16
Laserchirurgie (Höfler/Burian)	Band 4
Literatursuche heute (Reiß/Reiß)	Band 19
Lokalanaesthesie, therapeutische (Gross)	Band 1
Mykosen im HNO-Bereich (Stammberger/Jakse)	Band 7
Nahrungsmittelallergien (Thiel)	Band 6
Piercing (Waldfahrer/Freitag/Iro)	Band 18
Pseudomonasinfektionen (Ganz)	Band 3
Quantenmedizin, und HNO (Pichler)	Band 17
Sportverletzungen im HNO-Bereich (Loch)	Band 3
Störungen der Halswirbelsäule, funktionelle (Biesinger)	Band 9
Syndrome und HNO (Ganz)	Band 18
Tauchsport und Fliegen (Moser/Wolf)	Band 9
Tränenwegserkrankungen (Schätzle/Wilhelm)	Band 3
Umweltschäden, der oberen Luftwege (Winkler)	Band 12
Viruserkrankungen	
I. Herpes und Zoster (Rabenau/Doerr)	Band 15
II. Epstein-Barr-Infektionen (Schuster)	Band 15
III. Hirnnervenlähmungen (Ganz)	Band 15
IV. Schutzimpfungen (Quast)	Band 15
V. Virustatika (Estler)	Band 17
Wert Medizinischer Neuerungen (Ganz)	Band 17

Inhaltsverzeichnis

Otologie und Rhinologie

50 Jahre otogener und rhinogener Hirnabszeß –
ein Erfahrungsbericht
A. Pellant, V. Málek, H. Ganz und V. Chrobok
(Mit 2 Abbildungen und 9 Tabellen)   1

Sinusitistherapie Heute – eine Übersicht
H. Ganz (Mit 2 Tabellen) 25

Das Papilloma inversum von Nase und Nebenhöhlen
U. Schuss (Mit 6 Abbildungen) 41

Laryngologie

Die beidseitige Rekurrensparese – Glottiserweiternde Eingriffe
H. Iro (Mit 5 Abbildungen) 71

Das Kehlkopfkarzinom
H. Steinhart (Mit 8 Abbildungen) 95

Allgemeine Themen

Literatursuche heute – aber wie?
M. Reiß und G. Reiß (Mit 3 Abbildungen und 6 Tabellen) 137

Die Fokuslehre aus heutiger Sicht des HNO-Arztes
D. Knöbber 167

Fragensammlung zur Selbstkontrolle
Zusammengestellt von H. Ganz 179
    Antworten zur Fragensammlung 186

Sachverzeichnis 187

Vorwort

Band 19 beginnt mit einer fast vergessenen Herausforderung an den HNO-Arzt, dem *oto- und rhinogenen Hirnabszeß*.

Von den rhinologischen Themen ist der Beitrag über die *Sinusitistherapie* als Zusammenfassung für den Praktiker aus einem Meer von Meinungen gedacht. Das *invertierte Papillom* ist in der Praxis selten, wird deshalb auch öfter verkannt und als „Choanalpolyp" operiert.

Die Laryngologie kommt mit dem Thema *beidseitige Recurrensparesen* zu Wort, sowie – erstmals in unserer Serie – mit einer ausführlichen Besprechung „des" HNO-Malignoms *Kehlkopfkarzinom* mit einer sehr detaillierten Darlegung der therapeutischen Wege.

Wer heute für eine Publikation *Literatur* sucht, hat Internet und Datenbanken zur Verfügung. Ist das wirklich besser als das bewährte alte Zentralblatt? Abschließend sei das Thema *Fokusproblem* angesprochen, um das es sehr ruhig geworden ist. Sind diese Vorstellungen „tot"?

Wir hoffen, für Praxis und Ausbildung wieder relevante und interessante Themen gefunden zu haben. Leider wird es immer schwerer, Autoren zu gewinnen und noch schwerer solche, die ihre Manuskripte pünktlich abliefern. Seien wir uns im klaren, daß zu einer funktionierenden, modernen Medizin nicht nur die Bereitschaft zu lebenslangem Lernen gehört, sondern auch der Wille zur Lehre bzw. Weitergabe eigenen Wissens. Lehren ist keine lästige Nebentätigkeit!

Für konstruktive Kritik und Anregungen sind wir weiterhin dankbar. Die Zunahme des Abonnentenstammes freut uns sehr.

Marburg/Lahn	Homburg/Saar
Horst Ganz	Heinrich Iro

50 Jahre otogener und rhinogener Hirnabszeß – ein Erfahrungsbericht

A. Pellant, V. Málek, H. Ganz und V. Chrobok

1	Epidemiologie	2
1.1	Häufigkeit und Lokalisation der Hirnabszesse	2
1.2	Lebensalter und Hirnabszeß	2
1.3	Geschlechterverteilung	3
2	Pathogenese und Ätiologie	3
3	Symptomatologie und klinischer Verlauf	6
4	Diagnostik	9
5	Behandlung	12
5.1	Chirurgische Behandlung	12
5.2	Konservative Behandlung	14
6	Prognose	15
7	Eigenes Krankengut	16
8	Fazit	21
	Literatur	22

Wenn auch die älteste belegte Beschreibung des Gehirnabszesses von Massa [30] aus dem ersten Drittel des 16. Jahrhunderts stammt, so lieferte Lebert die erste komplette Beschreibung des Gehirnabszesses als klinischer Einheit erst im Jahre 1856 [26]. Um die weitere Entwicklung der Diagnostik und Therapie der otogenen Abszesse hat sich im vorigen Jahrhundert noch eine Reihe weiterer Autoren verdient gemacht, aus denen v. Bergmann [4], Körner [25] sowie Macewen [28] durch ihre Monographien hervorragen.

1
Epidemiologie

1.1
Häufigkeit und Lokalisation der Hirnabszesse

Die häufigste Lokalisation der Abszesse des Großhirns ist der temporale Lappen, danach folgen Abszesse des Kleinhirns, des frontalen, parietalen und okzipitalen Lappens [35, 46]. Diese Verteilung ist durch das häufigere Vorkommen der otogenen Abszesse vor den rhinogenen Abszessen vorgegeben (Verhältnis etwa 2:1 bis 3:1). Infratentoriale Abszesse sind immer otogen. Otogene Abszesse des Schläfenlappens geben die meisten Autoren etwa als 1- bis 2,5mal häufiger an als Abszesse des Kleinhirns, und zwar sowohl im klinischen [7, 16, 23, 46], als auch im Sektionsmaterial [10, 25].

> Der Anteil otogener Abszesse an der gesamten Anzahl aller Gehirnabszesse wird heutzutage zwischen 12 und 46 % angegeben [7, 9, 16].

Das von manchen Autoren angeführte Übergewicht der rechtsseitigen Kleinhirnabszesse wird damit erklärt, daß der dominante Sinus sigmoideus eben an dieser Seite häufiger ist und so dem Antrum mastoideum näher kommt [11, 25, 28].

Kangsanarak et al. [23] registrierten in neuerer Zeit unter 17.144 mit eitrigen Mittelohrentzündungen an der HNO-Abteilung in Chiang Mai (Thailand) behandelten Patienten insgesamt 18 otogene Hirnabszesse. Tarkkanen [46] diagnostizierte im Laufe der Jahre 1930–1959 insgesamt 99 otogene Abszesse, die 0,05% der ambulant untersuchten HNO-Patienten der Klinik in Helsinki darstellten. In der ersten Dekade der Untersuchung waren die Hirnabszesse mehr als 4mal häufiger als in der letzten Dekade. Dagegen wies die Zahl der wegen einer chronischen Mittelohrentzündung mit Cholesteatom operierten Patienten im Verlauf des ganzen Zeitabschnittes keine Veränderungen auf. Snell beobachtete in Toronto von 1956–1975 nicht weniger als 63 otorhinogene Hirnabszesse [42]. Szmeja et al. berichteten sogar über 64 otogene Hirnabszesse aus den Jahren 1953–1984 [45].

! Trotz des allgemein konstatierten Rückganges der Gehirnabszesse erreichte dieser Rückgang keinen solchen Grad wie bei den Thrombophlebitiden der Sinus sigmoidei oder bei den Meningitiden [16, 36, 46].

1.2
Lebensalter und Hirnabszeß

Der Hirnabszeß ist eine Erkrankung aller Altersgruppen [6, 8, 10, 25, 46]. Für die otogenen Gehirnabszesse machte Ganz [16] auf 2 Altersgipfel aufmerksam. Der erste liegt im zweiten Dezennium, obwohl die akute Mittelohrentzündung am häufigsten im ersten Dezennium auftritt. Der zweite Gipfel umfaßt weniger ausgeprägt das dritte, vierte, aber auch siebte Dezennium.

Das Durchschnittsalter der Patienten mit otogenen Abszessen auf Grund einer akuten Mittelohreiterung wird niedriger angegeben als das Alter derjenigen

Patienten, bei denen die Gehirnabszesse von einer chronischen Entzündung hervorgerufen worden waren. Wegen der geringen Anzahl der Fälle kann man nicht zuverlässig einschätzen, ob das Alter die Lokalisation des Abszesses beeinflußt. Es scheint allerdings, daß bei Kindern Abszesse des Kleinhirns öfter vorkommen als die des temporalen Lappens [46].

Die Seltenheit der Gehirnabszesse – und der endokraniellen Komplikationen überhaupt – im Gegensatz zu den oft beobachteten äußeren Durchbrüchen der Mastoiditis bei Kindern des Vorschulalters ist durch die Lokalisation des Antrums und dessen topographische Beziehungen zum umliegenden pneumatischen System und zur Oberfläche zu erklären.

1.3
Geschlechterverteilung

Das wiederholt bestätigte Überwiegen der Männer [7, 9, 25] im Verhältnis 2:1 bis 4:1 ist mit dem häufigeren Vorkommen chronischer Mittelohrentzündungen beim männlichen Geschlecht erklärt worden [46].

2
Pathogenese und Ätiologie

Die Gehirnabszesse kann man nach ihrer Entstehung in otogene, rhinogene, traumatische, metastatische und kryptogene Abszesse einteilen.

- Gehirnabszesse otogenen Ursprunges entwickeln sich in 80–90 % auf Grund einer chronischen Entzündung [1, 11, 25]. Bei diesen chronischen Otitiden findet man wiederum in mehr als 80 % ein Cholesteatom, in den restlichen Fällen dann eine einfache chronische Otitis [1, 10, 16, 23, 46].

> Klassische Ausgangssituation für einen Hirnabszeß ist das akut-eitrig infizierte Cholesteatom [2, 16].

- Eine analoge Situation gibt es auch bei Gehirnabszessen rhinogenen Ursprunges. Ganz [15] belegt mit Literatur, daß solche rhinogenen Gehirnabszesse zu 75 % auf der Basis einer chronischen Sinusitis entstehen.

Angesichts des Überwiegens einer Ausbreitung der Infektion vom primären Herd per continuitatem via Ostitis – selten Osteomyelitis – kann man mit großer Wahrscheinlichkeit auf folgende Beziehungen schlußfolgern:

- Abszesse des frontalen Lappens entstehen am häufigsten bei Entzündungen der Stirnhöhlen, selten bei Entzündungen der Cellulae ethmoidales oder der Keilbeinhöhle [15]. Abszesse des frontalen Lappens können auch einen traumatischen Ursprung haben, und zwar v. a. bei frontobasalen Verletzungen [15, 28].

- Abszesse der mittleren Schädelgrube sind am häufigsten im mittleren Drittel des temporalen Lappens lokalisiert und entstehen bis auf seltene Ausnahmen über das Tegmen tympani oder antri, von wo sie sich per continuitatem ausbreiten. Selten können sie auch auf Grund einer Thrombophlebitis des Sinus sigmoideus oder gar als Komplikationen einer Labyrinthitis entstehen.
- Ein wenig komplizierter ist die Situation bei Abszessen der hinteren Schädelgrube. Hier kann sich die Infektion bei chronischen Entzündungen via Sinus sigmoideus, via Labyrinth oder über das Trautmann-Dreieck ausbreiten [1, 16, 25, 46].

Bei den chronischen Kleinhirnabszessen beobachteten manche Autoren [46] in der Hälfte der Fälle oder mehr die Entstehung aus einer purulenten Labyrinthitis, andere [16] dagegen eine häufigere Entstehung dieser Abszesse im Zusammenhang mit einer Thrombophlebitis der intrakranialen Sinus. Die Abszesse mit Ursprung im Labyrinth sind im medialen Teil der Kleinhirnhemisphäre lokalisiert. In der Vergangenheit komplizierten sie die purulenten Labyrinthitiden zu 6–8 %.

Abszesse, die im Labyrinth entstehen, sind heutzutage selten. Der Weg über das Trautmann-Dreieck wird mit etwa 10 % angegeben [11]. Ebenso wie aus einer Eiterung des Sinus sigmoideus ein Kleinhirnabszeß entstehen kann, kann auch eine Thrombose des Sinus petrosus superior zur Ursache eines Abszesses des temporalen Lappens und eine Sinus-sagittalis-superior-Thrombose zum Ausgangspunkt eines Stirnhirnabszesses werden.

Bei akuten Infektionen wurde eine häufigere Verbreitung der Entzündung über den erkrankten Sinus sigmoideus und das Gebiet des Trautmann-Dreiecks beobachtet.

> Die Entstehung des Hirnabszesses beim Fortschreiten der Infektion via Labyrinth ist selten, denn in diesen Fällen kommt es nicht so schnell zur Abgrenzung der Entzündung im subarachnoidalen Raum. Deshalb entsteht in diesen Fällen eher eine diffuse purulente Leptomeningitis als ein subduraler bzw. Hirnabszeß [11].

Aus den angeführten topographischen Beziehungen ergibt sich, daß otogene Gehirnabszesse in mehr als der Hälfte der Fälle im Zusammenhang mit weiteren intrakranialen Komplikationen, und zwar am häufigsten mit Leptomeningitis, Thrombophlebitis des Sinus sigmoideus oder mit einem subduralen Empyem vorkommen [14, 34].

Nach der Überwindung der harten Hirnhaut oder des Sinus sigmoideus durch die Eiterung kommt die Infektion nach und nach mit der weichen Hirnhaut in Berührung. Proliferative entzündliche Veränderungen führen zuerst zur Entstehung von *Adhäsionen*, die das infizierte Gebiet vom umliegenden subarachnoidalen Raum abtrennen. Im weiteren Verlauf schreitet die Infektion in das Gehirngewebe fort, und zwar am häufigsten perivaskulär oder bei Thrombose der meningealen Venen retrograd [25, 46].

> Der eigentliche Gehirnabszeß entsteht in der Regel in der relativ avaskulären Zone dicht unter der Oberfläche der Gehirnrinde in der Nähe des primären Herdes [25, 46].

Entferntere Gehirnabszesse können auch als Ausdruck septischer infizierter Embolisationen entstehen.

Die Entwicklung des Abszesses wird vom pathologisch-histologischen Standpunkt aus in 4 Phasen geteilt.

- Die *Anfangsphase* ist durch abgegrenzte mit Hyperämie begleitete Enzephalitis, Endarteriitis, Endophlebitis, Hämorrhagien, lokale Nekrose des Gewebes und Mikrogliose charakterisiert.
- In der *zweiten Phase* kommt es zur Fibrose des hyperämischen Gebietes in der Umgebung des nekrotischen Gewebes und zur primären Abgrenzung des Herdes.
- In der weiteren Entwicklung setzen sich die fibrösen Veränderungen in der Randzone fort. Dadurch wird eine *sekundäre Demarkation* um das nekrotische und später verflüssigte Zentrum gebildet.
- In der *Endphase* der Abszeßbildung entsteht eine fibrogliale Narbe auch in der Umgebung des geschädigten Gehirngewebes (sog. Abszeßkapsel). In der Narbe kann sich eine pathologische Vaskularisation entwickeln, die gelegentlich zur Fehldiagnose Gefäßtumor verleitet hat [17].

Die *Einkapselung* (pyogene Membran) kann in 10 Tagen seit Beginn der Abszeßbildung entstehen [2]. In 5–6 Wochen kann die Kapsel gut ausgebildet und 2 mm dick sein [11]. Ein chronischer Abszeß kann sich monatelang, selten auch jahrelang entwickeln [25, 28]. Die Einkapselung des Abszesses bzw. die Stärke seiner Kapsel muß jedoch nicht unbedingt proportional der Chronizität sein [25, 38]. Die Größe des Abszesses kann von ein Paar Tropfen Eiter bis zu 100 ml schwanken. Das Sekret pflegt am häufigsten eine dichte Konsistenz zu haben.

Die Abszesse des temporalen Lappens bilden eine Birnform, enger an der Stelle der Entstehung und breiter in der Richtung zum Ventrikelsystem, in welcher Richtung die Abszesse in der Regel expandieren (Ventrikeleinbruch = in der Regel tödliches Endstadium). Die Abszesse des Kleinhirns sind meistens ovoid und haben eine unregelmäßige Form. Nur selten erreichen sie einen größeren Umfang, denn bald kommt es infolge begrenzten Platzes in der hinteren Schädelgrube zum Druck auf das Respirationszentrum mit Atemlähmung [41].

Die meisten Gehirnabszesse sind solitär. Ist jedoch die entzündliche Erkrankung foudroyant, können sich bei einer Begleitenzephalitis, einer Thrombophlebitis der Gehirnrindenvenen, einem subduralen Empyem oder einer otogenen Sepsis 2 oder mehrere Abszesse entwickeln [41].

> Das Vorkommen multipler Abszesse wird mit etwa 2–17% [15], in Sektionsmaterialien bis zu 37% [8] angegeben.

Otogene und rhinogene Abszesse sind in der Regel in der Nähe der Dura mater lokalisiert. Nicht selten sind sie mit dem primären Herd im Schläfenbein oder in den Nasennebenhöhlen durch eine *Fistel* verbunden. In der Umgebung des kariösen Knochens wird öfters eine Pachymeningitis externa als *epiduraler Abszeß* festgestellt. Wenn sich der Abszeß direkt unter der harten Gehirnhaut befindet, weist diese in der Regel keine Pulsation auf.

Wird der Abszeß nicht chirurgisch behandelt, führt sein Wachstum zur Erhöhung des intrakranialen Druckes, zur Kompression im Niveau des Tentoriums, zur Obstruktion des freien Flusses der zerebrospinalen Flüssigkeit im Kammersystem mit Druckanstieg des intrakraniellen Liquors, zum Gehirnödem und evtl. zum okzipitalen Konus.

> Unbehandelte Abszesse des temporalen Lappens entleeren sich in der Regel nach Erreichung einer bestimmten Größe in die unteren Ecken der Seitenventrikel oder in den subarachnoidalen Raum [11, 16, 25], die Abszesse des Kleinhirns in den vierten Ventrikel.

Als *Erreger* werden von verschiedenen Autoren und in verschiedener Folge der Häufigkeit Pneumokokken, Staphylokokken, aerobe und anaerobe Streptokokkenstämme, Proteus, Pseudomonas aeruginosa, E. coli und andere anaerobe Stämme angeführt.

Tarkkannen [46] fand eine Mischinfektion mit Proteus, Pseudomonas und Anaerobiern bei 20 Abszessen, die auf der Basis chronischer Mittelohrentzündungen entstanden waren. Juselius u. Kaltiokallio [22] fanden in einem großen Krankengut von endokraniellen Komplikationen auf dem Boden einer akuten Mittelohrentzündung häufig Pneumokokken. Jeanes [20] hat darauf hingewiesen, daß Abstriche vom Primärherd nicht selten andere Ergebnisse haben als die aus dem Hirnabszeß selbst.

Obwohl die Gehirnabszesse in der Mehrheit auf Grund chronischer Otitiden entstehen, bei denen oft gramnegative Stäbchen vorkommen, hat dieser Autor insgesamt im Gehirnabszeß ein Übergewicht der Pneumokokken gefunden. Die sog. *Mukosusotitis* mit schleichendem Verlauf, verursacht durch Pneumococcus mucosus, neigt bekanntermaßen zu Komplikationen jeder Art, einschließlich Petrositis und Hirnabszeß. Indes ist diese Sonderform der Otitis media acuta in der Antibiotikaära selten geworden [17].

Brenner et al. [8] nehmen an, daß die Entstehung otogener Gehirnabszesse heute entweder durch weniger gegen Antibiotika empfindliche Mikroben oder/und durch ein zusätzliches Invasionsagens verursacht wird. Bisher ist die Frage nicht beantwortet, ob dieses Invasionsagens die Einkapselung des intrakranialen Abszesses beeinflußt [46].

3
Symptomatologie und klinischer Verlauf

Körner [25] hat die Entwicklung der Gehirnabszesse in 4 klinische Stadien eingeteilt:

- Anfangsstadium,
- latentes Stadium,
- Manifestationsstadium,
- Terminalstadium.

Vor allem im Manifestationsstadium bilden sich 3 Gruppen von Symptomen, die nach v. Bergmann [3] durch Entzündung und erhöhten intrakranialen Druck verursacht werden; schließlich gibt es auch durch lokale Reaktion hervorgerufene Symptome. Körners und v. Bergmanns didaktische Einteilung, die v. a. für chronische Abszesse gilt, wurde von einer Reihe von Autoren übernommen bzw. nur wenig modifiziert [11, 15, 46].

Anfangsstadium

In der Regel dauert es nur ein paar Tage und entspricht einer diffusen oder lokalen purulenten Leptomeningitis bzw. Meningoenzephalitis. Charakteristisch für diesen Zeitraum sind vorübergehende *Kopfschmerzen*, die bei otogenen Abszessen oft im Gebiet des erkrankten Ohres beginnen, weiter erhöhte Temperatur, *Nausea* oder *Erbrechen*. Der Liquorbefund pflegt normal oder sehr geringfügig und uncharakteristisch zu sein [11, 46].

Latentes Stadium

Dieses entspricht dem Vordringen der Eiterung in das Gehirngewebe [1, 46]. Es dauert in der Regel etwa 2 Wochen, ausnahmsweise auch Monate. Ungeachtet eines guten Allgemeinzustandes gestehen die meisten Patienten, sich „nicht gesund zu fühlen" und beklagen sich über *Müdigkeit*, Schläfrigkeit, Konzentrationsverlust und Appetitlosigkeit. Dawes [11] bezeichnet das initiale und latente Stadium gemeinsam als *Invasionsstadium*.

Manifestationsstadium

Es ist durch eine abwechslungsreiche Symptomatologie charakterisiert und für die Diagnostik des Gehirnabszesses am wichtigsten.

Symptome der Infektion. Es kommt zur Verstärkung uncharakteristischer Zeichen der Infektion aus dem latenten Stadium. Zur Appetitlosigkeit gesellt sich Gewichtsverlust, Müdigkeit kann in Schlafsucht übergehen. Der Patient fühlt sich ernsthaft krank, und dieser Zustand wird meistens auch vom Arzt bestätigt [46]. In früheren Zeiten benützte man für diesen Zustand den Ausdruck „*facies endocranialis*" [12]. Etwa bei der Hälfte der Fälle steigt die Temperatur über 38 °C. Das höhere Fieber kann jedoch auch Zeichen zusätzlicher Komplikationen sein.

Symptome durch erhöhten intrakranialen Druck. Ein häufiges und konstantes Symptom sind v. a. *Kopfschmerzen* [33, 36], als stumpf, oft bohrend [16] angegeben, oder generalisiert [27]. Am intensivsten sind sie in den Morgenstunden, steigern sich beim Husten, beim Schneuzen und dergleichen [27]. Gewisse Schwierigkeiten mit der Auswertung sind bei Kindern und moribunden Patienten möglich [36, 46]. Ganz [15] macht auf die Bedeutung der nach durchgeführter Sanierung des primären Herdes überdauernden Kopfschmerzen aufmerksam (übersehener Hirnabszeß!).

Diese Schmerzen können sich bei Druck auf die V. jugularis interna verstärken. Die bei mehr als der Hälfte der Patienten beobachtete *Nausea* und das *Erbrechen* [7, 46] sind zuverlässigere Symptome [41] als der manchmal betonte *Rückgang der Pulsfrequenz*. Sie stellen sich mehrmals am Tage ein, ohne eine zeitliche Beziehung zur Nahrungsaufnahme, jedoch im Zusammenhang mit dem Kopfschmerzeinsatz [15]. Im Augenhintergrund können in 25–67% Ödeme oder Stauungspapillen auftreten [7, 18, 33, 46].

> Eine eindeutige Korrelation zwischen der Stärke der Beschwerden einerseits und der Größe und Lokalisation des Abszesses andererseits besteht jedoch nicht [46].

Auch *epileptische Anfälle, Hemiparesen, Bradykardie* usw. können ausgelöst werden. Konzentrationsverlust und auch gestörtes Bewußtsein sind häufige Symptome der otogenen und rhinogenen Abszesse. Die *Somnolenz* ist in der Regel durch die Kompression des Mittelhirns gegeben und kann ein Vorzeichen eines drohenden Konus sein [27].

Herdsymptome. Diese kommen später zum Vorschein und sind weniger konstant als die Allgemeinsymptome [41]. Sie sind durch Größe und Lokalisation, bei den Abszessen des Schläfenlappens auch durch deren Seitenlokalisation vorgegeben.

Bei den *Abszessen des Stirnlappens* ist die lokale Symptomatologie verhältnismäßig wenig entwickelt. Die auffälligsten Veränderungen sind v.a.: durch Verminderung des Intellekts charakterisierte Äußerungen, verlangsamtes Denken und Sprechen sowie unadäquates, manchmal *euphorisches Benehmen* [15]. Von den topischen neurologischen Symptomen werden Abweichungen der Arme, Veränderungen bei Greifreaktionen, verstärkter Saugreflex und *Störungen des Geruchssinnes* angeführt. Selten werden auch Bulimien infolge der Reizung des Hypothalamus, motorische und sensorische Aphasie, Störungen der Hirnnerven (I., II., VI., VII.) sowie Störungen des Gleichgewichtes mit frontaler Ataxie usw. beobachtet.

Bei *otogenen Abszessen* werden lokale Symptome in 84% der Fälle [33] manifest. In der dominanten Hemisphäre lokalisierte Abszesse des temporalen Lappens können *sensorische Aphasien* verursachen [7, 16, 27, 46], oder aber die typische *amnestische Aphasie*, wobei Namen und Bezeichnungen von Gegenständen vergessen sind, diese aber richtig gebraucht werden. Häufig sind auch bilaterale, homonyme Ausfälle des Blickfeldes im oberen Quadranten, kontralaterale Störungen der sensitiven und motorischen Innervation der Gliedmaßen [7, 16, 27, 46]. Selten kommen Epilepsie [16, 35]. Innervationsstörung des III., IV. und VII. Hirnnervs und als weitere Symptome zentrale kontralaterale Gehörstörungen, akustische Agnosie, Gehörshalluzinationen usw. vor, vom kollateralen Ödem auch Nystagmus [7, 11, 16].

Bei *Abszessen der hinteren Schädelgrube* sind lokale Symptome häufiger als bei Abszessen des temporalen Lappens. Sie bestehen v. a. aus einer *zentralen vestibulären Symptomatologie*, die durch Ataxie, Adiadochokinese, Ruhe- und Bewegungsabweichungen (Romberg, Hautant), Störungen beim Gehen und in der Muskelkoordination, Hypermetrie und Hypotonie charakterisiert sind. Bei $^2/_3$ der Patienten ändert der Nystagmus Richtung und Grad. Beim Reizen der Umgebung kann es zu einer ipsilateralen Störung des III., IV., und VI. Hirnnervs kommen, beim VII. Nerv sogar zu beidseitigen und kontralateralen Störungen. Die Irritation des Gehirnstammes oder des verlängerten Rückenmarkes ruft Nystagmus von Bruns-Stewart-Typ, ipsilaterale, kontralaterale und beidseitige Hemiparesen und Atemalteration hervor [16, 35]. Typisch soll eine konjugierte Augendeviation zur Abszeßseite sein: Der Kranke „blickt den Herd an".

Terminales Stadium
Es stellt die letzte und in der Mehrheit der Fälle letal endende Entwicklungsphase des Gehirnabszesses dar. Bei undrainierten temporalen Abszessen kommt es zum Durchbruch in den Seitenventrikel, und zwar entweder in Form einer intermittierenden, eine wirksame Behandlung ermöglichenden *Fistel*, oder einer jäh und katastrophal einsetzenden, letal endenden purulenten *Leptomeningitis* mit extremen Granulozytenzahlen im Liquor und Streckkrämpfen [41]. Eine andere Ursache des letalen Endes kann auch eine Lähmung des Atemzentrums infolge des okzipitalen Konus sein, oder auch eine direkte Kompression des Hirnstammes und des verlängerten Rückenmarkes im Foramen occipitale magnum, was öfter bei Kleinhirnabszessen vorkommt. Trotz der sehr ungünstigen Prognose kann jedoch der Patient auch im terminalen Stadium gelegentlich noch gerettet werden [5].

4
Diagnostik

Die Gehirnabszesse werden am häufigsten im Manifestationsstadium diagnostiziert. Jedoch kann auch dieses (beim rechtsseitigen Abszeß des temporalen Lappens beim Rechtshänder) arm an Symptomen sein.

Die Diagnostik der Gehirnabszesse beruht bis heute auf der klinischen Symptomatologie, auf Untersuchungsmethoden, die vom Otologen, Neurologen, Ophthalmologen, Otoneurologen und auch Infektologen benützt werden (interdisziplinäre Zusammenarbeit!) und v. a. auf dem diagnostischen Beitrag der bildgebenden Darstellungsmethoden.

Eine begrenzte Aufgabe in der Diagnostik der Gehirnabszesse hat die lumbale *Liquorpunktion* [11, 22]. Etwa bei $^1/_3$ der Patienten kann ein Anstieg des intrakranialen Druckes über 200 mm H_2O, bei mehr als der Hälfte der Patienten der Anstieg der zellulären Elemente über 15 pro mm^3 und bei 12 % ein positiver bakteriologischer Befund [46] nachgewiesen werden.

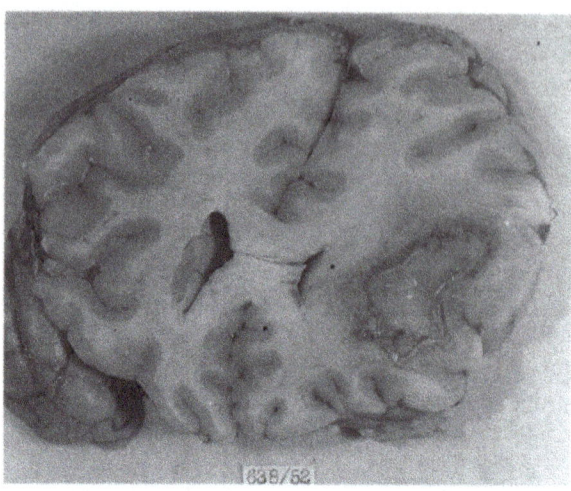

Abb. 1.
Ausgedehnter frontoparietaler Hirnabszeß links. Sektionspräparat (Nr. 638/52)

Die Durchführung der Punktion kann aber bei erhöhtem supra- und infratentorialem Druck zum Risiko werden - es besteht die Möglichkeit einer Hernie des Gehirngewebes in das Foramen occipitale magnum [8,35]. Aus diesem Grund wird heutzutage die Durchführung der Lumbalpunktion bis nach dem CT aufgeschoben. Die Technik der subokzipitalen Liquorpunktion (SOP) wird - da nicht einfach - heute nur noch von wenigen Ärzten beherrscht.

Die früher häufig benützte *EEG-Untersuchung* stützt sich auf den Befund langsamer Deltawellen, die für die Existenz des pathologischen Herdes im aufgenommenen Gebiet charakteristisch sind. Die Untersuchung ist bei Säuglingen und Kleinkindern schwieriger. Insbesondere beim *Kleinhirnabszeß* fällt sie *oft negativ* aus. Sie ist im ganzen gesehen nicht ausreichend zuverlässig. Heutzutage wird sie nur noch fakultativ durchgeführt, und bei ihrer Bewertung sind auch die Ergebnisse der übrigen Untersuchungen sowie der Zustand des Patienten zu berücksichtigen.

Die *klassischen Röntgenprojektionen* des Schläfenbeines bringen meistens nur Informationen über den primären Herd, können auch Hinweise geben auf Anzeichen einer Knochendestruktion, Anwesenheit von Gas im Endokranium und weitere Verdachtsmomente.

Dank der Einführung von *Computertomographie* und *magnetischer Resonanztomographie* in die klinische Praxis [3, 6, 8, 13, 16, 27, 37], haben die früher oft benutzten bildlichen Darstellungsmethoden wie Arteriographie, Ventrikulographie, Pneumenzephalographie, Zisternographie, Radionuklidscan und auch Ultraschalluntersuchung ihre Bedeutung verloren.

Die Anwesenheit eines Gehirnabszesses wird mit endgültiger Sicherheit erst durch die *diagnostische Punktion* bewiesen. Ist diese positiv, wird sie auch zum ersten Schritt der Therapie.

Abb. 2.
Abgekapselter otogener Temporalabszeß im Computertomogramm (Nr. 696)

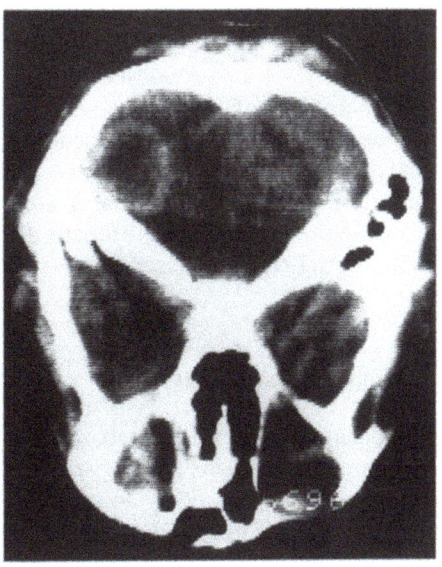

Antibiotika beeinflussen die Diagnostik der Gehirnabszesse auf eine negative Art, denn sie unterdrücken die allgemeinen und lokalen entzündlichen Erscheinungen und reduzieren das kollaterale Ödem im Gehirngewebe [41]. Eventuell verdecken sie eine gleichzeitig ablaufende diffuse purulente Leptomeningitis oder Thrombophlebitis der intrakranialen Sinus [11, 16]. Vor der Einführung der modernen bildlichen Darstellungsmethoden war es manchmal schwierig, die Kleinhirnabszesse von der diffusen eitrigen Labyrinthitis zu unterscheiden [16, 25, 34].

Im Rahmen der *Differentialdiagnostik* ist es nötig, nicht nur andere entzündliche intrakraniale Komplikationen (epiduraler Abszeß, Enzephalitis, diffuse purulente Leptomeningitis, subdurales Empyem und Thrombophlebitis der intrakranialen Sinus) abzugrenzen, sondern auch nicht entzündliche Prozesse (malazische Herde, Hämatome, Tumoren mit zystischen Formationen, angeborene arachnoidale Zysten, leukämische Infiltrate und ähnliches [6].

> Diagnostische Grundaufgabe des Otorhinolaryngologen in der Diagnostik der Groß- und Kleinhirnabszesse bleibt die Bewertung des pathologischen Prozesses im Gebiet des Schläfenbeines und der Nasennebenhöhlen.

Zu den Routinemethoden gehören Untersuchungen des Gehörs und vestibuläre Untersuchungen. Auch die Auswertung der weniger häufigen Symptome, wie z. B. motorische und sensorische Aphasie, akustische Agnosie, Geruchssinnstörungen, kann wichtig sein.

5
Behandlung

Die Therapie der Gehirnabszesse ist immer komplex und muß sich nicht nur gegen den Gehirnabszeß selbst, sondern auch gegen den Herd im Ohr bzw. im Gebiet der Nebennasenhöhlen richten. Die Literatur [25, 26, 28, 31, 46] bestätigt, daß seit der Zeit, als Morand im Jahre 1768 die erste belegte erfolgreiche Operation eines Gehirnabszesses durchführte, die Entwicklung auf diesem Gebiet wesentliche Fortschritte vorweisen kann.

5.1
Chirurgische Behandlung

Die Behandlung des Gehirnabszesses ist grundsätzlich chirurgisch. Heute werden 3 unterschiedliche chirurgische Methoden angewendet.

Die Punktion und Aspiration

> Die Punktion und Aspiration ist die älteste, einfachste und derzeit am meisten angewendete Therapie.

Sie beinhaltet die Absaugung des Eiters und die Spülung der Abszeßhöhle mit physiologischer Kochsalz- oder Ringer-Lösung, mit nachfolgender Applikation von Antibiotika in die Abszeßhöhle.

Ihre *Vorteile* liegen in der Einfachheit der Durchführung, der Bestätigung der Diagnose, in schneller Abnahme von Eiter zur mikrobiologischen Untersuchung sowie in augenblicklicher Druckentlastung.

Zu den *Nachteilen* gehören: die Möglichkeit einer Kontamination des Liquors, das Risiko eines Rückfalls und eine zu geringe Senkung des intrakranialen Druckes, falls keine größere Menge Eiter abgesaugt werden kann. Es ist heutzutage unbedingt nötig, die *anatomischen Verhältnisse* vor der Punktion mittels einer CT-Untersuchung abzuklären.

Wer soll punktieren und von wo aus? Sinnvoll wäre eine Punktion vom Ausgangsherd in Ohr oder Nebenhöhle, die den kürzesten Weg geht und eine Traumatisierung gesunden Hirngewebes weitgehend vermeidet. Diese Möglichkeit wird heute leider kaum noch genutzt, da man der Abszeßbehandlung durch den Neurochirurgen das Primat vor der Herdsanierung eingeräumt hat. Die an sich vernünftige Zusammenarbeit beider Disziplinen wird kaum noch praktiziert, daß nämlich der HNO-Arzt den Herd bis zur Dura operiert und dann seinem neurochirurgischen Kollegen die Punktion überläßt. Eine (flache!) *Hirnpunktion vom Herd aus durch den HNO-Arzt* selbst kann allenfalls noch in denjenigen Fällen verantwortet werden, wo der Hirnabszeß vor der Ohr- bzw. Nebenhöhlensanierung nicht bekannt ist, der Operateur jedoch eine freiliegende, belegte und nicht pulsierende Dura vorfindet, möglicherweise sogar mit einer Fistel zum Abszeß [16].

Dem Hirnchirurgen bietet sich heute die stereotaktische Methode der Abszeßpunktion über typische Zugangswege an, mit geringstmöglicher Traumatisierung von Hirnsubstanz [44].

Drainage des Hirnabszesses
Macewen [28] hat in seiner hervorragenden Monographie die Prinzipien der Drainage einschließlich des Zugangsweges beschrieben und Grundsätze für die moderne Behandlung der Gehirnabszesse erarbeitet. Seine Methode ist später von Lemaitre und Meurman modifiziert worden. Deren Technik beruhte auf der Einführung einer Keulensonde in den Abszeß, in dessen Höhle eine oder mehrere dünne Gummidrainagen eingeführt worden waren. Letztere wurden nach und nach gekürzt.

Im Jahre 1925 empfahl King eine *offene Drainage*. Diese bestand im Öffnen des Schädels, mit Opfern des Kortex über dem Abszeß, soweit er als Hernie durch die Trepanation austrat. Heute wird die Drainagemethode nur noch benutzt, wenn nach wiederholten Punktionen keine Abheilung des Abszesses erreicht werden konnte. Mit ausgeprägten *Defektheilungen* muß gerechnet werden (Rindenepilepsie etc.).

!

Exstirpation
Die offensichtlich erste Exstirpation eines Gehirnabszesses hat der finnische Chirurg Krogius im Jahre 1902 durchgeführt, im guten Glauben, daß er eine Geschwulst beseitige. Als Methode ist die Abszeßexstirpation von Vincent im Jahre 1938 beschrieben worden [47]. Ihre *Vorteile* werden darin gesehen, daß eine sofortige Dekompression gesichert ist, eine perfekte Übersicht über das Lager des Abszesses entsteht, die wiederum die Beseitigung von Tochterabszessen ermöglicht und daß es eine einmalige Behandlung ist.

Nachteile dieser Methode sind: großes Operationstrauma mit Schädigung des umliegenden gesunden Gehirngewebes, und falls Abszesse des Kleinhirns beseitigt werden, auch gewisse technische Schwierigkeiten [46].

> Eine häufige und typische Komplikation der Exstirpation otogener Schläfenlappenabszesse sind epileptische Anfälle!

Heutzutage wird diese Methode weniger oft benützt, und zwar bei gut zugänglichen und dick abgekapselten Abszessen, die nicht durch Aspirationsbehandlung geheilt werden konnten.

Die *Behandlung des primären Herdes* durch eine Ohrradikaloperation, Mastoidektomie oder eine Nebennasenhöhlenausräumung hängt vom Charakter der Entzündung ab. Grundvoraussetzung bei den otogenen Abszessen ist eine gute Übersicht über den Zustand der Lamina interna im Raum der mittleren und der hinteren Schädelgrube, bei den rhinogenen Abszessen eine gute Übersicht über die Basis der vorderen Schädelgrube. Besondere Aufmerksamkeit ist der äußeren Pachymeningitis und den epiduralen und perisinösen Abszessen zu widmen und zwar v. a. dann, wenn diese zufällige Befunde sind.

Symptome einer laufenden oder abgelaufenen eitrigen Labyrinthitis indizieren die *Labyrinthektomie*.

Die jahrelangen Streitigkeiten um die *Konzeption der chirurgischen Behandlung* der Gehirnabszesse betreffen folgende Problembereiche:

- Prioritäten der Sanierung (primärer Herd vs. Abszeß),
- Behandlungsart (transmastoidaler Zugang vs. Kraniotomie),
- Fachkompetenzen (Otorhinolaryngologe vs. Neurochirurg).

Die klassischen otologischen Heilmethoden ermöglichen eine gleichzeitige Sanierung des primären Herdes und des Gehirnabszesses vom transmastoidalen Zugang. Heute kann, wie oben erwähnt, diese Methode ausnahmsweise angewendet werden in denjenigen Fällen, wo im Verlauf der Operation des Ohres zufällig von einem erfahrenen Otologen eine eiternde Fistel an der Dura mater festgestellt wird [16]. Bei den unter einer Schicht gesunden Gehirngewebes eingebetteten Abszessen sollten heutzutage von keinem Otorhinolaryngologen mehr Punktionen vorgenommen werden [15]. Um das Risiko des Prolapses von Gehirngewebe zu umgehen, ist es nötig, einen großen Defekt der Kortikalis im Gebiet des Tegmen zu vermeiden, wie er früher bei der Technik der Drainageoperationen entstand.

> Ist der Hirnabszeß durch CT- oder MRT-Untersuchung bestätigt, hat die Behandlung des Abszesses durch den Neurochirurgen die Priorität [36]. Die Sanierung des primären Herdes durch den Otologen wird dann nach dem neurochirurgischen Eingriff im Intervall durchgeführt. Keinesfalls darf sie „vergessen" werden!

5.2
Konservative Behandlung

Mit der oben angeführten Priorität der chirurgischen Behandlung der Gehirnabszesse kontrastieren die Berichte, die auf die Möglichkeit der abwartenden Taktik unter intensiver Behandlung mit Antibiotika und engmaschigen Kontrollen des Abszesses mittels Computertomographie [3, 39] hinweisen. Derartige Behandlungsmodalitäten mögen in Ausnahmefällen zulässig sein, zur Regel dürfen sie keinesfalls werden!

Die konservative Therapie als *Subsidiarbehandlung* muß gerichtet werden:

- auf Unterdrückung der Infektion (mit Breitbandantibiotika),
- auf Bewältigung des Ödems des Gehirngewebes, der intrakranialen Hypertension und weiterer Komplikationen (Kortikoide, Manitol, 20–40% Glukose, Harnstoff, Antikonvulsiva usw. [16, 27]),
- auf eine allgemeine und komplexe Fürsorge, die Ernährung und Homöostase beinhaltet, auch die Sorge für die unteren Atemwege, die nachfolgende Rehabilitation usw.

6
Prognose

Gemeinhin ist die Prognose der Gehirnabszesse vor allem beeinflußt durch:

- die Lage des Abszesses und dessen solitäres oder multiples Vorkommen,
- rechtzeitige Diagnostik,
- gleichzeitiges Vorkommen weiterer intrakranialer Komplikationen,
- Art der Behandlung,
- weitere Faktoren (Infektionsagens, Alter und Gesamtzustand des Patienten, zusätzliche innere Erkrankungen usw.).

Die meisten Autoren geben bessere Erfolge der Behandlung bei Großhirnabszessen an als bei denen des Kleinhirns und bessere bei solitären Läsionen als bei multiplen Abszessen [16, 46]. Die Erfolgszahlen der Behandlung sinken in den Fällen steil ab, bei denen der Abszeß spät diagnostiziert, durch Punktion nicht gefunden [46], oder erst nach der Sanierung des primären Herdes aufgedeckt wurde [33]. Das Ableben im moribunden Zustand aufgenommener Patienten sowie die Diagnostik des Abszesses post mortem sind keine Seltenheit [7, 46] und verschlechtern eindrucksvoll die Erfolgsstatistiken.

Dawes [11] führt an, daß er, wenn der Abszeß einzige Komplikation blieb, die Heilung bei 7 von 8 Patienten erreichen konnte, wenn jedoch mehrere Komplikationen auftraten, starben $^2/_3$ der Patienten. Die unterschiedlichen Patientenkollektive erklären wahrscheinlich auch die stark voneinander abweichenden Heilungserfolge einzelner Autoren [11]. Es ist logisch, daß schlechtere Ergebnisse auch bei Patienten älterer Altersgruppen [46], Diabetikern und bei Patienten mit anaerober Bakterienflora [19] entstehen.

In der vorantibiotischen Ära wurde die Mortalität an Gehirnabszessen meistens zwischen 50 und 70% angeführt [1, 10, 46].

Eine eindrucksvolle Senkung der Mortalität haben nach dem zweiten Weltkrieg Antibiotika, Fortschritte der Neurochirurgie und die komplexe, intensive Heilfürsorge gebracht.

Trotzdem führen Samuel et al. [40] bei 53 am Gehirnabszeß in den Jahren 1978–1983 behandelten Patienten immer noch eine Mortalität von 36% an. Nur wenig bessere Erfolge sind von Dolan u. Chowdhury [12] aus der letzten Zeit präsentiert worden. Szmeja et al. konnten von 64 otogenen Hirnbszessen durch Punktionsinstillationsbehandlung 85% heilen, und zwar sowohl bei den Schläfenlappen- als auch den Kleinhirnabszessen [45]. Mann et al. verloren von 11 durch Punktion ohne Antibiotikainstillation behandelten otorhinogenen Abszessen nur 2 Patienten [29].
Von mehreren Autoren [7, 11, 20, 22, 27, 33, 36] wird betont, daß die heute auf 0–25% bezifferte Absenkung der Mortalität mehr durch rechtzeitigere und genauere Diagnostik, v. a. durch die Computertomographie und Magnetresonanztomographie, gegeben ist als durch die Behandlungstaktik [16, 18, 23].

Bei 10–60% der Patienten, die einen Gehirnabszeß überlebt haben, werden *schwerwiegende, langwierige oder dauerhafte Folgen* beobachtet [16, 43, 46]. Bei der Entlassung aus der Krankenhausbehandlung führt Bradley [7] bei 23% der Patienten Epilepsie, bei 14% Ataxie, bei 12% Hemiplegie, bei 11% Sehstörungen und bei 8% dysphagische Beschwerden an. Bei einer noch größeren Zahl von Patienten sind nur *Veränderungen am EEG* nachweisbar, die häufiger bei am Abszeß des temporalen Lappens in der dominanten Hemisphäre behandelten Patienten vorkommen als bei Kleinhirnabszessen. Auch wenn die angeführten Folgen v. a. von der eigentlichen Erkrankung verursacht werden, ist es nötig, nochmals auf die größere Schonung des Hirngewebes und damit die *Vorteile der Punktionstechnik* vor der Exstirpationstechnik oder gar der offenen Drainage aufmerksam zu machen [16].

Kastenbauer weist auf die folgenden möglichen *Spätfolgen* nach der Therapie rhinogener Frontalhirnabszesse hin: Lähmungen, motorische Reizerscheinungen, Sprachstörungen, seltener Jackson-Epilepsie. Während Jooma et al. [21] 40–55% Epilepsien nach Exstirpationsbehandlung des Hirnabszesses angeben, beobachteten Szmeja et al. [45] unter ihren 64 Hirnabszessen nach reiner Punktionsinstillationstherapie nur in 18% Epilepsien und verwandte Zustände. Mann et al. [29] hatten unter 9 durch Punktionsbehandlung geheilten otorhinogenen Hirnabszessen keinen einzigen Patienten mit neurologischem Defizit.

7
Eigenes Krankengut

Unser Patientengut an otogenen und rhinogenen Hirnabszessen setzt sich zusammen aus Kranken der Universitäts HNO-Klinik Hradec Králové (Direktor Prof. MUDr. Hybášek, ab 1995 Docent MUDr. Vokurka), die in den Jahren 1946–1995 behandelt wurden, sowie aus Patienten der Neurochirurgischen Universitätsklinik Hradec Králové (Direktor Docent MUDr. Náhlovský), behandelt von 1966–1995.

Der Bericht umfaßt insgesamt 39 Hirnabszeßpatienten, davon 32 mit otogenem und 8 mit rhinogenem Abszeß (Tabelle 1).

Altersverteilung
Der jüngste Patient war 6 Jahre, die älteste Patientin 74 Jahre alt. Der Altersdurchschnitt lag bei den otogenen Abszessen bei 44 Jahren, bei den rhinogenen

Tabelle 1. Alters- und Geschlechtsverteilung sowie Letalitätsstatistik von 39 Patienten mit otogenem oder rhinogenem Hirnabszeß (Univ. HNO-Klinik 1946–1995, Neurochirurgische Klinik 1966–1995)

Altersgruppe	Otogene Hirnabszesse	Rhinogene	Insgesamt	Männer	Frauen	Todesfälle
1–10	1	1	2	1	1	1
11–20	4	3	7	6	1	2
21–30	4	1	5	4	1	0
31–40	3	1	4	4	0	0
41–50	6	0	6	5	1	3
51–60	6	1	7	5	2	3
Über 60	8	0	8	3	5	3
Insgesamt			39			

bei 23,8 Jahren. Das männliche Geschlecht überwog sowohl bei den otogenen (23:9) als auch bei den rhinogenen Hirnabszessen (5:2).

Ätiologie

Häufigste Ursache der otogenen Hirnabszesse war die chronisch-epitympanale Otitis media mit Cholesteatom (27 Fälle, Tabelle 2). Beim rhinogenen Hirnabszeß überwog die Sinusitis vor dem Trauma (5:2 Fälle). Die Stirnhöhle war mit 6:1 vor der Keilbeinhöhle bevorzugter Ausgangsort.

Lokalisation

Von den 32 otogenen Hirnabszessen lagen 18 im Temporallappen, 14 im Kleinhirn. In einem Falle kam es zu multipler Abszeßbildung. Von den rhinogenen Abszessen lagen 4 im Frontallappen, 1 im Temporallappen, multiple Abszeßbildung wurde in 2 Fällen beobachtet.

Pathogenese und Mehrfachkomplikationen

In 11 Fällen von otogenem Hirnabszeß war der Entstehungsweg verfolgbar. Bei 2 Temporal- und 3 Kleinhirnabszessen entwickelte sich die endokranielle Komplikation aus einer eitrigen Labyrinthitis, in 6 Fällen war eine Thrombophlebitis des Sinus sigmoideus der Ausgangsherd. Der Hirnabszeß selbst wurde als einzige endokranielle Komplikation in 14 Fällen beobachtet.

Häufiger (23 Fälle = 59 %) war jedoch eine begleitende purulente Meningitis, die in der Mehrzahl der Fälle dem Hirnabszeß zeitlich vorausging und deshalb sowohl die Diagnostik erschwerte als auch die Prognose erheblich verschlechterte.

Zweimal fand sich zusätzlich ein subdurales Empyem, in einem Falle mit Sinusthrombose kombiniert.

Symptomatologie

Eine Auswertung der klinischen Symptome war retrospektiv bei 35 Patienten möglich (Tabelle 3). Unter dem Terminus gestörtes Bewußtsein sind auch Konzentrationsverlust und verlangsamtes Denken mit erfaßt.

Tabelle 2. Ausgangsorte der oto- und rhinogenen Hirnabszesse

Primäre Diagnose	Otogener Hirnabszeß		Rhinogener		Todesfälle	
	n	%	n	%	n	%
Mastoiditis bei Otitis acuta	4	13	–	–	2	50
Otitis chronica mit Cholesteatom	27	84	–	–	7	27
Sinusitis	–	–	5	71	3	60
Trauma	1	3	2	29	0	0
Insgesamt	32	100	7	100	12	137

Tabelle 3. Häufigkeit klinischer Symptome beim Hirnabszeß

Symptome	Fallzahl	%
Kopfschmerz	32/35	91
Nausea, Erbrechen	19/35	54
Stauungspapille	13/30	43
Gestörtes Bewußtsein	25/35	71
Krämpfe, Hemiparesen	22/35	65
Vestibuläre Störungen	22/35	65
Fieber (über 38°C)	19/35	56

Apparative Diagnostik

Entsprechend dem medizinischen Fortschritt waren die Möglichkeiten auf diesem Sektor in den einzelnen Zeitabschnitten unterschiedlich (Tabelle 4).

In den ersten beiden Dekaden mußten wir weitgehend ohne apparative Hilfen auskommen. In den letzten beiden Dekaden hat sich die Computertomographie zur entscheidenden nichtinvasiven diagnostischen Methode entwickelt.

Bakteriologie

Auf Tabelle 5 sind die bakteriologischen Befunde aus dem Abszeßeiter zusammengestellt. Es zeigt sich ein Überwiegen der gramnegativen Stäbchen und Anaerobier.

Tabelle 4. Apparative Diagnostik des Hirnabszesses

Untersuchung	1946–1955	1956–1965	1966–1975	1976–1985	1986–1995	Insgesamt
EEG	0	0	7	4	3	14
Angiographie	0	0	5	2	0	7
PEG	0	0	2	0	0	2
Szintigraphie	0	0	1	0	0	1
Sonographie	0	0	3	1	0	4
CT	0	0	0	3	10	13
Patientenzahl	8	6	10	5	10	39

Tabelle 5. Bakteriologische Befunde bei 32 Patienten mit Hirnabszeß

Aerobe Keime	n	Anaerobe Keime	n
Proteus mirabilis	10	Bacteroides sp.	3
Streptococcus sp.	6	Streptococcus sp	3
Staphylococcus aureus	3	Andere	3
Pseudomonas aeruginosa	2		
Enterobacter	2		
Escherichia coli	4		
Andere	4		

Tabelle 6. Versuch der Darstellung eines Zusammenhanges zwischen Erregerspektrum und Einkapselung bei 32 otogenen und 7 rhinogenen Hirnabszessen

Erreger	Abszeßursache		Einkapselung		Letaler Ausgang
	Otogen	Rhinogen	Ja	Nein	
1. Aerobe					
Kokken grampositiv	4	2	6	0	1
Stäbchen gramnegativ	8	2	7	3	4
Aerobe Mischinfektion	8	1	5	4	3
2. Anaerobe	2	0	1	1	1
3. Mischinfektion aus 1. und 2.	3	2	2	3	3
4. Keimfrei	2	0	2	0	0
5. Unbekannt	5	0	4	1	1
Insgesamt	32	7	27	12	13

In Tabelle 6 ist der Versuch gemacht worden, Zusammenhänge zwischen der Art der Erreger und der Einkapselung des Abszesses sowie der Prognose deutlich zu machen. Soweit man angesichts der geringen Fallzahl etwas aussagen kann, scheint eine Beteiligung von gramnegativen Stäbchen und Anaerobiern sowohl die Abkapselung des Hirnabszesses zu erschweren als auch die Prognose zu trüben.

Therapie

Von den 39 Abszeßpatienten wurden 15 in der Universitäts-HNO-Klinik und 21 in der Neurochirurgischen Universitätsklinik behandelt. Bei 3 Patienten war eine Abszeßtherapie nicht mehr möglich. Die Sanierung des primären Herdes erfolgte in 36 Fällen in der Universitäts- HNO-Klinik. Bei 2 Patienten war die Ohroperation bereits auswärts ausgeführt. Bei einem Fall von laterobasaler Fraktur war eine Ohroperation nicht erforderlich.

In Tabelle 7 sind Behandlungsorte und Behandlungsabfolge dargestellt. Man sieht, daß im Laufe der Jahre eine allmähliche Umkehr von zunächst rein otolo-

Tabelle 7. Behandlungsorte und -reihenfolge im Beobachtungszeitraum

Zeitabschnitt	Anzahl Patienten	Primäre Abszeßtherapie		Reihenfolge der Therapien		
		HNO	NCH	Nur HNO	HNO/NCH	NCH/HNO
1946–1955	8[a]	7	0	7	0	0
1955–1965	6	6	0	6	0	0
1966–1975	10[b]	2	6	2	4	2
1976–1985	5	0	5	0	4	1
1986–1995	10[c]	0	10	0	3	6
Insgesamt	39	15	21	15	11	9

[a, b] In 3 Fällen keine Abszeßbehandlung.
[c] In 1 Fall von posttraumatischem Abszeß keine Ohroperation.

Tabelle 8. Die Therapie der Gehirnabszesse und ihre Ergebnisse

Zeitabschnitt	Punktion		Drainage		Exstirpation		Keine Therapie		Insgesamt	
	n	Verst.	n	Verst.	n	Verst.	n	Verst.	n	Verst.
1946–1955	4	0	3	1	0	0	1	1	8	2
1956–1965	4	1	2	1	0	0	0	0	6	2
1966–1975	5	2	1	0	3	0	1	1	10	3
1976–1985	3	0	1	1	0	0	1	1	5	2
1986–1995	6	1	0	0	4	2	0	0	10	3
Insgesamt	22	4	7	3	7	2	3	3	39	12

gischer Therapie zur primären neurochirurgischen Abszeßbehandlung erfolgte, entsprechend dem in der Literatur allgemein beobachteten Trend.

Es wurden alle 3 bekannten Methoden der Abszeßtherapie eingesetzt (Punktion/Aspiration, Exstirpation, Drainage). Die *Punktionsbehandlung hatte die besten Ergebnisse* (18 Überlebende von 22 Fällen). Bei der Wertung der in Tabelle 8 dargestellten Ergebnisse muß allerdings berücksichtigt werden, daß Drainage oder Exstirpation nicht selten erst nach dem Mißerfolg einer vorangegangenen Punktionsbehandlung durchgeführt wurden.

Die Tabelle zeigt weiterhin, daß im Beobachtungszeitraum *keine* nennenswerte Abnahme des Hirnabszeßaufkommens stattgefunden hat.

Defektheilungen

Mit Bezug auf die Länge des verfolgten Zeitabschnittes und der retrospektiven Ermittlung des klinischen Materials, die erst im Jahre 1992 eingeleitet worden ist, ist es unmöglich, Komplikationen oder dauerhafte Folgen der Erkrankung zuverlässig auszuwerten, besonders bei den in der ersten Hälfte des verfolgten Zeitabschnittes behandelten Patienten. Bei den klinisch beglaubigten Fällen aus der letzten Zeit ist das Vorkommen der angeführten Komplikationen in Übereinstimmung mit den Literaturangaben [7, 16, 43, 46].

Prognose

Die Letalität des Hirnabszesses über alles lag in unserem Krankengut bei 30%, bei den behandelten Fällen bei 25%, bei den Fällen ohne weitere Verwicklung bei 7%.

Bei den nicht behandelten Hirnabszessen war primär eine diffuse eitrige Meningitis diagnostiziert worden. Ein Frontalhirnabszeß wurde (in der Prä-CT-Ära) nicht und ein Kleinhirnabszeß zu spät gefunden. Im dritten Fall war es bereits zum Ventrikeleinbruch mit Todesfolge gekommen.

Unter den 3 in den letzten 10 Jahren Verstorbenen waren 2 Patienten mit *Mehrfachabszeß*. Bei einer weiteren Patientin hatte eine schwere internistische Erkrankung desolaten Einfluß. Sonst starben alle Patienten in der Folge ihrer endokraniellen Komplikation.

Tabelle 9. Zusätzliche endokranielle Veränderungen bei 12 Patienten mit Tod an Hirnabszeß

Diagnose	n
Meningoenzephalitis mit Hirnödem	5
Pyocephalus internus (Ventrikeleinbruch)	4
Temporale/subokzipitale Einklemmung	3
Thrombose des Sinus sagittalis superior	1
Enzephalomalazie	1
Sepsis	1
Endokranielle Blutung	1
Andere	3

Tabelle 9 zeigt die zusätzlichen endokraniellen Faktoren bei den 12 verstorbenen Patienten.

8
Fazit

Unsere Untersuchung aus 50 Jahren (1946–1995) hat folgendes ergeben:

- Der Hirnabszeß war im gesamten Zeitraum nach der purulenten Leptomeningitis die zweithäufigste endokranielle Komplikation (s. auch Kastenbauer [24]).
- Den in der Literatur [6, 20, 23, 35, 36, 46] berichteten Trend einer Häufigkeitsabnahme der oto- und rhinogenen Hirnabszesse seit dem Beginn der antibiotischen Ära konnten wir nicht bestätigen, zum Unterschied vom starken Rückgang der Sinusthrombophlebitiden.
- Die Auswertung der Altersstruktur des Patientengutes bestätigte die Angabe von Ganz [16] über die besondere Häufigkeit im zweiten Dezennium. Die Patienten mit otogenen Abszessen waren im Durchschnitt deutlich älter als die mit rhinogenem Hirnabszeß.
- Die otogenen Hirnabszesse überwogen die rhinogenen mit 32:7 etwas stärker als aus der Literatur bekannt. Was die Lokalisation der otogenen Abszesse angeht (12:20 zuungunsten der rechten Seite), so konnte das Überwiegen der rechtsseitigen Abszesse aus der Literatur [11, 25, 28] nicht bestätigt werden.
- Das zahlenmäßige Überwiegen der otogenen Temporalabszesse über die Kleinhirnabszesse im Verhältnis 18:14 entspricht den Angaben der Literatur [7, 6, 23] ebenso wie das Überwiegen der Männer [7, 9, 25, 26, 46], die häufige Entstehung aus einer chronischen Mittelohrentzündung [1, 2, 10, 16, 23, 46] sowie die in 64% beobachtete Kombination des Hirnabszesses mit weiteren endokraniellen Komplikationen (s. Szmeja et al. [45]).
- *Bakteriologie:* Aus 32 positiven Kultivationsergebnissen wurde in 45% eine Mischflora ermittelt. Sogenannte „Darmstäbchen" waren (in 39% als Monoinfektion und in 61% in einer Mischflora) häufigste Erreger. Anaerobier wurden in 22% gefunden, teilweise in einer Mischflora. Insgesamt entsprechen diese Ergebnisse dem bekannten Übergewicht chronischer Entzündungen als Ausgangsherd und stimmen mit denen anderer Autoren überein [8, 19, 32, 33].

- *Therapie:* In der ersten Hälfte des Berichtszeitraumes wurden die Gehirnabszesse nahezu ausschließlich vom Otologen behandelt, gleichzeitig mit der Sanierung des Primärherdes. Seit den 70er Jahren kam es zur Vervollkommnung der bildgebenden Methoden und gleichzeitig – dem weltweiten Trend entsprechend – zur Übernahme der Abszeßtherapie durch den Neurochirurgen. Der chirurgischen Therapie des Abszesses wurde Priorität vor der Sanierung des Ausgangsherdes durch den Otorhinologen eingeräumt.
- Die *Behandlungserfolge* können nur bei den sog. unkomplizierten Hirnabszessen zufriedenstellen (7%ige Mortalität). Bei Hinzutreten weiterer endokranieller Komplikationen war die Mortalität hoch (über alles 30%). In der zweiten Hälfte des Beobachtungszeitraumes blieb die in der Literatur [15, 18, 23, 40] beschriebene durchgreifende Verbesserung der Prognose aus. Patienten unter 40 Jahren hatten die beste Prognose quoad vitam.
- Die mitgeteilten Ergebnisse stammen aus einem *unselektierten Krankengut.* Angesichts einer Letalität von 5–10% bei der diffusen purulenten Meningitis und einer Letalität von 20–25% bei der septischen Sinusthrombose erscheinen sie akzeptabel. Die von einigen Autoren mitgeteilte „Nullmortalität des Hirnabszesses" kann u. E. nur bei einem selektierten Krankengut erreicht werden.

- Die oto- und rhinogenen Hirnabszesse bleiben trotz ihrer Seltenheit einerseits und mancher Fortschritte in Diagnostik und Therapie andererseits für den Otorhinolaryngologen weiterhin eine aktuelle Herausforderung. Hauptziel dieser Mitteilung ist, an eine Problematik zu erinnern, die sich leider aus unserem Bewußtsein allmählich verliert, der wir aber dennoch gewachsen bleiben müssen.

Danksagung
Die Autoren bedanken sich bei Herrn Professor MUDr. Ivo Šteiner, CSc., dem Direktor der pathologisch-anatomischen Anstalt und bei Herrn Docent MUDr. Pavel Eliáš, CSc., dem Direktor der radiodiagnostischen Klinik des Universitätskrankenhaus in Hradec Králové für die Genehmigung der Veröffentlichung der bildlichen Dokumentation.
Diese Arbeit ist im Rahmen des Grantes IGA MZ ČR 3687 enstanden.

Literatur

1. Atkinson EM (1934) Abscess of the brain. Its pathology, diagnosis and treatment, 1st edn. Med Publ Ltd, London, pp 289
2. Beck Ch (1992) Otogene entzündliche Komplikationen. In: Naumann HH, Helms J, Herberholdt C, Kastenbauer ER (Hrsg) Oto-Rhino-Laryngologie in Klinik und Praxis, Bd 1: Ohr. Thieme, Stuttgart, S 632–647
3. Berg B, Franklin G, Cuneo R, Boldrey E, Strimling B (1978) Nonsurgical cure of brain abscess: Early diagnosis and follow-up with computerized tomography. Ann Neurol 3/6:474–478
4. Bergmann E (1899) Die chirurgische Behandlung von Hirnkrankheiten. Hirschwald, Berlin, S 606
5. Bliouras K, Skevas A, Vrettos X (1989) Otogener Hirnabszeß mit Einbruch in den Seitenventrikel. HNO 37/7:303–305

6. Bluestone CD, Klein JO (1990) Intracranial suppurative complications of otitis media and mastoiditis. In: Bluestone CD, Stool SE, Scheetz MD (eds) Pediatric Otolaryngology, vol 1, 2nd edn. Saunders, Philadelphia London Toronto Montreal Sydney Tokyo, pp 537–546
7. Bradley PJ, Manning KP, Shaw MDM (1984) Brain abscess secondary to otitis media. J Laryngol 98/12:1185–1191
8. Brewer NS, McCarty, CS, Wellman WE (1975) Brain abscess: A review of recent experience. Ann Intern Med 82/4:571–576
9. Browning GG (1984) The unsafeness of "safe" ears. J Laryngol Otol 98/1:23–26
10. Courville CB, Nielsen JM (1934) Intracranial complications of otitis media and mastoiditis. Acta Otolaryngol (Stockh) 21/4/1:19–60
11. Dawes JDK (1971) Complications of infections of the middle ear. In: Ballantyne J, Groves J (eds) Scott-Brown's diseases of the ear, nose and throat. The ear, 2nd dil, 3rd edn. Butterworths, London pp 205–281
12. Dolan RW, Chowdhury K (1995) Diagnosis and treatment of intracranial complications of paranasal sinus infections. J Oral Maxillofac Surg 53/9:1080–1087
13. Eliáš P, Michl A, Pellant A jr (1994) The role of imaging methods in the diagnosis of inflammatory soft neck tissue processes and rhinogenic and otogenic intracranial complications. Otorinolaryngologie a Foniatrie 43/2, pp 108–111
14. Fremel F (1971) Der otogene Hirnabszess. Mschr Ohrenheilk 105/8–12, 333–365, 381–404, 427–450, 473–494, 521–542
15. Ganz H (1977) Komplikationen der unspezifischen Nasen- und Nebenhöhlenentzündungen. In: Berendes J, Link R, Zöllner F (Hrsg) Hals-Nasen-Ohren Heilkunde in Praxis und Klinik. Thieme, Stuttgart New York, 2. Aufl, Bd I/1, Kap 14
16. Ganz H (1980) Otogener Hirnabszeß. In: Berendes J, Link R, Zöllner F (Hrsg) Hals-Nasen-Ohren Heilkunde in Praxis und Klinik. Thieme, Stuttgart New York, 2. Aufl, Bd II/6, Kap 32
17. Ganz H (1998) Persönliche Mitteilung, bzw. nicht publizierte eigene Fälle
18. Gower D, McGuirt WF (1983) Intracranial complications of acute and chronic infectious ear disease: A problem still with us. Laryngoscope (St. Louis) 93/8:1028–1033
19. Heineman HS, Braude AI (1963) Anaerobic infection of the brain: Observations on eighteen consecutive cases of brain abscess. Am J Med 35/5:682–697
20. Jeanes A (1962) Otogenic intracranial suppuration. J Laryngol Otol 76/6:388–392
21. Jooma OV, Pennybacker JB, Futon FK (1951) Brain abscess – aspiration drainage or excision? J Neurol Neurosurg Psychiat 14:308
22. Juselius H, Kaltiokallio K (1972) Complications of acute and chronic otitis media in the antibiotic era. Acta Otolaryngol (Stockh) 74/6:445–450
23. Kangsanarak J, Fooanant S, Ruckphaopunt K, Navacharoen N, Teotrakul S (1993) Extracranial and intracranial complications of suppurative otitis media, report of 102 cases. J Laryngol 107/11:999–1004
24. Kastenbauer E (1992) Komplikationen der Entzündungen der Nasennebenhöhlen und des Oberkiefers. In: Naumann HH, Helms J, Herberholdt C, Kastenbauer ER (Hrsg) Oto- Rhino-Laryngologie in Klinik und Praxis, Bd 2. Thieme, Stuttgart, S 234–264
25. Körner O (1894) Die otitischen Erkrankungen des Hirns, der Hirnhäute und der Blutleiter. Alt, Frankfurt am Main, S 163
26. Lebert (1856) Ueber Gehirnabscesse. Virchows Arch path Anat 10:78–109
27. Lund WS (1978) A review of 50 cases of intracranial complications from otogenic infection between 1961 and 1977. Clin Otolaryngol 3/4:495–501
28. Macewen W (1898) Die infectiös-eitrigen Erkrankungen des Gehirns und Rückenmarks. Meningitis, Hirnabscess, infectiöse Sinusthrombose. Deutsch von: Rudloff P. Bergmann, Wiesbaden, S 346
29. Mann WJ, Gilsbach J, Mohadjer M (1986) Oto- rhinogener Hirnabszeß, therapeutisches Vorgehen heute. Arch Oto Rhino Laryngol [Suppl II]:103–104
30. Massa (1533) Lib. introd. anat. C 28. (Zit. nach Lebert [26])
31. Morand (1768) Opuscules de Chirurgie. Paris. (Zit. nach von Bruns (1854) Die chirurgischen Erkrankungen des Hirns und seiner Umhüllungen. Tübingen)
32. Myers EN, Ballantine HT (1965) The management of otogenic brain abscess. Laryngoscope (St Louis) 75/2:273–288
33. Newlands WJ (1965) Otogenic brain abscess. A study of eighty cases. J Laryngol 79/2:120–130

34. Pellant A jr, Chrobok V, Honegr K, Kroó M, Hartmann M, Podhola M (1994) Inflammatory intracranial complications observed simultaneously with suppurative inflammation of the ear, nose, and paranasal sinuses at the ENT department, department of infectious diseases and department of neurosurgery in Hradec Králové in the period of 1966–1992. Otorinolaryngologie a Foniatrie 43/2:112–115
35. Pennybacker J (1950) Brain abscess in relation to diseases of the ear, nose and throat. Ann Roy Coll Surg Engl 7:105–128
36. Pennybacker J, Dawes JDK (1961) Discussion on intracranial complications of otogenic origin. Proc Royal Soc Med 54/4:309–320
37. Phelps PD, Lloyd GAS (1990) Diagnostic imaging of the ear, 2nd edn. Springer, London Berlin Heidelberg New York Paris Tokyo Hong Kong, p 221
38. Rabuzzi DD, Hengerer AS (1990) Complications of nasal and sinus infections. In: Bluestone CD, Stool SE, Scheetz MD (eds) Pediatric Otolaryngology, vol 1, 2nd edn. Saunders, Philadelphia London Toronto Montreal Sydney Tokyo, pp 745–751
39. Rennels MB, Woodward CL, Robinson WL, Gumbinas MT, Brenner JI (1983) Medical cure of apparent brain abscesses. Pediatrics 72/2:220–224
40. Samuel J, Fernandes CMC, Steinberg JL (1986) Intracranial otogenic complications: a persisting problem. Laryngoscope (St Louis) 96/3:272–278
41. Shambaugh GE jr, Glasscock ME (1980) Surgery of the Ear, 3rd edn. Saunders, Philadelphia London Toronto, p 749
42. Snell G (1978) Sinogenic and otogenic brain abscesses – a review of 63 cases occuring at Toronto General Hospital 1956–1975. J Otolaryngol 7:289–296
43. Spires JR, Smith RJH, Catlin FI (1985) Brain abscess in the young. Otolaryngol Head Neck Surg 93/4:486–494
44. Stapleton SR, Bell BA, Uttley D (1993) Stereotactic aspiration of brain abscess, is this the treatment of choice ? Acta Neurochir 121:15–19
45. Szmeja Z, Kulczynski B, Grzymislawski M, Wojtowicz J (1988) Otogene Hirnabszesse im Krankengut der otolaryngologischen Klinik der Medizinischen Akademie in Poznan in den Jahren 1953–1984. HNO (Berlin) 36:502–506
46. Tarkkanen JV (1963) Otogenic brain abscess. A study of 99 cases, including 24 follow-up examined. Acta Otolaryngol (Stockh) [Suppl] 185:4–80
47. Vincent Cl, David M, Askenasy H (1937) Sur une méthode de traitement des abscès subaigus et chroniques des hémisphères cérébraux. Journ de Chirurgie 49:1–46

Sinusitistherapie Heute – eine Übersicht

H. GANZ

1	Vorbemerkungen	25
2	Grundsätze der Pathophysiologie und Therapie bei der Sinusitis	26
3	Behandlung der akuten rhinogenen Sinusitis	27
4	Therapie bei Komplikationen der akuten Sinusitis	31
5	Behandlung der chronischen Sinusitis	32
6	Das Problem Nasenpolypen	36
7	Mykosen der Nasennebenhöhlen	37
8	Nachbehandlung nach Nebenhöhlenchirurgie	37
9	Fazit	38
	Literatur	39

1
Vorbemerkungen

In einem für HNO-Fachärzte bestimmten Buch eine Übersicht über die Behandlung von Nebenhöhlenentzündungen zu schreiben ist ein Wagnis, denn diese Kolleginnen und Kollegen wissen und können alles (oder fast alles), was hierzu zu sagen wäre. Man sollte deshalb vermeiden, eine Art Kolleg für Studenten zu verfassen. Andererseits aber gilt es, nicht in ein zu extremes Propagieren von Neuerungen zu verfallen, die sich alsbald als Irrtümer erweisen könnten. Die Praxis braucht Bewährtes und Dauerhaftes.

Nicht alles, was in der Medizin geschrieben wird, ist auf Dauer richtig. Vielmehr ist die Geschichte der Medizin immer auch die ihrer Irrtümer gewesen. Großen Fortschritten stehen medizinische Katastrophen gegenüber. Der Weg führt nicht selten im Kreise herum oder verläuft auf einer Spiralbahn [14]. Was heute „Goldstandard der Wissenschaft" ist, kann übermorgen belächelt werden, und eine heute verteufelte Methode eines Protagonisten kann morgen zu eben diesem Goldstandard erhoben werden, obwohl gerade dieser Protagonist deswegen zuvor rechtskräftig verurteilt worden ist. Wie leicht haben es die Juristen!

Auch in der Nebenhöhlentherapie sind die Fakten nicht so eindeutig und die Ansichten nicht so einhellig, wie es nach der neueren Literatur den Anschein hat. Der Autor erlaubt sich deshalb, als langsam aus dem klinischen Geschehen zurücktretender Hochschullehrer an einigen Stellen sein eigenes, als solches gut erkennbares Credo zu formulieren. Der Leser mag, je nach Standpunkt, dieses annehmen, bekämpfen oder belächeln. Wer weiß schon, wer und worüber man in 20 Jahren lächelt.

2
Grundsätze der Pathophysiologie und Therapie bei der Sinusitis

Es genügt nicht zu definieren: Sinusitis bedeutet eine Entzündung der Nasennebenhöhlenschleimhaut, denn bei jedem Schnupfen reagiert eben diese Schleimhaut im Rahmen der Virusinfektion mit.

Von einer *Sinusitis* sprechen wir erst dann, wenn:

- die Entzündung in den Nebenhöhlen den Virusinfekt zeitlich überdauert und
- die hierdurch bedingten Krankheitszeichen (Kopfschmerzen, Eiterung und Verminderung des Luftgehaltes der betreffenden Nebenhöhle) in den Vordergrund des klinischen Bildes treten [9], und wenn
- zur Virusinfektion eine bakterielle Infektion hinzugetreten ist. Das geschieht in der 2. Phase des Luftwegsinfekts mit Verschwellung der Nebenhöhlenostien.

Die *akute rhinogene Sinusitis* ist eine bakterielle Infektion der Nebenhöhlenschleimhaut bei und infolge einer Sekretabflußstörung. Die sog. ostiomeatale Einheit im mittleren Nasengang [24], wo fast alle Nasennebenhöhlen münden, ist eine physiologische Engstelle der Nase mit Gefahr von Verschwellung und Sekretstau.

Die Therapie der akuten unkomplizierten Sinusitis ist rein konservativ und richtet sich auf die Beseitigung des Sekretstaus sowie die gezielte Bekämpfung der aktuellen Erreger.

Die Sonderformen:

- *dentogene Sinusitis* (nur der Kieferhöhle),
- *Fremdkörper-Sinusitis* und
- *Nebenhöhlenmykose*

sind in der Regel primär chronisch.

Bei der *chronischen Sinusitis* spielt die bakterielle Infektion nicht die einzige Rolle. Diese Form der Nebenhöhlenentzündung entsteht nicht nur:

- bei unterlassener, unzureichender oder fehlerhafter Behandlung der akuten Form,
- bei Vorhandensein antibiotikaresistenter Keime (z. B. Pseudomonas aeruginosa),

sondern auch infolge:

- anatomischer Hindernisse (wachstumsbedingt, traumatisch oder als Operationsfolge) bzw. Anomalien (Gaumenspalte),
- gleichzeitig bestehender allergischer, Intoleranz (Nasenpolypen) oder
- Stoffwechselstörungen (Diabetes mellitus),
- immunologischer Probleme, insbesondere systemischer Immunschwäche (HIV), auch IgA- und IgG-Mangel,
- Ziliendyskinesie (Kartagener-Syndrom),
- Mukoviszidose (insbesondere bei Kindern) und
- Hypothyreose.

> Die Therapie der chronischen Sinusitis ist überwiegend operativ.

3
Behandlung der akuten rhinogenen Sinusitis

Da die akute Sinusitis durch Sekretabflußstörung infolge Ostienverschwellung sowie Eiterung aufgrund bakterieller Infektion charakterisiert ist, ergeben sich als therapeutische Ansätze folgerichtig:

- Freimachen der Ostien durch Schleimhautabschwellung,
- Erleichterung des Sekretabflusses durch Verflüssigung desselben,
- antibakterielle Therapie mit Antibiotika.

Fakultativ kommen hinzu:

- medikamentöse Schmerzlinderung,
- nichtantibiotische oder nichtsteroidale Antiphlogistika,
- physikalische Therapie mit Wärme (Kurz- und Mikrowelle).

Zur *Schleimhautabschwellung* dient das althergebrachte Kamillendampfbad in Selbstmedikation, dem auch antiphlogistische und sekretolytische Eigenschaften zugeschrieben werden. Besser und gleichsam unerläßlich sind abschwellende Nasentropfen wie Otriven, Olynth etc. Eine ausreichende Wirkung bei akuter Entzündung haben nur Tropfen in wäßriger Lösung, während ölige Tropfen oder Öl-in-Wasser-Emulsionen zwar nicht austrocknen, aber dafür kürzer und schwächer wirken. Auf dem Höhepunkt der Infektion ist die Schleimhautschwellung so heftig, daß selbst die wäßrigen Tropfen alle 3 h appliziert werden müssen, obwohl ihre Halbwertszeit um die 8 h liegt [17].

> Wegen der Austrocknungsgefahr der Schleimhaut und der Möglichkeit einer Gewöhnung sollten abschwellende Nasentropfen so bald wie möglich wieder abgesetzt und keinesfalls als Dauermedikation gegeben werden.

Die in der Allgemeinpraxis und zur Selbstmedikation viel verwendeten *oralen Schnupfenmittel* (Balkis, Rhinopront etc.) enthalten neben einem Xylometazolinderivat zur Abschwellung des öfteren auch ein Antihistaminikum bzw. Kortikosteroid, was nur bei allergischer Mitgenese der Sinusitis einen Sinn ergibt. Die Wirkung *muß* schwächer sein als bei Nasentropfen oder Sprays, da das abschwellende Agens über den Blutkreislauf erst in starker Verdünnung an die Schleimhaut gelangt. Allerdings erreicht es im Gegensatz zu den Nasentropfen auch die Nebenhöhlenschleimhaut selbst und trocknet auch nicht so aus. Derartige Präparate sind allenfalls bei leichteren Infektionen ausreichend.

Die Zahl der angebotenen *Sekretolytika* ist Legion. Deren Wirkung ist in der Regel schwächer als erhofft. Jede neue Generation von Sekretolytika ist bisher mit dem Anspruch aufgetreten, besser zu sein als die Vorgänger, in der Reihenfolge Tyloxapol (Tacholiquin) – Bromhexin (Bisolvon) – Ambroxol (Mukosolvan) – Carbocystein (Transbronchin) – N-Acetylcystein (NAC, Fluimucil). Eine befriedigende Wirkung auf das Nebenhöhlensekret ist meist nur in hoher Dosierung zu erreichen. Die Patienten klagen dann nicht selten über Durchfälle. Die beliebten ätherischen Öle wie Ozothin, Guajacol, Eukalyptus, Gelomyrtol [38–41] usw. mögen primär Schleim lösen, sie bedeuten aber auf Dauer eine unerwünschte Austrocknung der Schleimhaut. Mit jodhaltigen Präparaten schließlich ist man heute sehr zurückhaltend wegen unerwünschter Wirkungen auf die Schilddrüse.

Nach meinen Erfahrungen hat sich Sinupret forte bewährt, obwohl es sich um ein – dem Schulmediziner suspektes – aus mehreren Blüten- bzw. Wurzelextrakten zusammengesetztes Präparat handelt. An der schleimlösenden Wirkung besteht nach neueren Untersuchungen kein Zweifel, auch ist die Patientenkompliance sehr gut [25, 27]. Dosierung: 3 × 1 bis 3 × 2 Dragées täglich.

Chemotherapie der akuten Sinusitis

> Elies [6] postuliert: „...Da die Komplikationen im Vorfeld nicht absehbar sind, sind die bakteriellen Infektionen der oberen und unteren Atemwege primär antibiotikapflichtig.
> Auf eine Antibiotikatherapie kann lediglich bei einer gering ausgeprägten Sinusitis verzichtet werden, wenn der behandelnde Arzt aus klinischer Erfahrung mit einer Spontanbesserung rechnet."

Wir behandeln, wie auch bei anderen HNO-Infektionen, primär ohne mikrobiologische Erregerbestimmung und Resistenztestung antibiotisch, allein aufgrund der Kenntnis der sog. Leitkeime der Erkrankung. Diese Keime sind bei der akuten Sinusitis Streptococcus pneumoniae (Pneumokokken), Hämophilus influenzae, Staphylococcus aureus, Streptococcus pyogenes und Moraxella catarrhalis [21]. Bei der chronischen und der dentogenen Sinusitis kommen Anaerobier und

Pseudomonas aeruginosa hinzu. Stille [34] weist darauf hin, daß auch Chlamydia pneumoniae als Erreger der Sinusitis in Frage kommt. Bei den Sinusitiskomplikationen finden sich in der Regel die gleichen Keime wie bei der unkomplizierten Nebenhöhlenentzündung [10].

Bei der Auswahl des geeigneten Antibiotikums müssen wir zusätzlich berücksichtigen, ob es sich um eine Sinusitis beim Erwachsenen, beim Kind oder aber in der Schwangerschaft bzw. Stillperiode handelt.

Heute wird für die Behandlung der akuten rhinogenen Sinusitis Amoxicillin, ein Oral-Cephalosporin oder ein Makrolidantibiotikum empfohlen [21].

Entgegen diesen Empfehlungen in der neueren Literatur wird jedoch in der Praxis noch häufig und mit Erfolg Doxycyclin 2 × 100 mg täglich eingesetzt. Die bakteriellen Resistenzen diesem Antibiotikum gegenüber sind nicht so gravierend [29], daß man es nicht weiterhin – auch wegen des konkurrenzlos niedrigen Preises – beim Erwachsenen als Mittel der ersten Wahl einsetzen könnte. Stille [34] weist darauf hin, daß es sich bei der akuten Sinusitis nicht um eine lebensbedrohliche Infektion handelt, weshalb man ruhig in Stufen vorgehen könne. Er hält sogar einen Versuch mit Penicillin für vertretbar. Keinesfalls muß sofort das potenteste (und teuerste!) Antibiotikum eingesetzt werden.

Für Problemfälle bieten sich neue *Fluorchinolone der 3. Generation* an. Bei den Fluorchinolonen der 2. Generation (Ciprofloxacin, Ofloxacin) war eine sehr gute Pseudomonaswirkung vorhanden, im Bereich der grampositiven Kokken bestand jedoch eine ungenügende Wirkung besonders gegenüber Streptokokken.

Die Neuentwicklungen haben eine gute Wirkung gegen grampositive Kokken und Hämophilus, sogar gegen Anaerobier, was jedoch auf Kosten der Pseudomonaswirkung geht [2]. Wegen der langen Halbwertszeiten ist eine täglich einmalige Gabe möglich [18]. Tabelle 1 zeigt die im Handel erhältlichen Präparate der 3. und einige der 2. Generation.

Grepafloxacin wurde bereits (gegen Clarithromycin) über 5 Tage bei akuter Sinusitis getestet. Der Therapieerfolg lag bei 90% (zit. nach [6]). Moxifloxacin hatte in vitro die besten Ergebnisse [1].

Tabelle 2 gibt einen Überblick über den therapeutisch abgestuften Einsatz von Antibiotika (1., 2., 3. Wahl) bei akuter rhinogener Sinusitis.

Dauer der Behandlung: Es hat wenig Sinn, bei ausbleibender Wirkung das gleiche Antibiotikum über längere Zeit zu geben. Was in 5 Tagen nicht wirkt, wirkt auch in drei Wochen nicht. Der Erregerabstrich bzw. das Punktat nach einer Antibiotikatherapie ist wenig hilfreich. Das Ergebnis pflegt auch bei fehlendem klinischem Effekt negativ zu sein.

Die richtig behandelte akute rhinogene Sinusitis heilt in der Regel folgenlos aus.

Medikamentöse Schmerzlinderung

Natürlich kann im Prinzip jedes Analgetikum gegeben werden. Bei Aspirin und Nasenpolypenbefund denke man an die Möglichkeit einer Analgetikaintoleranz. Besonders geeignet erscheinen nichtsteroidale Antiphlogistika wegen des zusätzlichen abschwellenden Effektes. Ich ziehe das Ibuprofen dem Diclofenac vor.

Tabelle 1. Fluorochinolone (sog. Gyrasehemmer) der 2. und 3. Generation

Generic name/ Bemerkungen	Markenname	Hersteller	Dosierung
2. Generation			
Ofloxacin	Tarivid	Hoechst	2 × 250 mg
Levofloxacin (wirksames Isomer des Ofloxacin)	Tavanic	Hoechst	500 mg
Ciprofloxacin (stärkste Pseudomonaswirkung)	Ciprobay	Bayer	2 × 500 mg
3. Generation			
Fleroxacin	Quinodis	Roche-Gruenenthal	400 mg
Sparfloxacin (Phototoxizität, eingeschränkte Indikation)	Zagam	Rhone-Poulenc-Rorer	400 > 200 mg
Moxifloxacin (stärkste Kokkenaktivität)	Avelox	Bayer	400 mg
Trovafloxacin	Trovan	Pfizer	400 mg
Grepafloxacin	Vaxar	Glaxo-Wellcome	400 mg

Tabelle 2. Stufen der Antibiotikatherapie bei akuter rhinogener Sinusitis

- Beim Erwachsenen: Doxycyclin – Amoxicillin*/Makrolid – Oralcephalosporin/neues Fluorchinolon
- Beim Kind unter 10 Jahren: Amoxicillin/Makrolid – Oralcephalosporin
  Docycyclin ist wegen der Zahnverfärbungen kontraindiziert
  Fluorchinolone sind wegen der Möglichkeit von Knorpelschäden nicht zugelassen
- In der Schwangerschaft/Stillperiode: Amoxicillin* – neuere Makrolide – Cephalosporine der 1. Generation

* Cave: infektiöse Mononukleose.

Die *physikalische Therapie* mit Wärme beruht auf der Überlegung, daß eine verbesserte Durchblutung des Krankheitsherdes auch mehr körpereigene Abwehr an den Entzündungsherd heranbringt. Rotlicht eignet sich wegen der geringen Eindringtiefe nicht. In der Regel werden Kurz- oder Mikrowellenbestrahlungen gegeben. Bei Verwendung des üblichen Kurzwellengerätes mit 2 großen Tellern besteht die Gefahr einer Durchflutung der Hypophysengegend, was vermieden werden soll. Beim geschlossenen Empyem ist Wärme kontraindiziert. Sie würde den Druck in der Höhle und damit die Schmerzen verstärken.

Enzymtherapie. Manche Therapeuten versuchen statt Antibioticis Enzympräparate zu geben, wie Serrapeptase oder Wobenzym. Bei eindeutig eitriger Sinusitis reicht das nicht.

4
Therapie bei Komplikationen der akuten Sinusitis

Komplikationen der akuten Sinusitis gehen fast nie von der Kieferhöhle aus (Ausnahme dentogene Form), sondern vorwiegend von Stirnhöhle und Siebbein. Die Keilbeinhöhle erkrankt zwar sehr selten eitrig, doch ist dann die Gefahr von Komplikationen groß [20]. Klassisches Geschehen ist der Durchbruch der Eiterung in die Orbita.

Bei starken Schmerzen durch akute Sinusitis ist auch heute noch der Versuch der *Abspreizung der mittleren Nasenmuschel* mit langbranchigem Spekulum (Kollapsgefahr) gerechtfertigt. Kieferhöhlenspülungen sind – in erster Linie wegen der Schmerzhaftigkeit – in den ersten 10 Tagen der Sinusitis kontraindiziert.

Bei *Stirnhöhlenempyem* mit starken Schmerzen bzw. drohendem Durchbruch in die Orbita (Ödem!) kommt die *Becksche Bohrung* in Frage. Dieses Verfahren wird heute kontrovers diskutiert. Ich habe damit gute Erfahrungen gemacht und konnte in 9 von 10 Fällen einen größeren Eingriff vermeiden. Nach Anbohrung des Stirnhöhlenbodens (nicht der Vorderwand) legt man das Schläuchlein einer Braunüle in die Höhle ein und spült täglich, unter Zusatz eines Vasokonstringens sowie eines Antibiotikums (z. B. Reverin oder Ciprobay-Lösung). Man hat gewonnen, wenn das natürliche Ostium wieder durchgängig ist. Die Stirnhöhlensondierung mit Ritterbougies ist bei akuter Sinusitis nicht ratsam. Wir benutzen diese Methode aber bei der – nach Ritter-Jansen – operierten Stirnhöhle.

Manifeste orbitale, Knochen- oder gar endokranielle *Komplikationen der Sinusitis* erfordern in der Regel einen Eingriff vom Äußeren Zugang (Stirnhöhlen-Siebbein-Operation). Die Keilbeinhöhle kann bei diesem Vorgehen unschwer mit eröffnet werden. Isolierte Keilbeinhöhlenoperationen (durch Septum oder Nasenhöhle) erfordern einen erfahrenen und geübten Operateur.

Eine endokranielle Komplikation bei akuter Sinusitis muß immer den Verdacht auf eine *frontobasale Liquorfistel* erwecken, insbesondere, wenn eine Pneumokokkenmeningitis vorliegt.

Eine zusätzliche antibiotische Therapie, jetzt aber nach Erregernachweis und Resistenztestung) ist selbstverständlich. In solchen schweren Krankheitsfällen ist das oben angeführte Stufenschema (s. Tabelle 2) natürlich außer Kraft, vielmehr wird man hier gleich ein hochpotentes Cephalosporin oder ein Fluorchinolon der 3. Generation einsetzen.

5
Behandlung der chronischen Sinusitis

Hier stehen – anders als bei akuter Entzündung – operative Maßnahmen im Vordergrund, entsprechend den eingangs aufgelisteten Ursachen der Chronifizierung.

Die früher häufige *chronische rein eitrige Sinusitis maxillaris* wird heute dank Antibiotikatherapie kaum noch beobachtet. Deshalb wird die zum täglichen Brot des älteren HNO-Arztes gehörige Kieferhöhlenspülung durch den unteren oder, nach Siebenmann [30], den mittleren Nasengang heute kaum noch notwendig.

Für die *Kieferhöhlenendoskopie* benutzte man ursprünglich den Zugang wie zur Kieferhöhlenspülung vom unteren Nasengang. Wegen der besseren Übersicht wird jetzt der Zugang vom oberen Mundvorhof favorisiert. Man muß dabei jedoch bedenken, daß dies der gleiche Zugang ist, den man wegen der Gefahr von Nebenwirkungen [12] eigentlich vermeiden wollte, was mit das Ende der Caldwell-Lucschen Operation bedeutete. Obwohl der Schleimhautschnitt und auch der Knochendefekt bei der Endoskopie viel kleiner ist, können dadurch dennoch prinzipiell die gleichen Probleme entstehen wie beim Caldwell-Luc. Warum also nicht lieber eine Endoskopie vom unteren Nasengang mit dem flexiblen Endoskop? Bei Tumorverdacht liegen die Dinge natürlich anders.

In der klassischen Nebenhöhlenchirurgie wurde das Ziel der Operation umschrieben mit:

- Ausräumen der erkrankten Schleimhaut,
- Herstellen eines weiten und zuverlässigen Zuganges der erkrankten Höhle zur Nase.

Diese Ziele gelten im Prinzip heute noch, nur haben sich hinsichtlich des Zugangsweges die Ansichten geändert. Endonasale Eingriffe wurden schon an der Wende vom 19. zum 20. Jh. ausgeführt und propagiert, in der vollendetsten Form von Halle [16]. Es folgte eine lange Periode des äußeren und Mundvorhofzuganges. Heute scheint die Zugangsfrage zugunsten einer endonasalen Vorgehensweise entschieden, und zwar:

- auf dem Boden der Untersuchungen Messerklingers, der die Wichtigkeit des mittleren Nasenganges und des vorderen Siebbeins für Physiologie und Pathologie der Nebenhöhlen herausgearbeitet hat [22, 23],
- durch bessere diagnostische (CT) und therapeutische Hilfsmittel (Mikroskop, Endoskop) und
- wegen der Nebeneffekte und Komplikationen der klassischen Chirurgie [12].

Die Nebenhöhlenchirurgie besteht heute aus:

- der Beseitigung von Hindernissen in Nase und Nasenrachenraum (Septumoperation, Adenotomie, Entfernung von Muschelhyperplasien, insbesondere Reduzierung der Concha bullosa),
- einer Ostienchirurgie zwecks Wiederherstellung des ungestörten Sekretabflusses,
- (fakultativ) der vollständigen Ausräumung der erkrankten Nebenhöhlenschleimhaut.

Es ist hier nicht der Ort, die Operationstechniken zu rekapitulieren. Der Abonnement von HNO-Praxis Heute findet sie wie folgt:

- Muschelchirurgie in Bd. IX (K. Paulsen [26]),
- Septumoperationen in Bd. II (H. Ganz [11]),
- osteoplastische Stirnhöhlenchirurgie in Bd. VIII (P. Federspil [7]),
- Infundibulotomie in Bd. I (W. Messerklinger [22]),
- endonasale Nebenhöhlenchirurgie in Bd. XII (K. Hörmann [17], W. Draf und R. Weber [5]),
- Komplikationen der klassischen Nebenhöhlenchirurgie in Bd. III (H. Ganz).

Infundibulotomie. Messerklinger [22, 23] und sein Schüler Stammberger [31, 32] haben eine endoskopische endonasale Operationstechnik entwickelt, die gezielt die erkrankten Engstellen vor allem im mittleren Nasengang saniert. Muschelresektionen werden nicht routinemäßig ausgeführt (Ausnahme Concha bullosa), ebensowenig wie die radikale Sphenoethmoidektomie oder Eingriffe an der Stirnhöhle. Allenfalls wird das Kieferhöhlenostium nach vorne erweitert.

Vollständige endonasale Ausräumung des Siebbein-Keilbein-Höhlenbereiches. Diese Technik wird in erster Linie von Draf [5] sowie von Wigand [36] propagiert.

Bei der Stirnhöhlenoperation unterscheidet Draf [5] 3 Schritte:

- die einfache Drainage ohne direktes Vorgehen am Ausführungsgang, nur mit Beseitigung von davor liegenden Hindernissen,
- die erweiterte Drainage mit Wegnehmen des Stirnhöhlenbodens medial,
- die endonasale Mediandrainage mit Resektion des Septum interfrontale, des obersten Nasenseptumanteils sowie des medialen Stirnhöhlenbodens der Gegenseite. Diese Variante ist Revisionsoperationen vorbehalten.

Die Kieferhöhle wird durch Vergrößerung des natürlichen Ostiums im mittleren Nasengang, bei extremer Pathologie auch durch Fensterung im unteren Nasengang mitbehandelt.

Die Kieferhöhlenfensterung ist viele Jahre lang über den unteren Nasengang ausgeführt worden und so jedem operativ tätigen HNO-Arzt geläufig. Seit der Beobachtung von Hosemann [19], daß auch nach Fensterung im unteren Nasengang der Sekrettransport durch Zilienschlag weiterhin in Richtung natürliches Ostium erfolgt, wird die Fensterung im mittleren Nasengang bzw. die operative Erweiterung des natürlichen Ostiums propagiert und praktiziert. Dieses Vorgehen erscheint mir nicht ganz folgerichtig, denn:

- Eine Drainage der Höhle an deren tiefstem Punkt (unterer Nasengang) bedeutet rein physikalisch in jedem Fall eine Entlastung, auch der überlasteten Zilien. Ein späteres Zugehen dieses artifiziellen Ostiums ist kein Unglück, denn es wird unter normalen Bedingungen nicht gebraucht, und bei erneuter Sinusitis kann es ohne großes Risiko wieder hergestellt werden.
- Ein Eingriff im mittleren Nasengang ist mit ungleich größerem Risiko (Orbita!) behaftet, insbesondere wenn er wiederholt werden muß.
- Durch Erweiterung des natürlichen Ostiums zerstört man gerade dort die Schleimhaut und die Transportmöglichkeit des Sekretes gegen die Schwer-

kraft, wo sie am dringendsten gebraucht wird, in der ostiomeatalen Einheit Naumanns.

> Nur ein wirklich intakter natürlicher Sekrettransportmechanismus gibt die Gewähr für eine dauernde Ausheilung der Sinusitis.

Bei Siebbein und Stirnhöhle sind diese Bedenken nicht stichhaltig, denn hier geschieht auch nach der Operation der Sekretaustritt am tiefsten Punkt. Dennoch handelt derjenige weise, der den langen Ausführungsgang der Stirnhöhle so weit wie möglich schont. Andernfalls wird der Kampf gegen Strikturen und Mukozelen der gleiche sein, wie wir ihn nach der Ritter-Jansenschen Radikaloperation auszufechten haben.

Osteoplastische Stirnhöhlenoperationen erlauben dagegen die Entfernung der Pathologie aus der Höhle mittels Zuganges über einen Knochendeckel der Vorderwand, ohne daß der sensible Ausführungsgang auch nur angetastet wird [7].

Die Indikationen zur endonasalen Nebenhöhlenchirurgie werden von sehr erfahrenen Operateuren laufend erweitert, so um die Mukozelen [5], invertierten Papillome [35], auch kleine Osteome. Das Gros der HNO-Ärzte wird diesen erweiterten Indikationen nicht folgen können oder wollen.

> **Welche Eingriffe zur Sinusitisbehandlung soll und kann der durchschnittlich ausgebildete und geübte HNO-(Beleg-)Arzt ausführen?**
> - Adenotomie, Septumoperationen und Muschelchirurgie als jedem Operateur geläufige Standardeingriffe.
> - Die Kieferhöhlenpunktion und -spülung vom unteren Nasengang aus. Sie ist heute nur noch selten nötig, muß aber beherrscht werden.
> - Die Becksche Bohrung der Stirnhöhle (vom Stirnhöhlenboden aus).
> - Die Entfernung endonasaler Polypen mit und ohne endonasaler Siebbeinchirurgie im Sinne von Messerklinger und Stammberger (Infundibulotomie).
> - Die Fensterung der Kieferhöhle vom unteren Nasengang aus, ggf. mit Endoskopie und Gewebsentnahme.
> - Die Eröffnung der Kieferhöhle vom Mundvorhof aus. Hierbei ist vertikale Schnittführung der Schleimhaut zu empfehlen.

Ob man die knöcherne Vorderwand umfräst und abschließend wieder einsetzt [8] oder die Vorderwand mit Lyodura rekonstruiert ist Ansichtssache. Ich habe das nie getan. Der Mundvorhofzugang zur Kieferhöhle muß nach wie vor beherrscht werden, denn er ist nicht zu ersetzen bei:

- Fremdkörpern (dislozierte Zahnwurzel) ohne und mit dentogener Eiterung,
- Frakturen,
- isolierten Prozessen am Kieferhöhlenboden (Zysten, Tumoren) und
- Behandlung von Mykosen der Kieferhöhle.

Bei ausgedehnten endonasalen Eingriffen ist Zurückhaltung angesagt. Vor allem bei ausgedehnter Polyposis und bei stärkerer Blutung kann der weniger Geübte in Schwierigkeiten geraten.

Berendes [3], der sich mehrfach mit den Komplikationen nach endonasaler Siebbeinchirurgie befaßt hat, listet diese wie folgt auf:

- *Nach oben:* Gefahr der Infraktion der Schädelbasis, Durarisse und Hirnverletzung.
- *Nach lateral:* Eindrücken der Lamina papyracea, Einrisse des orbitalen Periosts, Hervorquellen des Orbitalfettes, Verletzung der Augenmuskeln, Gefäße und Nerven, im hinteren Abschnitt sogar des N. opticus.
- *Nach medial:* Verletzung der Riechzone, sogar mit Extraktion von Fila olfactoria.

Dem wäre noch hinzuzufügen:

- *Nach hinten:* Verletzung der A. carotis interna (Kelbeinhöhle!) sowie der Siebbeinarterien.

Eine Erblindung nach Naseneingriff muß im übrigen nicht zwangsläufig Ausdruck einer Optikusverletzung sein. Sie kann auch einmal reflektorisch über eine Schädigung des Ganglion ciliare zustandekommen [4].

Draf [5] hat postuliert, daß zur sicheren und effizienten Ausführung einer endonasalen Siebbeinoperation gehören:

- Im Rahmen der Facharztweiterbildung mindestens 50 selbständig ausgeführte derartige Eingriffe.
- Ein Mindestmaß an Übung, d.h. mindestens eine endonasale Siebbeinoperation pro Woche.

Hinzu kommt natürlich eine ausreichende und moderne instrumentelle Ausrüstung (Mikroskop, Endoskope) und Anästhesie sowie das obligatorische CT vor dem Eingriff.

Draf weist ergänzend darauf hin, daß die Zahl der Kontraindikationen zur endonasalen Nebenhöhlenchirurgie mit der Übung des Operateurs abnimmt. Das heißt, sie ist entsprechend der individuellen Erfahrung zu variieren. Quod licet jovi, ... !

Was bleibt der klassischen externen Nebenhöhlenchirurgie von Stirnhöhle und Siebbein heute noch?

In der Publikation von Draf u. Weber von 1992 [5] ist zu lesen:

- Rezidive trotz vorausgehender endonasaler Mediandrainage und vollständig ausgeführter Siebbeinausräumung,
- orbitale und endokranielle Komplikationen mit Knochendestruktion,
- laterale Mukozelen,
- Frontobasisrevisionen nach Trauma,
- seitliche bzw. große Stirnhöhlenosteome,
- „Schwierige Stirnhöhlen"; hier wird kombiniert ein extern-internes Vorgehen empfohlen.

Ich möchte mir die persönliche Prognose erlauben, daß sich der operative Standard der Nebenhöhlenchirurgie nach der gegenwärtigen endonasalen Euphorie auf einem gesunden mittleren Niveau zwischen endonasalem und externem Zugang einpendeln wird, zumal auch die osteoplastischen Eingriffe weiter entwickelt werden.

6
Das Problem Nasenpolypen

Nachdem die rein eitrige chronisch-rhinogene Sinusitis heute fast verschwunden ist, haben wir es in der Mehrzahl der operationsbedürftigen Fälle mit der *Polyposis nasi et sinuum* zu tun.

> Die Polyposis nasi et sinuum ist keine eigene Krankheit, sondern lediglich eine besondere Reaktionsform der Nasen- und Nebenhöhlenschleimhaut auf unterschiedliche, nur teilweise bekannte Noxen.

In etwa 20% steckt eine *Allergie* dahinter (Typ IV). Die *Analgetikaintoleranz* (Polypen, Asthma, hohe Eosinophilie, nicht IgE-abhängig) wird zu wenig beachtet. Bei Kindern ist an eine Zilienfunktionsstörung (*Kartagener-Syndrom*) und bronchiale Sekretionsstörung (*Mukoviszidose*) zu denken. Die Mehrzahl der Nasenpolypenerkrankungen bleibt jedoch ein „ungelöstes Rätsel" [13].

Der Verlauf der Nasen- und Nebenhöhlenpolyposis ist unberechenbar. Es gibt Variationen von einmaligem Auftreten und Verschwinden mit und ohne Therapie bis zur destruierenden Polyposis, sog. *Woakes-Syndrom* [37] und zur nicht beherrschbaren Rezidivneigung.

Eine *konservative Behandlung* ist bei allergischer und Intoleranzpolyposis möglich. Niedrige Glukokortikoiddosen systemisch oder lokal als Spray können Polypen temporär verkleinern bis sogar auf Dauer zum Verschwinden bringen. Mir hat sich die Kombination des Kortikoids mit einem Antihistaminkörper im Corto-Tavegil (1 Dragee täglich) bewährt, auch zur Nachbehandlung nach operativer Polypenabtragung. In Laienkreisen kursieren zahlreiche weitere Empfehlungen, von Umcaloabo bis Akupunktur.

Zunächst vielversprechende Versuche, durch eine Blockierung der Neurotransmitter-Substanz P mittels des Capsaizins (Wirkstoff des roten Pfeffers) eine antiödematöse Wirkung zu erzielen und dadurch Nasenpolypen zum Verschwinden zu bringen, haben leider keine verläßlichen Erfolge gebracht [15].

Meist ist die *operative Behandlung* nicht zu umgehen. Sie erfolgt in der Regel endonasal mittels Polypenabtragung und Siebbeinoperation. Das CT vorher darf nicht vergessen werden!

Auch radikales Vorgehen unter Einbeziehung der Keilbeinhöhle [5, 36] gibt keine Gewähr für eine dauernde Rezidivfreiheit. Der weniger Erfahrene wird kleinere Eingriffe mit ggf. öfterer Wiederholung bevorzugen. Ich hatte 2 Patientinnen zu behandeln, bei denen die Polyposis nach radikaler Nebenhöhlenchirurgie (damals noch von außen) schließlich von der Septumschleimhaut ausging. Auf die Tatsache, daß sich maligne Tumoren hinter einer Polyposis verstecken können, sei hingewiesen.

Bei Blutungsneigung bzw. internistisch begründeter Inoperabilität kann man sich mit einer Abbindung des Polypenstiels (Röder-Binder) oder mit Kryotherapie helfen.

Die Polyposis nasi et sinuum ist trotz aller Bemühungen immer noch ein pathogenetisch und therapeutisch ungelöstes Problem.

Für die *Laserchirurgie* gibt es bei der chronischen Sinusitis nur wenige Indikationen [28]. Bei Patienten, die eine konventionell-chirurgische Therapie ablehnen und solchen, bei denen umschriebene Rezidive der Polyposis zu entfernen sind, kann mit dem KTP-Laser oder dem Nd:YAG-Laser zunächst ohne Kontakt eine Schrumpfung erreicht werden. Danach wird der Polypenstiel im Kontaktverfahren angegangen. Gegebenenfalls sind mehrere Sitzungen erforderlich, bis glatte Verhältnisse erreicht sind.

7
Mykosen der Nasennebenhöhlen

Pilzerkrankungen der Nasennebenhöhlen, in erster Linie der Kieferhöhle, sind häufiger als gemeinhin angenommen. Stammberger [32] behandelte 1976–1984 nicht weniger als 140 davon betroffene Patienten (s. auch seine ausführliche Darstellung in Bd. 7 von HNO-Praxis Heute [33]). Man kann die Nebenhöhlenmykose wie folgt charakterisieren:

- primär chronische Sinusitis,
- meist Aspergillusinfektion,
- in der Regel nichtinvasive Mykose (Ausnahmen s. [32]),
- röntgenologisch fast knochendichte zentrale Verschattung der erkrankten Höhle (Myzel auf verdickter Schleimhaut),
- Sekret nicht ausspülbar,
- operative Behandlung erforderlich.

In einem Teil der Fälle kommt es nach (endoskopisch/endonasaler) Entfernung des Myzels und fungizider Lokaltherapie zur Ausheilung. Andernfalls muß die erkrankte Schleimhaut mit entfernt werden (bei der Kieferhöhle besser über den Mundvorhofzugang).

8
Nachbehandlung nach Nebenhöhlenchirurgie

Die Nachbehandlung ist genauso wichtig wie die Operation [5].
Sie muß:

- die Epithelisierung freigelegter Knochenareale unterstützen,
- Borken und Granulationen aus der funktionsgestörten weiten Nase entfernen,

- Verwachsungen und Rezidive verhindern,
- ggf. eine bakterielle Infektion bekämpfen.

Am Ende der Operation wird heute Schaumstoff [17] oder ein ausgestopfter Gummifingerling [5] in die Nase eingelegt. Die althergebrachte Tamponade wird kaum noch verwendet. Nach dem Entfernen dieses Fremdmaterials beginnt die Nachbehandlung, die mehrere Wochen fortgesetzt werden muß. Die Empfehlungen sind unterschiedlich. Allgemeiner Konsens besteht hinsichtlich:

- Nasenspülungen mit Kochsalzlösung durch den Patienten selbst.
- Einbringen von Nasengelen bzw. Salben. Mir hat sich folgende Rezeptur bewährt:
  Rp. Dextropur 3,0 Solve in aqu. 5,0 Paraff. liquid. 6,0 Eucer. anhydric ad 30,00.
- Entfernung von Krusten und Granulationen.
- Gründliches Absaugen des Operationsgebietes. Meist wird geraten, dies anfangs täglich zu tun. Mir scheint das zu aktiv. Man reizt damit die ohnehin geschädigten Schleimhautreste zu stark. Zweimal die Woche sollte ausreichend sein.
- Bei Gefahr der Rezidivpolyposis empfiehlt sich eine niedrig dosierte systemische oder lokale Kortikosteroidtherapie,
- bei bakterieller Infektion eine entsprechende Chemotherapie.

Der Erfolg einer in der Klinik ausgeführten Nebenhöhlenoperation wird ganz wesentlich durch die Qualität der Nachbehandlung seitens des niedergelassenen HNO-Kollegen mitbestimmt.

9
Fazit

Die Therapie der akuten rhinogenen Sinusitis ist konservativ und führt meist zu folgenloser Ausheilung.

- Die Palette der Chemotherapeutika ist durch Einführung der Fluorchinolone der 3. Generation auch für die Sinusitis breiter geworden.
- Die Therapie der chronischen Sinusitis (heute meist der polypösen Form) ist in erster Linie operativ.
- Eingriffe an den Nasennebenhöhlen werden heute vorwiegend endonasal unter Mikroskop und Endoskop durchgeführt.
- Der durchschnittlich ausgebildete und geübte HNO-Arzt sollte sich auf diejenigen endonasalen Eingriffe beschränken, die er wirklich beherrscht.
- Das Problem Nasenpolypen ist nach wie vor ungelöst.

Literatur

1. Bauernfeind A (1997) Comparison of the antimicrobial activities of the quinolones Moxifloxacin, Gatifloxacin, Trovafloxacin, Clinafloxacin, Levofloxacin and Ciprofloxacin. J Antmicrob Chemotherap 40:639–651
2. Bauernfeind A, Jungwirth R (1998) In-vitro-Aktivität neuerer Fluorchinolone gegenüber Erregern nosokomialer Atemwegsinfektionen. Chemotherapie Journal 7:86–92
3. Berendes J (1969) Gefahren bei Siebbeinoperationen. Laryng Otol Rhinol 48:19–27
4. Berendes J, Straub W (1965) Begutachtung einer totalen Ophthalmoplegie durch Schädigung des Ggl. ciliare in Zusammenhang mit Siebbeinoperation. HNO (Berl) 13:322
5. Draf W, Weber R (1992) Endonasale Chirurgie der Nasennebenhöhlen – Das Fuldaer mikroendoskopische Konzept. In: Ganz H, Schätzle W (Hrsg) HNO-Praxis Heute, Bd 12. Springer, Berlin Heidelberg New York Tokyo, S 59–80
6. Elies W (1998) Neuere Fluorchinolone bei der Therapie von HNO-Infektionen. Chemotherapie Journal 7:93–97
7. Federspil P (1988) Stirnhöhlenchirurgie Heute. In: Ganz H, Schätzle W (Hrsg) HNO-Praxis Heute, Bd 8. Springer, Berlin Heidelberg New York Tokyo, S 39–61
8. Feldmann H (1978) Osteoplastische Kieferhöhlenoperation. Laryng Rhinol Otol (Stuttg) 57:373
9. Ganz H (1967) Hals-Nasen-Ohrenheilkunde, 1. Aufl. Reihe: Medizin von Heute der Troponwerke, Bd 6, Köln
10. Ganz H (1975) Komplikationen der unspezifischen Nasen- und Nebenhöhlenentzündungen. In: Berendes J, Link R, Zöllner LF (Hrsg) Hals-Nasen-Ohrenheilkunde in Klinik und Praxis, 2. Aufl, Bd I/1. Thieme, Stuttgart New York
11. Ganz H (1982) Septumplastik oder Killian'sche Resektion. Eine kritische Betrachtung für die Praxis. In: Ganz H, Schätzle W (Hrsg) HNO-Praxis Heute, Bd 2. Springer, Berlin Heidelberg New York, S 83–107
12. Ganz H (1983) Spätfolgen radikaler Nebenhöhlenoperationen und ihre therapeutischen Konsequenzen. In: Ganz H, Schätzle W (Hrsg) HNO- Praxis Heute, Bd 3. Springer, Berlin Heidelberg New York Tokio, S 19–44
13. Ganz H (1985) Die Polyposis nasi – ein ungelöstes Rätsel. In: Ganz H, Schätzle W (Hrsg) HNO-Praxis Heute, Bd 5. Springer, Berlin Heidelberg New York Tokio, S 60–87
14. Ganz H (1997) Wert und Wertung medizinischer Neuerungen. In: Ganz H, Iro H (Hrsg) HNO-Praxis Heute, Bd 17. Springer, Berlin Heidelberg New York Tokyo, S 1–8
15. Görisch V (1990) Disk. Bem. zu H. Ganz. In: Ganz H, Grill E (Hrsg) Lokaltherapie von Luftwegsinfektionen. Thieme, Stuttgart New York, S 2–3
16. Halle M (1906) Externe oder interne Operationen der Nebenhöhleneiterungen. Berl klin Wschr 43:1369–1372 u. 1404–1407
17. Hörmann K (1992) Endoskopische Diagnostik und Therapie an Ohr, Nase und Nasennebenhöhlen. In: Ganz H, Schätzle W (Hrsg) HNO-Praxis Heute, Bd 12. Springer, Berlin Heidelberg New York Tokyo, S 33–57
18. Hof H (1998) Bei welchen Antibiotika ist eine Einmaldosierung pro Tag sinnvoll? Tägl Praxis 39:65–68
19. Hosemann W (1985) Muköziliärer Transport der Nasennebenhöhlenschleimhaut nach Kieferhöhlenfensterung. Arch Otorhinolaryngol (Suppl II):242–246
20. Knöbber D (1997) Erkrankungen der Keilbeinhöhle. In Ganz H, Iro H (Hrsg) HNO-Praxis Heute, Bd 17. Springer, Berlin Heidelberg New York Tokyo, S 79–88
21. Luckhaupt H, Hildmann H (1996) Antibiotische Therapie in der HNO-Heilkunde. In: Ganz H, Jahnke V (Hrsg) Hals- Nasen- Ohrenheilkunde, 2. Aufl, 303–309. de Gruyter, Berlin New York
22. Messerklinger W (1980) Diagnostische und therapeutische Möglichkeiten des niedergelassenen HNO-Arztes bei der Sinusitis. In: Ganz H (Hrsg) HNO-Praxis Heute, Bd 1. Springer, Berlin Heidelberg New York, S 101–115
23. Messerklinger W (1987) Die Rolle der lateralen Nasenwand in der Pathogenese, Diagnose und Therapie der rezidivierenden und chronischen Rhinosinusitis. Laryngol Rhinol Otol (Stuttg) 66:293–299
24. Naumann HH (1965) Pathologische Anatomie der chronischen Rhinitis und Sinusitis. Proc. VIII internat. Congr. ORL Tokyo 1965. Internat. Congr. Series 113. Excerpta Medica Foundation, Amsterdam New York

25. Neubauer N, März RW (1994) Placebo-controlled, randomized double-blind clinical trial with Sinupret sugar-coated tablets on the basis of a therapy with antibiotics and decongestant nasal drops in acute sinusitis. Phytomedicine 1:177–181
26. Paulsen K (1991) Die vasomotorische Rhinopathie und ihre Behandlung. In: Ganz H, Schätzle W (Hrsg) HNO-Praxis Heute, Bd 11. Springer, Berlin Heidelberg New York Tokyo, 65–84
27. Richstein A, Mann W (1980) Zur Behandlung der chronischen Sinusitis mit Sinupret. Therapie der Gegenwart 119:1055–1060
28. Rudert H, Werner JA (1996) Laseranwendungen in der HNO- Heilkunde, Kopf- und Halschirurgie. In: Ganz H, Iro H (Hrsg) HNO- Praxis Heute, Bd 16. Springer, Berlin Heidelberg New York Tokyo, S 183–218
29. Shah PM (1998) Persönliche Mitteilung
30. Siebenmann F (1900) Die Behandlung der chronischen Eiterung der Highmorshöhle durch Resektion der oberen Hälfte (pars supraturbinalis) ihrer nasalen Wand. Med Wschr 47:31–33
31. Stammberger H (1985) Unsere endoskopische Operationstechnik der lateralen Nasenwand – ein endoskopisch-chirurgisches Konzept zur Behandlung entzündlicher Nebenhöhlenerkrankungen. Laryngol Rhinol Otol (Stuttg) 64:559–566
32. Stammberger H (1985) Endoscopic Surgery for Mycotic and Chronic Recurring Sinusitis. Ann Otol Rhinol Laryng 94 (Suppl) 119:1–11
33. Stammberger H, Jakse R (1987) Mykotische Erkrankungen im HNO-Bereich. In: Ganz H, Schätzle W (Hrsg) HNO-Praxis Heute, Bd 7. Springer, Berlin Heidelberg New York Tokyo, S 139–176
34. Stille R (1998) persönliche Mitteilung
35. Waitz G, Wigand ME (1989) Endoskopische, endonasale Abtragung invertierter Papillome der Nase und ihrer Nebenhöhlen. Arch Oto Rhino Laryng (Suppl II):169–171
36. Wigand ME (1989) Endoskopische Chirurgie der Nasennebenhöhlen und vorderen Schädelbasis. Thieme, Stuttgart New York
37. Woakes E (1885) Necrosing ethmoiditis and mucous polypi. Lancet 1:619

Nachtrag bei der Korrektur:
38. Federspil P, Wulkow R, Zimmermann T (1997) Wirkung von Myrtol standardisiert bei der Therapie der akuten Sinusitis. Ergebnisse einer doppelblinden randomisierten Multizenterstudie gegen Placebo. Laryng Otol Rhinol 76:23–27
39. Reiss M (1997) Aktuelle Aspekte zur Diagnostik und Therapie der Polyposis nasi. Wien klin Wochenschr 109:820–825
40. Sengespeik HC, Zimmermann T, Peiske C, Mey C (1998) Myrtol standardisiert in der Therapie von akuten und chronischen Atemwegserkrankungen bei Kindern. Eine multizentrische Anwendungsbeobachtung. Arzeimittelforschung 48:990–994
41. Voss A (1990) Konservative Therapie der Sinusitis maxillaris. Ergebnisse nach Mund-Antrumverbindung vor vier Jahren. Zahnärztl Praxis 41:414–416

KAPITEL 3

Das Papilloma inversum von Nase und Nebenhöhlen

U. SCHUSS

Meinem klinischen Lehrer, Herrn Professor Dr. K. Terrahe, in Dankbarkeit gewidmet.

1	Einleitung	42
2	Nomenklatur	42
3	Epidemiologie	44
4	Pathogenese	44
4.1	Formale Genese	44
4.2	Kausale Genese	46
4.2.1	Das humane Papillomavirus und das invertierte Papillom	46
5	Histopathologische Eigenschaften	48
6	Klinik	50
6.1	Symptome	50
6.2	Lokalisation	51
7	Diagnostik	51
7.1	Rhinoskopie und Rhinendoskopie	51
7.1.1	Endoskopie	51
7.2	Bildgebende Verfahren	52
7.2.1	Computertomographie (CT)	52
7.2.2	Magnetresonanztomographie (MRT)	54
7.2.3	Sonographie	54
7.3	Zytologie	55
7.4	Papilloma inversum als Überraschungsbefund	55
8	Therapie	56
8.1	Allgemeine Behandlungskonzepte	56
8.2	Spezielle Behandlungskonzepte	58
8.2.1	Endonasale Operation	58
8.2.2	„Midfacial degloving"	58
8.2.3	Siebbein- und Stirnhöhlenoperation von außen	59
8.2.4	Paranasale Rhinotomie	59
8.3	Radiotherapie	61
8.4	Behandlung mit Interferon und Acyclovir	61
9	Häufigkeit und Behandlung von Rezidiven (Residuen)	61

HNO Praxis heute 19
H. Ganz, H. Iro (Hrsg.)
© Springer-Verlag Berlin Heidelberg 1999

10	Problematik der malignen Transformation	63
11	Fazit	65
Literatur		65

1
Einleitung

Das in der seitlichen Nasenhaupthöhle und den angrenzenden Nasennebenhöhlen auftretende invertierte Papillom kommt häufig vor und ist dennoch eine Geschwulst, die der frei praktizierende HNO-Arzt nicht oft zu Gesicht bekommt. Daneben gilt es, differentialdiagnostisch an eine Reihe anderer, ebenfalls nur selten auftretender Tumoren zu denken. Eine Übersicht erstellten Berghaus u. Bloching [6] in dieser Buchreihe (Bd. 16).

Das Papilloma inversum stellt nicht nur den HNO-Arzt vor besondere Aufgaben, sondern auch den Pathologen, der im Einzelfall auf manche histopathologische Eigenarten hinsichtlich der Dignität und des Wachstumsverhaltens der Geschwulst achten und diese dem Kliniker detailliert angeben muß. So ist die Diagnostik dieser Geschwülste häufig von einem Dialog zwischen Kliniker und Pathologen begleitet, bis die endgültige Bestimmung des Neoplasmas das therapeutische Konzept festlegt. Die heute verbesserte radiologische Diagnostik des Gesichtsschädels macht es zunehmend möglich, die präoperative Verdachtsdiagnose „invertiertes Papillom" zu stellen. Es ist derzeit von besonderem Interesse, ob man im diagnostischen Stadium an den speziellen histomorphologischen Eigenarten des durch Biopsie diagnostizierten invertierten Papilloms Anhaltspunkte für die Prognose und für das erforderliche Ausmaß operativer Maßnahmen erhalten kann.

2
Nomenklatur

Den Terminus „Papillom" verwendete erstmals Krämer [51] bei der Beschreibung von „blumenkohlartigen" Tumoren der Nasenmukosa. Im älteren medizinischen Schrifttum finden sich erste Beschreibungen von nasalen Papillomen bei Ward [99] und Billroth [8]. Hopmann differenzierte [42] zwischen „harten" und „weichen" Papillomen, wobei er die weichen Protuberanzen als Polypen gegen die härteren Papillome abgrenzte, ohne ihren grundlegenden Unterschied zu erkennen.

Ringertz [78] beschrieb 1938 erstmals das invertierte Wachstumsverhalten des Epithels als eine Besonderheit einzelner Papillome und bahnte somit den Weg für unsere heutige Gegenüberstellung von exophytischen Papillomen des Naseneingangs und - septums und den hier zur Rede stehenden endophytischen Papillomen der lateralen Nasenwand.

Die grundlegenden Arbeiten von Hyams [42] und Vrabec [95] lieferten die noch heute gültige Beurteilung der invertierten Papillome als autonome Tumoren. Die Publikationen aus der Zeit vor 1970 werden aus heutiger Sicht dieser Geschwulst nicht mehr gerecht und sind als historisch anzusehen [64].

Die rhinologische Literatur der vergangenen 2-3 Jahrzehnte allerdings zeigt eine lebhafte Diskussion, nicht nur wegen der histomorphologischen, sondern auch wegen der klinischen Eigenarten.

Kaum eine Tumorart wurde mit so vielen und dabei recht widersprüchlichen Namen belegt wie das invertierte Papillom der Nase.

Vrabec [95] zählte 24 Bezeichnungen, die er dem älteren und neueren medizinischen Schrifttum entnahm und die wir geringfügig ergänzen: Transitional cell-, squamous cell-, cylindric cell-, epithelial cell-, nasal epithelial-, respiratory-, true-, hard and soft-, mucoepidermoid-, oncocytic Schneiderian-, inverted-, inverting papilloma; papillary fibroepithelioma; fibro-epithelial tumor; papillary sinusitis; hypertrophic sinusitis; squamous metaplasia; benign transitional cell growth; cylindric cell-, papillary-, papillary respiratory epithelial-, villous carcinoma; Ringertz tumor; Papilloma inversum; Ewing-Papillom; papilläres Adenom; Papillom vom Typ des Übergangsepithels.

Die Bezeichnung *Schneiderian Papilloma*, die sich überwiegend im angloamerikanischen Schrifttum durchsetzte, berücksichtigt embryologische Aspekte. Die wissenschaftliche Diskussion über eine zutreffende Nomenklatur der benignen epithelialen Tumoren der Nase erklärt sich einerseits aus den verschiedenen bedeckenden Oberflächenepithelien, die deshalb zur Unterteilung der invertierten Papillome in Untergruppen anregten, da man ein unterschiedliches biologisches Verhalten vermutete. Andererseits unterscheiden sich die Papillome in ihrem Wachstumsverhalten. Die große Mehrzahl der Papillome zeigt eine gemischtzellige Oberfläche aus respiratorischem Zylinder- und Plattenepithel, gelegentlich mit Dominanz eines Zelltyps.

Osborn [68] benannte eine Papillomvariante der Nase wegen ihrer Ähnlichkeit mit gleichnamigen Tumoren des Urothels als *transitional cell papilloma*. Diese Bezeichnung hat er später, der Kritik Batsakis [3] folgend, modifiziert und nur noch von einem *transitional type* gesprochen, um begrifflicher Verwirrung vorzubeugen. Für Epithelzellen, die polypoid, flach bis hochprismatisch im mikroskopischen Bild erscheinen ist dieser Begriff auch heute noch gebräuchlich, wenn er auch im Oxford Textbook of Pathology von 1992 als obsolet bezeichnet wird [46].

Bei einigen, makroskopisch an Farnwedel erinnernden Papillomen ist das histomorphologische Bild beherrscht von einem zylindrischen Zelltyp, der dem Zylinderepithel der Ausführungsgänge der Speicheldrüsen ähnlich ist. Das verschaffte dieser relativ seltenen Tumorvariante die Bezeichnung *cylindric cell papilloma* [75]. Aufgeblähte zylindrische Zellen erinnern mikroskopisch an Onkozyten der Speicheldrüsen, weshalb Kusakari et al. [52] die Bezeichnung „oncocytotic Schneiderian papilloma" vorschlugen. Klinisch nehmen diese Tumoren, die vermehrt im Sinus maxillaris auftreten sollen, innerhalb der invertierten Papillome keine Sonderrolle ein. Batsakis [3] empfahl in Anlehnung an Hyams [42] eine systematische Einteilung der nasalen Papillome, die sich zunächst nach ihrem architektonischen Typus richtet: *invertierte (endophytische) und exophytische (fungiforme) Papillome*. Die exophytischen Schleimhautwarzen wachsen nahezu ausschließlich am Septum, die invertierten Papillome in der lateralen Nasenwand und der Schleimhaut der Nebenhöhlen. Als dritte Form führt er das oben beschriebene „cylindrical cell papilloma" auf und faßt die 3 genannten Formen als Spielarten des Schneiderian Papilloma zusammen. Diese Terminologie setzte sich bis Mitte der 80er Jahre durch, um dann bei zunehmender Kenntnis dieser Geschwulstarten immer mehr angezweifelt zu werden.

Neuere Untersuchungen fechten diese Aufteilung an, da die von der Schneiderschen Membran ausgehenden Papillome derart gemischt in ein und derselben Geschwulst auftreten können, daß sich eine allzu scharfe begriffliche Trennung verbiete [15, 92]. Zudem gibt zu denken, daß auch Septumpapillome ausnahmsweise invertiertes Epithelwachstum erkennen lassen können. Christensen u. Smith [19] empfehlen mit Recht, ungeachtet der begrifflichen Zuspitzungen im gegenwärtigen Schrifttum, den Terminus „invertierte Papillome" als besondere Untergruppe der Schneiderschen Papillome für den praktischen Gebrauch beizubehalten, da eine maligne Entartung bisher nur bei invertierten Papillomen beobachtet wurde.

3
Epidemiologie

Das Papilloma inversum gilt als seltene Geschwulst der Nase und ihrer Nebenhöhlen und hat unter den primären Neoplasien dieser Region einen prozentualen Anteil von nur 0,4 – 4,7 % [55]. Andererseits nimmt das invertierte Papillom unter den benignen epithelialen Geschwülsten der Nase und der Nebenhöhlen eine Spitzenstellung ein. Invertierte Papillome sollen in dieser Region häufiger als Karzinome auftreten. Für eine umschriebene, definierte geographische Region (Kopenhagen Land) fanden Buchwald et al. [15] eine Inzidenz von 0,74 per 100 000 Einwohner pro Jahr.

Die Männer werden von dieser Tumorart eindeutig häufiger betroffen, im Vergleich zu den Frauen etwa im Verhältnis von 5:1.

Was die Altersverteilung angeht, so wird die Erkrankung am häufigsten in der 4.–6. Lebensdekade diagnostiziert, wobei der Häufigkeitsgipfel etwa um das 50. Lebensjahr liegt. Das Auftreten von Papilloma inversum bei Kindern und Jugendlichen ist als Ausnahme anzusehen.

4
Pathogenese

4.1
Formale Genese

Die invertierten Papillome entwickeln sich aus dem Epithel der respiratorischen Schleimhaut der Nase und ihrer Nebenhöhlen. Dabei ist für die epitheliale Komponente dieser Tumorart die *endophytische Wachstumsrichtung ins eigene Stroma* hinein charakteristisch.

Damit imitiert das Epithel, worauf Stammberger [89] aufmerksam macht, das embryonale Wachstumsverhalten der ektodermalen Schneiderschen Membran, von der entwicklungsgeschichtlich die gesamte innere Anlage der Nase ihren Ursprung nimmt. Zum Unterschied gegenüber dem gleichmäßigen Ablauf der embryonalen Sprossung des von der Schneiderschen Membran ausgehenden Epithels wächst das neoplastische Epithel des Papilloma inversum unregelmäßig, weist unterschiedliche Differenzierungsgrade auf, die Stammberger zu der Bezeichnung „Defektproliferation" veranlassen. *Mutterzelle der epithelialen Wucherung ist die Basalzelle*, die man im mehrreihigen Zylinderflimmerepithel nahe der Basalmembran findet. Dafür spricht auch das von Plinkert et al. [74] immunhistochemisch gefundene Zytokeratinprofil. Von der naturgemäß pluripotenten Basalzelle ist zu erwarten, daß sie bei neoplastischer Proliferation ein vielgestaltiges epitheliales Zellbild liefern kann. Das trifft auch zu: Pathohistologisch findet man beim Papilloma inversum mehrschichtiges Platten-, sowie Übergangszell- und respiratorisches Zylinderflimmerepithel, wobei zusätzlich in unterschiedlicher Dichte Becherzellen und mucinhaltige Mikrozysten vorkommen. Müller et al. [61] vergleichen die Basalzellen der respiratorischen Mukosa, die sie in Anlehnung an von Hayek [40] Ersatzzellen nennen, mit den „Reservezellen" der Portio vaginalis uteri, denen nach zur Hausen [37] bei der Entstehung von Tumoren eine tragende Rolle zukommt. Ob sich die endophytischen Papillome von Basalzellen des Oberflächen- oder des Drüsenepithels ableiten, ist eine noch offene Frage, die sich vielleicht gar nicht im Sinne eines Entweder-Oder, sondern eines Sowohl-Als-Auch stellt und beantwortet werden muß. Nach Meinung von Seifert [86] gehen die papillären Wucherungen der hier betrachteten Tumorart aus einer Reservezellhyperplasie der Schleimdrüsenausführungsgänge hervor. Die Ähnlichkeit geht so weit, daß die invaginierten Buchten der invertierten Papillome wie die Gänge der seromukösen Drüsen Inseln von Epithelmetaplasien zeigen.

Diese formalgenetische Beziehung würde auch das in den letzten Jahren zunehmend beobachtete *extranasale Auftreten* dieser benignen Geschwülste erklären können: im Nasopharynx [72], in der Keilbeinhöhle [23, 32], im Hypopharynx [36], in der buccalen Schleimhaut der Mundhöhle [10] und im Mittelohr [1, 77, 91]).

Stammberger [89] und Myers et al. [65] allerdings neigen zu einer anderen, embryologisch ausgerichteten Deutung, wenn sie als Matrix dieser außerhalb der Nase angetroffenen Papillome *versprengte Inseln ektodermaler Schleimhaut* annehmen.

Die beim Papilloma inversum in das tumoreigene Stroma einwuchernden epidermoiden Proliferate formen dort Spalten und zystische Strukturen, die von breiten Epithelsäumen ausgekleidet sind. Das Stroma ist vielfach ödematös aufgetrieben und zeigt nur spärliche Bindegewebszellen.

> *Charakteristisch und für die Bewertung der Geschwulst ausschlaggebend ist beim invertierten Papillom immer die intakte, vom papillären Epithel nicht durchbrochene Basalmembran.*

Das mehrschichtige Epithel ist nicht zwangsläufig Ausdruck einer vermehrten Proliferation der Basalzellen. Die Fraktion der für die Zellsynthese determinierten Zell-DNA ist im Papillom und im normalen Gewebe gleich. Die verdickte Epithelschicht ist vielmehr Ausdruck eines Verlustes an ordnungsgemäßer Differenzierung, d. h. die Papillomzelle entzieht sich der intradermalen Regulierung und wächst deshalb schneller, ungehemmter und teilt sich häufiger. Die Expression differenzierungsspezifischer Marker ist in den suprabasalen Papillomzellen als Zeichen einer Fehlregulierung sehr viel geringer als in normalen Zellen. Die formalgenetische Frage, ob die Ursache der Epithelvermehrung auch beim invertierten Papillom eine vermehrte Proliferation seitens der Basalzelle ist oder ob der Verlust der intradermalen Regulation und Differenzierung der entscheidende Faktor ist, bleibt vorerst unbeantwortet. Die invertierten Papillome zeigen ein autonomes Wachstum, das somit auch nicht wie die hypertrophische oder hyperplastische Gewebevermehrung reversibel ist. Auch spontane Regressionen, wie sie gelegentlich bei der juvenilen Larynxpapillomatose vorkommen und bei den Condylomata acuminata sogar in 20 % eintreten, sind im Nasenbereich keineswegs zu erwarten und wurden in der Literatur auch nicht beschrieben.

4.2
Kausale Genese

Die *Ursache* der invertierten Papillome ist bis heute nicht bekannt. Verschiedene exogene Faktoren wurden als kausales Agens dieser Geschwülste diskutiert und verworfen: Tabakkonsum, Traumata und Radiotherapie. Eine Allergie als ursächlich mitwirkende Krankheit unterstellte bereits Ringertz [78], bei der meist einseitigen Erkrankung wird dies von den meisten Autoren zu Recht abgelehnt. Lawson et al. [55], Stammberger [88] und Buchwald et al. [15] machten auf die *Vergesellschaftung einer Polyposis nasi mit dem invertierten Papillom* aufmerksam.

Im heutigen Schrifttum mehren sich die Stimmen, die eine *Virusinfektion als Co-Faktor* erörtern. Dabei werden als mögliche Mitverursacher des Papilloma inversum die humanen Papillomaviren verdächtigt. Die Bedeutung anderer Viren (Herpes simplex und Epstein-Barr) im invertierten Papillom wird derzeit noch widersprüchlich beurteilt. Es scheint sich aber die Meinung von Dunn et al. [26] zu bestätigen, daß im EBV kein ätiopathologischer Faktor für das invertierte Papillom zu sehen ist.

4.2.1
Das humane Papillomavirus und das invertierte Papillom

Noch bevor geeignete Nachweismethoden entwickelt worden waren, wurde bereits eine virale Genese für das invertierte Papillom vermutet [47]. Brandsma et al. [11] sowie Kashima et al. [49] machen auf Prädilektionsstellen für virusinduzierte Papillome im Respirationstrakt aufmerksam. Dabei bereite wohl die metaplastische Veränderung des Schleimhautepithels den virusbegünstigenden Boden. Daß die *Schleimhautmetaplasie* im Rahmen chronischer Rhinosinusitis oder durch exogene Noxen bei der Entstehung von invertierten Papillomen eine ursächliche Rolle spielt, wurde schon vielfach erwogen. Woodworth u. Simpson [104] halten metaplastisches Epithel für anfälliger gegen Virusinfekte und haben diese Ansicht experimentell untermauert.

Es handelt sich beim humanen Papillomavirus (HPV) um über 70 taxonomisch zusammengefaßte DNA-Viren, die überwiegend im Plattenepithel (verhornend und unverhornend) gefunden werden und offensichtlich verschiedenste Organotropien haben. Möglicherweise haben die verschiedenen HP-Viren im Kopf-Hals-Bereich nochmals unterschiedliche Prädilektionstellen. Von den ca. 15 mukosatropen Viren sind die Typen 6, 11, 16, 18, 30 und 31 von besonderem klinischen Interesse.

Die *Wirtszelle der Viren ist immer die Basalzelle* der Schleimhaut. Möglicherweise besitzt normales Flimmerepithel Protektoren gegenüber dem HP-Virus, die erst ausfallen, wenn exogene Einflüsse diesen Schutzmechanismus stören: Strahlenbehandlung, (Mikro-)Traumata, Immunsuppression oder Schwangerschaft (z. Hausen [38]).

In benignen, papillomatösen Tumoren des Mundes und des oberen Respirationtraktes konnten Papillomaviren in über 60 % ebenso nachgewiesen werden, wie in der Mundschleimhaut gesunder Kleinkinder in $^1/_3$ der Fälle. Das Virusgenom ist auch in klinisch nicht veränderter Schleimhaut von Patienten mit invertierten Papillomen nachweisbar [49]. 1990 haben Badaracco et al. [2] gezeigt, daß sich bei zunächst negativem klinischem Befund, aber positivem Virusgenom-Nachweis (In-situ-Hybridisierungstest) bei 28 % der Patienten später virustypische klinische und histologische Veränderungen (Kondylome und Koilozytose) entwickelten.

Invertierte Papillome auf eine virale Genese hin zu untersuchen lag nahe, da das Infektpotential von Larynxpapillomen seit 1923 durch den Selbstversuch von Ullmann mit Papillomgewebe bekannt war [94]. Fu et al. [30] halten eine *Autoinokulation* bei ein und derselben Person von Viren aus genitalen Kondylomen und Hautwarzen in die Nasenschleimhaut für wahrscheinlich. Welsh u. Gluckman [102] beschrieben eine Inokulation in den Gehörgang und ins Trommelfell bei gleichzeitig durchgeführter Parazentese und Entfernung eines invertierten Papilloms aus der Nase.

Die Nachweisgrenze für Virus-DNA liegt bei etwa 1 Pg/ml, dies entspricht etwa 3×10^5 Viruspartikel/ml. Aufgrund des schwierigen Nachweises von Viren konnte deren Existenz im Papillomgewebe zunächst nur hypothetisch angenommen werden, da eine aktive Virusinfektion histopathologisch nur indirekt zu erkennen ist. Ebenso konnten *elektronenmikroskopisch* virale Partikel im Gewebe invertierter Papillome zunächst nicht nachgewiesen werden. Da Papillomaviren ihr spezifisches Virusprotein erst in den oberflächlich gelegenen, dem Serum nicht zugänglichen Zellschichten der Schleimhaut voll entwickeln, scheitern *serologische Nachweise* am zu geringen antigenen Material. Auch *immunzytochemische Techniken* basieren auf dem Nachweis von Antikörpern gegen Viruskapsid. Es bedarf jedoch einiger Hundert Virusteile pro Zelle, was die Sensitivität der Methode einschränkt. Eine Typisierung ist ebenfalls nicht möglich.

Syrjänen et al. [92, 93] fanden mittels eines Immunperoxidasetests HPV-Antigene in invertierten Papillomen der Nase. Der sichere Nachweis von Viren, bzw. Viruspartikeln im Gewebe invertierter Papillome wurde aber erst durch molekularbiologische Techniken erreicht, die es ermöglichten, HPV-DNA im fixierten und eingebetteten Material zu erkennen und zu unterscheiden. 1987 haben Respler et al. [76] erstmals Papillomaviren (HPV 11) aus invertierten Papillomen mit Hilfe der Southern-blot-Hybridisation nachgewiesen. Die von Mullis [62] beschriebene Polymerase chain reaction (PCR) scheint bislang die sensitivste Methode zu sein, mit der HPV-DNA auch noch in bereits in Paraffin eingebettetem Gewebe nachgewiesen werden kann. Diese Technik erlaubt es, die DNA-Sequenz kleinster Gewebeanteile aufzuschlüsseln und scheint sich in weiten Bereichen der Medizin durchzusetzen. Wegen der aber noch zahlreichen technischen Schwierigkeiten, selbst in der Hand von Experten, sollte die PCR („toy or tool", Höfler [41]) nur von ausgewählten Forschungszentren eingesetzt werden, da durch Kontamination leicht falsch positive Ergebnisse erzielt werden.

Zum Katalog der Indikationen, die eine PCR-Untersuchung rechtfertigen, gehört nach Meinung der Deutschen Gesellschaft für Virologie das invertierte Papillom derzeit (1998) noch nicht.

Beim Virus-DNA-Nachweis kann nicht zwischen infektiösem und defektem Material unterschieden werden. Ob die virusgenomtragenden Zellen überhaupt replikationskompetent und proteinsynthesefähig sind, bleibt fraglich. Obgleich die pathogenetische Bedeutung des HP-Virus für die Entstehung der Larynxpapillomatose anerkannt ist und bei den anogenitalen Karzinomen der Zusammenhang von HPV-Infektion und Karzinogenese sowohl epidemiologisch als auch molekularbiologisch sehr wahrscheinlich ist, bleibt der Einfluß des Virus in der Pathogenese des invertierten Papilloms noch unklar: Ist das HP-Virus ein „innocent bystander" oder ein „passenger" oder kommt ihm eine ätiologische und prognostische Bedeutung zu? Einiges spricht dafür, daß das Virus die Basalzelle der Schleimhaut für sekundäre, exogene Einflüsse anfälliger macht.

Viren als alleinige Erreger einer Papillomkrankheit, bzw. eines Karzinoms widersprechen heutigen onkologischen Vorstellungen [39].

5
Histopathologische Eigenschaften

Histologisch ist das bedeckende Epithel des invertierten Papilloms vielschichtig verdickt und ins Tumorinnere hin gefältelt. Rudert [79] beschrieb das histologische Bild einprägsam mit einem faltig zusammengeschobenen Teppich. Durch das endophytische Wachstum des Epithels, das durch solide und teils tubuläre Sprossungen gekennzeichnet ist, bilden sich tiefe Spalten und zystenartige Hohlräume im unterliegenden Bindegewebe. Die auffällige Breite der Epithelschicht bleibt auch in den Einsenkungen erhalten. Nekrosen kommen in Papillomen praktisch nicht vor. In der Differentialdiagnose zu den häufigeren entzündlichen

Nasenpolypen, besonders bei Veränderungen des eingesenkten Oberflächenepithels, gilt:

> Bei erkennbarer Inversion eines eindeutig metaplastischen, nicht verhornenden Areals mit *mehr als 12 Epithellagen* sollte der Verdacht auf ein invertiertes Papillom geäußert werden.

Die subepitheliale *Basalmembran* stellt sich immer unversehrt dar und zeigt normale Dicke. Ihr dicht benachbart finden sich die kompakten, basophilen Reihen der Basalzellen. Zur Oberfläche hin lockern sich die Zellen auf, zeigen nur noch vereinzelt Interzellularbrücken und lassen im Gegensatz zu den exophytischen Papillomen glykogenhaltige Vakuolen erkennen. Die Zellkerne zeigen in etwa 10 % Atypien.

Das *Stroma* ähnelt dem der entzündlichen Nasenpolypen. Es zeigt wechselnden Fasergehalt, ist oft ödematös aufgelockert mit dilatierten Lymphgefäßen und ist in der Regel arm an Bindegewebszellen. Entzündliche Zellinfiltrate kommen vor, aber keine eosinophilen Granulozyten.

Bei näherer Betrachtung bietet das *Epithel* der invertierten Papillome ein vielgestaltiges Bild: Neben nicht verhornendem Plattenepithel finden sich normales oder pseudogeschichtetes Zylinderepithel und Übergangsformen. Offenbar herrscht aber bei der Mehrzahl der Tumore das Plattenepithel vor.

Im histologischen Bild können Hinweise auf einen *Virusbefall* erkennbar werden: Die sog. „early events" erhöhen entweder die Proliferationsrate oder verlängern die Lebensspanne der Epithelzellen, was durch die Volumenzunahme im Stratum spinosum als Akanthose sichtbar wird. Die „late events" des Entwicklungszyklus der Viren führen zu einer Anhäufung von Viruskapsid in den ausdifferenzierten, oberen Epithelzellagen und bewirken erkennbare degenerative zytoplasmatische Vakuolen (Koilozyten) und Zellkernveränderungen. Der Nachweis von Koilozyten hat aber in der histologischen Beurteilung von Epithelien der Cervix uteri eine weitaus größere Bedeutung als derzeit noch in den Tumoren der HNO-Heilkunde [67].

Egan et al. [27] konnten bei allen ihren an invertiertem Papillom erkrankten Patienten innerhalb der Geschwulst eine ektope Produktion von *β-Human-Choriongonadotropin* nachweisen. Erstaunlicherweise war ein Jahrzehnt zuvor ein solcher Nachweis beim invertierten Papillom der Harnblase nicht gelungen, wodurch die von Batsakis [3] gegenüber Osborn [68] betonte Verschiedenheit der beiden morphologisch so ähnlichen papillären Geschwülste bestätigt wird.

Invertierte Papillome scheinen sich *immunhistochemisch* hinsichtlich ihrer Lektin-Rezeptoren von normaler Nasenschleimhaut, Nasenpolypen und papillären Malignomen zu unterscheiden. So fanden Hai Huang et al. [35] eine positive Reaktion auf PNA (peanut agglutinin) und CEA (carcino-embryonic-antigen), wobei die positive PNA-Affinität mit dem Vorliegen von Epitheldysplasien korrelierte. Fang et al. [28] fanden eine positive NA-PNA Anfärbung (NA = neuramidase) bei Frühformen des invertierten Papilloms und eine deutlich verstärkte Anfärbung bei einer malignen Transformation. Die Autoren versprechen sich vom Nachweis geänderter Lektin-Bindungsmuster der Papillomzellen verbesserte diagnostische Möglichkeiten und vermuten, daß die Alteration der zellulären Glykoproteinstruktur Hinweise gibt auf den Prozeß der Zelldifferenzierung und der Transformation und damit auf den biologischen Charakter des Tumors.

Tumorsuppressor-Gene sind an der Regulation von Wachstums- und Differenzierungsprozessen der Zellen beteiligt. Der Verlust der p53-Funktion (z. B. durch Mutation oder den Einfluß des HPV induzierten E6 Onkoproteins) führt zu einem Verlust der Wachstumkontrolle [105]. Mutationen des Gens p53 wurden aber im benignen invertierten Papillom nicht nachgewiesen, fanden sich jedoch häufig in denjenigen Fällen, die histologisch eine Dysplasie oder ein Karzinom zeigten [17].

Die Expression der zellulären Bindungsproteine ist bei papillären epithelialen Neoplasien erhöht, was auch für das invertierte Papillom mittels Nachweis von *CD44s* gezeigt werden konnte. Die vom CD44s vermittelte interzelluläre Adhäsion geht jedoch auch beim IP im Falle einer Malignisierung verloren [44].

Besonderes Augenmerk hat den histologischen Signalen einer beginnenden oder bereits eingetretenen *malignen Transformation* zu gelten: Man hat auf Kernatypien, veränderte Kern-Plasma-Relation, vermehrte und atypische Mitosen in den mittleren und oberen Zellagen, Polaritätsverlust und Dyskeratosen zu achten. Die Kriterien für eine Einstufung in Dysplasie und Carcinoma in situ sind nach Segal et al. [85] nicht hinreichend definiert.

Sobald die Basalmembran aufgebrochen ist und die Invasion durch „Abtropfen" des Epithels ins Stroma deutlich wird, sind die Kriterien eines inzwischen malignen Wachstums erfüllt.

6
Klinik

6.1
Symptome

Das invertierte Papillom der Nase geht mit einem uncharakteristischen Beschwerdebild einher, das zunächst mit dem einer subakuten oder chronischen Rhinosinusitis verwechselt werden kann. Auch in der Literatur wird immer wieder auf das Fehlen pathognomischer Symptome bei dieser nasalen Geschwulst hingewiesen. In über 80% macht eine *einseitige Behinderung der Nasenatmung* auf eine tumoröse Verlegung der oberen Atemwege aufmerksam [34]. Dabei läßt den Untersucher eine oftmals ausgeprägte *Begleitpolyposis* im unklaren über die wahre neoplastische Grundkrankheit. Die gewöhnlich glasigen oder fleischigen Polypen, die ebenfalls meist im mittleren Nasengang ihren Ursprung haben, können sich bei Endoskopie und Probeexzision so in den Weg stellen, daß man durch falschen Griff mit der Biopsiezange zur zunächst falschen Diagnose einer polypösen Ethmoiditis gelangt. Deshalb sind bei auch nur geringstem Zweifel ausgiebige, über die Satellitenpolypen hinausgreifende Probeexzisionen erforderlich.

Eine *pathologische Sekretion* war in unserem Krankengut (n = 106) das zweithäufigste Anfangssymptom. *Epistaxis* fanden einige Autoren in bis zu 23% der Fälle. Wir sahen sie nur bei 14% der Patienten mit einem IP; allerdings führte dieses Symptom immer zur korrekten Diagnose.

Weitere klinische Symptome gelten als wenig hinweisend, da unter 10% auftretend: Druckgefühl im Mittelgesicht, Begleitsinusitis, Hyposmie, Gesichtsschmerz, nasolacrimale Obstruktion. Sehr häufig weisen Patienten mit Papilloma inversum eine rhinochirurgisch bewegte Vorgeschichte auf. So fanden Philipps et al. [73] in ihrem großen Krankengut (n = 112) in 60%, Vrabec [96] bei seinen 101 Fällen gar in 72% verschiedenste *Voroperationen*. Im eigenen Krankengut war nahezu die Hälfte der Patienten an den Nasennebenhöhlen voroperiert, z. T. auch mehrfach, leider auch mit Kenntnis der Papillomerkrankung.

6.2
Lokalisation

Die behinderte Nasenatmung als häufigstes Symptom des invertierten Papilloms weist bereits auf die bevorzugt befallene Region: den *mittleren Nasengang*. In Übereinstimmung mit Vrabec [96] und Lawson et al. [55] zeigten auch die von uns behandelten Papillome in 88% der Fälle einen vorwiegend einseitigen Sitz mit deutlicher Bevorzugung des Gebietes zwischen mittlerer Muschel, der lateralen Nasenwand und dem unteren Siebbein. Eine Ausdehnung des invertierten Papilloms weit über die knöcherne Begrenzung des Nebenhöhlensystems hinaus zur Orbita oder in das Endokranium, obwohl seine Dignität durchwegs als benigne eingestuft werden kann, ist selten und bislang nur in Einzelfällen beschrieben worden.

Das bilaterale Auftreten eines Papilloma inversum wurde bisher als Rarität angesehen [65, 73, 79], Buchwald et al. [15] jedoch fanden einen beidseitigen Tumor in 9% ihrer Fälle (exophytische und endophytische Papillome!).

7
Diagnostik

7.1
Rhinoskopie und Rhinendoskopie

Bei der einfachen anterioren Rhinoskopie geben sich die lateral oben gelegenen, meist von Schleimhautpolypen umgebenen Papillome oft schwer zu erkennen. Sie haben keine charakteristische *Farbe*; diese wechselt von kräftigem Rot bis hin zum Graurot. Bei derber Konsistenz lassen sie eine glatte, oftmals auch eine wellige bis feinhöckrige Oberfläche erkennen; daneben zeigen sie sich auch lappig polypoid (Abb. 1). Ihre Schnittfläche bei Biopsie ist oft grau bis weißlich. *Kontaktblutungen* zeigen ihren gelegentlichen Gefäßreichtum an, was die Unterscheidung gegenüber den gefäßarmen Polypen erleichtert.

7.1.1
Endoskopie

Selbst mit endoskopischen Instrumenten, ob starr mit den verschiedenen Winkeloptiken oder flexibel, ist die diagnostische Ausbeute meist unbefriedigend. Über die Ursprungsregion und über das Ausmaß der paranasalen Ausbreitung eines Papilloms erfährt man endoskopisch oft nur Unzureichendes. Oberfläch-

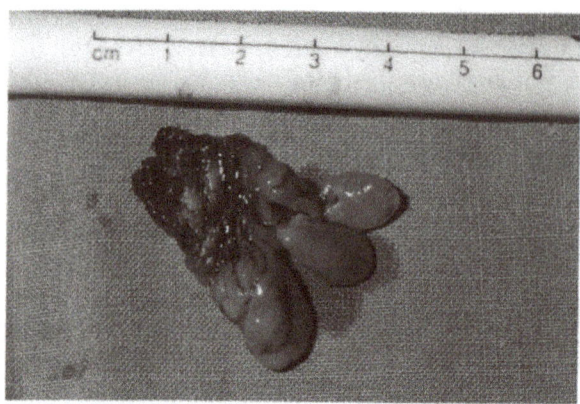

Abb. 1.
Lappig, polypoid erscheinendes invertiertes Papillom nach kompletter Resektion. Der korrespondierende Knochenanteil muß noch reseziert werden

liche Zellveränderungen können zwar mit der Kontaktendoskopie mittels 60- und 150facher Vergrößerung beurteilt werden, die Trefferquote beim invertierten Papillom ist aber noch ungewiß.

Die endoskopische Diagnostik ist im Verdachtsfall unbedingt durch bildgebende Verfahren zu ergänzen.

7.2
Bildgebende Verfahren

Die *konventionelle Röntgenuntersuchung* des Schädels in occipito-mentaler und occipito-frontaler Projektion als Übersichtsaufnahme hat in der Diagnostik von invertierten Papillomen nur beschränkten Wert. Zwar findet man bei Patienten mit nachgewiesenem invertiertem Papillom zu 90 % einen pathologischen Röntgenbefund, aber keine für das Papilloma inversum typische Zeichen. Allein die einseitige Verschattung der Nasennebenhöhlen auf der Übersichtsaufnahme muß den Verdacht auf einen Tumor wecken. Eine Destruktion des umgebenden Knochens wurde in 30–50 % der Fälle beschrieben. Dabei ist zu beachten, daß auch endonasale Polypen röntgenologisch darstellbare Knochenusuren verursachen können. Eine exakte Therapieplanung kann bei Übersichtsaufnahmen nicht stehen bleiben und darf auf eine weitergehende radiologische Diagnostik keinesfalls verzichten.

7.2.1
Computertomographie (CT)

Die Computertomographie gibt befriedigenden Aufschluß über die Ausdehnung des Weichteiltumors und darüber hinaus Hinweise auf sein Verhalten gegenüber dem angrenzenden Knochen.

Sind druckbedingte Usur, Rarefizierung und Verformung des Knochens Ausdruck eines benignen Wachstums oder läßt Destruktion und Auflösung auf die tumoröse Invasion eines Malignoms schließen? Diese Unterscheidung ist bei Tumoren der Nasenhöhle schwierig [87]. Bei invertierten Papillomen kommt noch erschwerend hinzu, daß diese zur Invagination von Gewebezapfen zwischen die Knochentrabekel neigen, wie histologisch dargestellt werden konnte; somit ist eine Verwechslung mit einer echten Tumorinfiltration rasch gegeben. Eingedicktes Sekret, das infolge tumorbedingter Abflußstörung die paranasalen Räume ausfüllt und leicht zur röntgenologischen Überschätzung der Tumorgröße führt, läßt sich im Computertomogramm durch sein gegenüber Neoplasma und Knochen unterscheidbares Signalverhalten erkennen. Der mittlere Nasengang als charakteristischer Ausgangspunkt der invertierten Papillome, mit konsekutiv zentrifugaler Verschattung der unteren Siebbeinzellen und des maxilloethmoidalen Überganges, erlaubt nach Lund u. Lloyd [56] eine röntgenologische Verdachtsdiagnose (Abb. 2). *Verkalkungen* und reaktiv-sklerotische Knochenveränderungen kommen beim invertierten Papillom ebenso vor wie bei langdauernden Sinusitiden und beim heute zunehmend in der gleichen Region auftretenden *Aspergillom*, was die Differentialdiagnose nicht selten erschwert (Abb. 3). Eine intravenöse Gabe von Kontrastmittel führt nicht zum Enhancement des papillomatösen Gewebes und ist nicht zu empfehlen [15]. Ebenso ist eine angiographische Untersuchung dieser nur gelegentlich gefäßreichen Tumoren unergiebig.

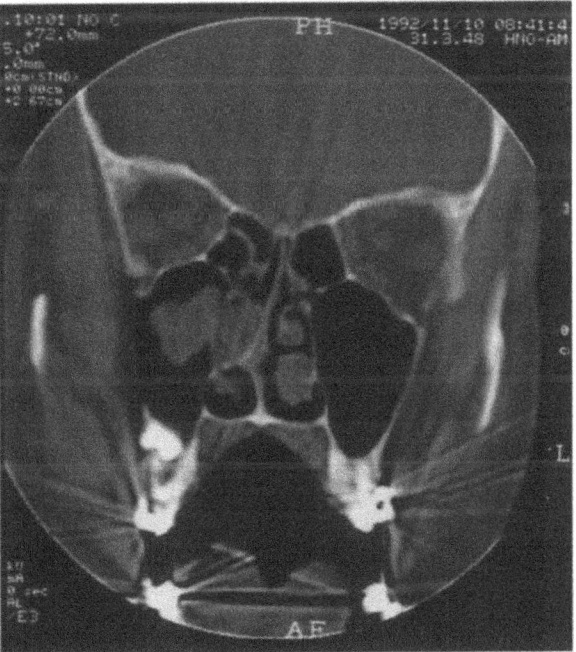

Abb. 2.
CT: Umschriebene Verschattung des sinuethmoidalen Überganges bei histologisch gesichertem invertiertem Papillom: Hier bietet sich die transnasale Operation an

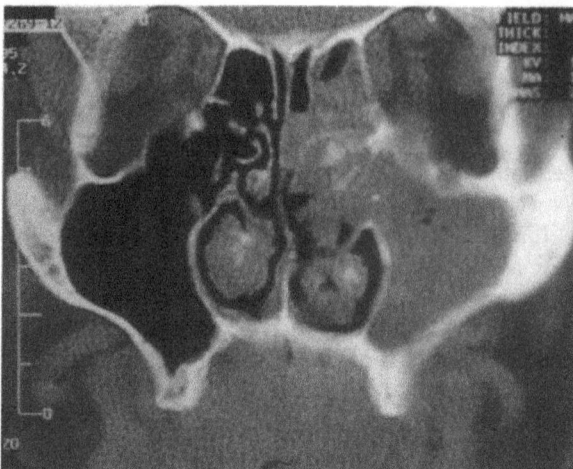

Abb. 3.
CT: Komplette Verschattung des mittleren Nasenganges, der Siebbeinzellen und der Kieferhöhle links. Sklerotische Veränderungen der Zellsepten und der knöchernen Orbitabegrenzung: operativer Zugang über die paranasale Rhinotomie links

7.2.2
Magnetresonanztomographie (MRT)

Da mit diesem Verfahren die Grenzen von Weichteilgewebe besser bestimmbar sind als computertomographisch, wird es bei schwieriger Analyse der Tumorausdehnung, insbesondere an der Frontobasis und dort ganz speziell an der Riechrinne, erfolgreich eingesetzt. Auch ermöglicht diese bildgebende Technik eine bessere Differenzierung zwischen Tumorgewebe im Viszerokranium und entzündlicher Begleitreaktion und Polypen der paranasalen Mukosa. Schleimhautschwellung und polypöse Auswüchse heben sich unter T2-Gewichtung durch verminderte Signalintensität, retiniertes Sekret durch hyperintense Signale vom kompakteren neoplastischen Gewebe ab.

Eine *Bestimmung der Tumordignität* gelingt aber nach Yousem et al. [106] auch mit der NMR nicht: Plattenepithelkarzinome, Neuroblastom und Melanom zeigen nach diesen Autoren das gleiche Signalverhalten wie das Papilloma inversum.

Der hohen Sensibilität zur Abgrenzung von entzündlichen Begleitreaktion in den Nebenhöhlen steht die fehlende Darstellung des Knochens gegenüber.

7.2.3
Sonographie

Diese ist gegenüber den moderneren bildgebenden Verfahren bei Tumoren des Gesichtsschädels in den Hintergrund getreten. In die Orbita eingedrungene Tumoranteile lassen sich dank der unterschiedlichen Echogenität der verschiedenen intraorbitalen Gewebearten (Fett, Bulbus, Muskeln, Tumor) sonographisch distinkt erfassen, sofern die Geschwulst eine Grenzgröße überschritten hat [58].

Störungen des Tränenabflusses infolge neoplastisch bedingter nasolacrimaler Obstruktion sind sonographisch darstellbar [9].

7.3
Zytologie

Im Gegensatz zur Gynäkologie, wo sich die Exfoliativzytologie als onkologische Screeningmethode etablierte, hat sich diese zur Frühdiagnose maligner und prämaligner Erkrankungen des oberen Respirationstraktes noch nicht durchsetzen können [82]. Über die Exfoliativzytologie invertierter Papillome gibt es noch keine Berichte.

7.4
Papilloma inversum als Überraschungsbefund

Ein wichtiges Anliegen des praktischen HNO-Arztes ist die Frage, wie oft ein Papilloma inversum bei ersten Untersuchungen in Praxis und Klinik übersehen oder verkannt wurde. Dabei ist die sich häufig bietende Schwierigkeit in Rechnung zu stellen, daß die epitheliale Geschwulst optisch den häufigeren Schleimhautpolypen ähnelt oder von ihnen umgeben oder gar verdeckt ist [88].

> Große invertierte Papillome können weit in den Epipharynx ragen und mit Choanalpolypen verwechselt werden [32, 33].

Es ergibt sich somit die nicht seltene, unbefriedigende Situation, daß eine vermeintliche hyperplastisch-polypöse chronische Rhinosinusitis intraoperativ oder gar erst postoperativ histologisch als invertiertes Papillom entdeckt wird und somit eine für das Behandlungskonzept wichtige Einstufung des Krankheitsbildes zu spät erfolgt.
Es ist verwunderlich, daß große klinische Studien im Schrifttum über diese „Überraschungsdiagnosen" nichts enthalten. Trotz adäquater bildgebender Diagnostik wurde bei immerhin 28% unserer Patienten erst mit einer kurativ geplanten Nebenhöhlenoperation der neoplastischen Prozeß identifiziert [34]. In allen Fällen haben wir die Indikation zur ausgedehnteren Nachoperation gestellt!

> Wie oben dargelegt, gibt es weder eine eindeutig hinweisende Symptomatik noch sind invertierte Papillome sicher an ihrem makroskopischen Erscheinungsbild zu erkennen.

Besonders der in der Praxis tätige HNO-Arzt unterliegt der Versuchung, vermeintliche „Polypen" zu verwerfen, glaubt er doch seinen – meist älteren – Patienten gut zu kennen und handelt in der Absicht, ihm lediglich eine Erleichterung der Nasenatmung zu verschaffen. Manches invertierte Papillom wird dadurch zu spät entdeckt. Es ist deshalb der Forderung von Ganz [32] mit Nachdruck zuzustimmen:

> Jegliches in der Praxis oder Klinik entnommene Gewebe muß histologisch durchuntersucht werden.

8
Therapie

8.1
Allgemeine Behandlungskonzepte

> Als Therapie der Wahl gilt die vollständige operative Entfernung des Tumors.

Die Wahl des chirurgischen Zuganges muß sich einerseits daran orientieren, den Tumor ausreichend weit im Gesunden entfernen zu können, wobei ebenso wie bei der Behandlung entzündlicher Erkrankungen der Nasenschleimhaut zu bedenken ist, daß die „biologische Wertigkeit" der Mukosa in situ nach Wigand [103] vom Operateur nicht beurteilt werden kann.

- Vrabec [96] fordert deshalb, über die umschriebene Tumorresektion hinaus, sämtliche Anteile der ipsilateralen Schleimhautanteile, die der „Schneiderschen Membran" entstammen, zu entfernen.

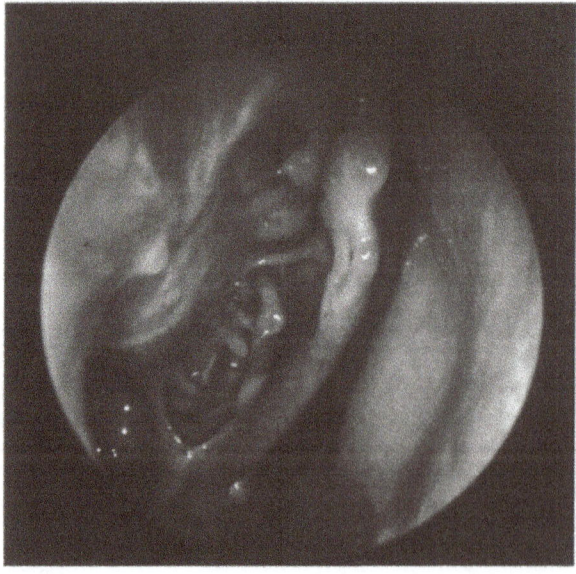

Abb. 4.
Rechte Seite postoperativ, endoskopisches Bild: Die rudimentäre mittlere Muschel und gegenüber die Lamina payracea sowie einige basisnahe Knochenlamellen sind zu erkennen. Rechts im Bild das Septum, links unten der breite Zugang zur Kieferhöhle

Eine weitere Zielsetzung der Operation muß es sein, *das Resektionsgebiet einer langfristigen Nachsorge optisch zugänglich zu machen* (Abb. 4).

Seit den Arbeiten von Hyams [42] und Vrabec [95] ist die zuvor vertretene Meinung, daß das benigne, langsam wachsende invertierte Papillom, ähnlich einem Schleimhautpolypen nur lokal zu exzidieren sei, allgemein verlassen worden. Mit Erkennen des tumorösen Charakters, der hohen Rezidivrate und der Möglichkeit einer malignen Entartung ergab sich die Forderung, die Tumoren *möglichst radikal zu entfernen*. Der Vergleich der Literatur über die Ergebnisse limitierter und radikaler Operationen zeigte einen dramatischen Rückgang der Rezidivrate nach extensiveren Techniken [4, 63]. Ungeachtet dessen behielten auch als „konservativ" bezeichnete Operationstechniken für umschriebene Tumoren ihren Stellenwert: Während Lawson et al. [53] noch 25 % ihrer 31 Patienten endonasal operierten, meinte Biller [7], dies sei nur in etwa 5 % der Fälle möglich. Lawson et al. [54] haben später ihre Ansicht korrigiert und nur noch 11,5 % (n = 87) endonasal behandelt. 1995 ([55]; nach 112 Fällen) raten sie zur paranasalen Rhinotomie als der Methode der Wahl.

Dem Vorwurf einer generell erhöhten Rezidivrate bei *endonasalem Zugang* wird von einigen Autoren entgegnet, daß der transnasale Eingriff nicht zwangsläufig der weniger radikale sei. Dieser besonders von Waitz u. Wigand [97] vertretenen Auffassung widersprechen Myers u. Petruzelli [63] vehement. Ein Vergleich der Rezidivraten ist jedoch nur statthaft, wenn die Tumorgröße und die Lokalisation einen Vergleich zulassen und die Operateure und Arbeitsgruppen tatsächlich vergleichbar operieren.

> Für die *Planung der Therapie* ist heute nicht mehr allein die durch Biopsie gesicherte histologische Diagnose entscheidend, vielmehr werden die Ergebnisse endoskopischer, computer- und kernspintomographischer Untersuchungen, die den Ursprung des Tumors, seine Ausdehnung und die Mitbeteiligung von Nachbarstrukturen erkennen lassen, gleichwertig mit in das Therapiekonzept einbezogen.

Bei der Mehrzahl der Tumoren in unserem Krankengut (n = 106) waren bei Diagnosestellung nicht einschätzbare Voroperationen erfolgt oder der Tumor hatte eine Größe erreicht, die eine laterale Rhinotomie mit ihren Ausweitungsmöglichkeiten nach lateral und kranial erforderlich machte. Transnasale Operationen waren nur in weniger als 10 % der Fälle möglich [84]. Dies wird sich möglicherweise in Zukunft aufgrund frühzeitigerer Detektion invertierter Papillome ändern können. Mit Ausnahme von Waitz u. Wigand [97] und Stankiewicz u. Girgis [90], sowie McCary et al. [59] wird der transfaziale Zugang grundsätzlich gefordert. Bei Rezidivoperationen und bei Einbruch in die Orbita oder das Endokranium dürfte er die einzige Möglichkeit bleiben [24, 29, 55]. Bei Tumoren, die sich über die Mittellinie oder nach endokraniell ausdehnen, können ein transfaziales-transkranielles Vorgehen oder – in Zusammenarbeit mit dem Neurochirurgen – eine kombinierte paranasale und transkranielle Resektion erforderlich werden [25, 69, 81]. Wir bevorzugen in solchen Fällen die mediane superiore Rhinotomie, die eine Exploration des Interorbitalraumes und der Rhinobasis, einschließlich einer Duraresektion erlaubt [83].

Es wird ein Streitpunkt bleiben, welches chirurgische Behandlungskonzept das angemessene ist. Dabei wird zunehmend eine verbesserte prätherapeutische Diagnostik (Endoskopie, CT und MRT) die Entscheidung beeinflussen. Keinesfalls darf sich nach Vrabec [96] die Vorstellung durchsetzen, in ausgewählten Fällen zunächst mit einem, den eigenen Fähigkeiten angepaßten, kleineren Eingriff „zu versuchen", den (gutartigen) Tumor zu entfernen und erst bei nachgewiesenem Rezidiv oder Malignom weitergehende Schritte zu veranlassen.

> Das Kriterium für die sachgemäße und individuell angemessene Therapie wird die Rezidivfreiheit auf Dauer bleiben müssen.

8.2
Spezielle Behandlungskonzepte

8.2.1
Endonasale Operation

Als operative Zugangswege zum mittleren Nasengang und den angrenzenden Strukturen stehen uns heute die transnasalen, endoskopisch oder mikroskopisch kontrollierten Techniken zur Verfügung. Diese können erweitert oder ergänzt werden durch einen transvestibulären Zugang zur Kieferhöhle oder durch einen transethmoidalen Zugang von außen, wenn es die Tumorausdehnung erforderlich macht. Waitz u. Wigand [97] weisen mit Nachdruck darauf hin, daß sich die chirurgische Vorgehensweise beim invertierten Papillom vom Therapiekonzept der endonasalen Polypektomie unterscheidet: Verdächtige Schleimhaut muß vollständig entfernt und der darunterliegende Knochen mit der Diamantfräse nachgeschliffen werden. Entgegen anderen Befürwortern konservativer Techniken werden von den Erlanger Autoren auch Rezidivoperationen endoskopisch kontrolliert durchgeführt.

8.2.2
„Midfacial degloving"

Wird Wert auf die Vermeidung von Narben im Gesichtsbereich gelegt und beschränkt sich der Tumor auf das untere Siebbein, die Nase und die Kieferhöhle, kommt ein Zugangsweg in Betracht, bei dem über einen Schleimhautschnitt in der oberen Mundvorhofumschlagsfalte, einen Transfixionschnitt und beiderseitigen zirkulären Inzisionen in Limen vestibuli sowie ein Decollement des Nasenrückens der gesamte Weichteilmantel des Mittelgesichtes nach kranial geschoben wird. Durch dieses von Casson et al. [18] vorgestellte „midfacial degloving" werden die Nasenhaupthöhle, das basale Siebbein und die Kieferhöhle gut erreicht [5]. *Einschränkungen* ergeben sich bei Ausdehnung des Tumors nach antero-kranial in Richtung Stirnhöhle und nach latero-kranial in den Recessus supraorbitalis sowie zur Lamina cribriformis. Kritisch anzumerken ist, warum bei diesen nahezu immer einseitigen Tumoren die Weichteile des Gesichtes und die knöchernen Strukturen beidseits mobilisiert werden sollen. Ein „einseitiges" midfacial degloving entspricht weitgehend der klassischen Operation nach Denker [22].

8.2.3
Siebbein- und Stirnhöhlenoperation von außen

Die Siebbeinoperation von außen bietet bei Tumoren, die sich auf das Siebbein mit seinem teils sehr weit nach lateral reichenden Recessus supraorbitalis beschränken und die Stirnhöhle erreichen, eine *bessere Übersicht* als die vorgenannten Operationswege, da der Operateur nahezu parallel zur Schädelbasis und zur medialen Orbitawand arbeitet.

Nach Inzision der Haut bis auf das Periost an der seitlichen oberen Nasenflanke wird nach Abschieben der Weichteile durch teilweise Entfernung des Processus frontalis maxillae und des Os nasale das Siebbein eröffnet. Die Siebbeinzellen werden unter Darstellung der knöchernen Schädelbasis und der Lamina papyracea entfernt. Die mittlere Muschel kann im Bedarfsfall sehr hoch, evtl. sogar unter Entfernung des Riechepithels abgesetzt werden.

8.2.4
Paranasale Rhinotomie

Dieser Zugang wurde bereits von Ringertz [78] als Methode der Wahl angesehen und von den meisten Autoren zur Behandlung des invertierten Papilloms empfohlen [55, 63, 71, 73, 79, 96]. Er bietet Übersicht über sämtliche Nasen- und Nebenhöhlenabschnitte einer Seite und erlaubt Extensionen des Operationsgebietes nach kranial zur Schädelbasis, nach lateral in und über die Orbita und nach medial über die durch das Septum markierte Mittellinie hinaus.

Über eine paranasale Inzision vom Unterrand der Augenbraue über die Nasenflanke und um den Nasenflügel herum bis nahe zum Naseneingang, können Teile der knöchernen Nase, des Os lacrimale, der Lamina papyracea, der Stirnhöhle und der fazialen Kieferhöhlenwand freigelegt, abgetragen und ggf. reimplantiert und osteosynthetisch fixiert werden. Das Aufklappen des Nasenflügels (Mouresche Schnittführung) ist dabei nur selten erforderlich. Nach Entfernung der fazialen knöchernen Strukturen kann die submuköse Resektion entlang dem Nasenseptum, der Schädelbasis und der Lamina papyracea gemeinsam mit der Schleimhaut der Kiefer- und Keilbeinhöhle erfolgen. Die mediale knöcherne Kieferhöhlenwand, das Os turbinale der mittleren und unteren Muschel sowie die Siebbeinzellsepten und Teile der Lamina papyracea werden dabei abgetragen und die verbleibenden Knochenflächen mit dem Diamantbohrer abgeschliffen. Der Ductus lacrimalis wird zur Vermeidung postoperativer Stenosen möglichst weit unterhalb des Tränensackes abgesetzt.

> Der Zugang ermöglicht ein übersichtliches Arbeiten entlang der vorderen Schädelbasis und der Orbita und erlaubt ein „Umfahren" des Tumors i. S. einer *Blockresektion* (Abb. 5).

Im angloamerikanischen Schrifttum wird die gezeigte Resektion als mediale Maxillektomie bezeichnet. Eine postoperative tägliche endoskopische Reinigung

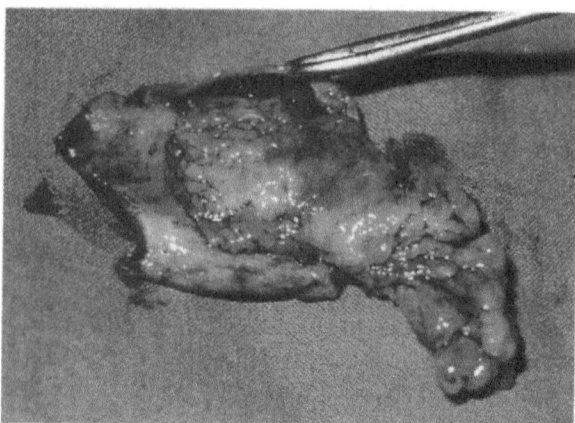

Abb. 5.
Blockresektat via paranasaler Rhinotomie: Der Tumor haftete zwischen der unteren und (aufgeklappten) mittleren Muschel an der seitlichen Nasenwand rechts und war postrhinoskopisch mittels Spiegel zu erkennen

der Operationshöhle von Borken und Blutkrusten ist für einige Tage, eine regelmäßige Spülung mit Kochsalzlösung für mehrere Monate erforderlich. Delank et al. [21] konnten kosmetische Bedenken gegen diesen transfazialen Zugang nicht bestätigen. Abbildung 6 zeigt eine reizlos verheilte, kosmetisch wenig störende Narbe an der seitlichen Nasenflanke nach paranasaler Rhinotomie.

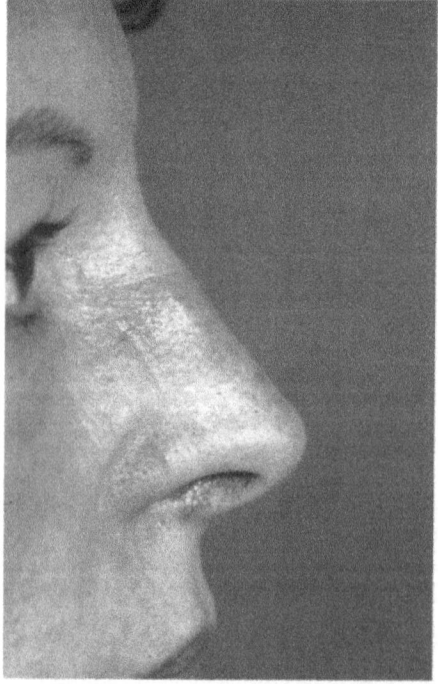

Abb. 6.
Kosmetisch wenig störende Narbe an der seitlichen Nasenflanke rechts bei einer jungen Frau 1,5 Jahre nach paranasaler Rhinotomie

8.3
Radiotherapie

Eine primäre Bestrahlungsbehandlung von invertierten Papillomen wurde bislang nur von einzelnen Autoren vorgeschlagen. Andere empfahlen die Radiatio bei Mehrfachrezidiven oder bei inkompletter Resektion.

> In den meisten Publikationen wird jedoch eine Bestrahlung des invertierten Papilloms generell abgelehnt [96].

Unstrittig ist demgegenüber die Forderung nach postoperativer Radiatio mit einer Dosis von 60 Gy [96] in jenen Fällen, in denen ein synchrones oder metachrones Karzinom nachgewiesen wurde [15, 24, 65, 69, 73].

8.4
Behandlung mit Interferon und Acyclovir

Mit der Entdeckung des Interferons 1957 durch Lindemann und Isaak hoffte man gegen Viren ein ebenso erfolgreiches Medikament gefunden zu haben wie zuvor die Antibiotika gegen Bakterien. Die Anwendung bei chronischen Infektionen mit dem humanen Papillomvirus läßt einen therapeutischer Nutzen, z. B. bei der Behandlung anogenitaler Warzen und bei der Larynxpapillomatose mit α-Interferon auch in Verbindung mit Acyclovir erkennen. Bei einigen malignen Erkrankungen (chronisch myeloische Leukämie, Haarzell-Leukämie) wurde die antitumorale Wirkung der „Typ-1-Interferone" nachgewiesen. Bei der Behandlung von chronischen Infektionen mit intrazellulär persistierenden Infektionserregern ist eine Therapie mit γ-Interferon in Aussicht gestellt. Die amerikanische Arznei- und Lebensmittelbehörde (FDA) hat der Behandlung der durch das Papillomavirus verursachten Genitalwarzen mit Interferon zugestimmt, und es laufen klinische Versuche zur Therapie von Papillomen des Pharynx. Von Weber et al. [100] und Myers et al. [65] wird bei Virusnachweis oder schweren Krankheitsverläufen eine antivirale, antiproliferative und „immunmodulierende" Therapie mit α-Interferon trotz der Nebenwirkungen auch beim invertierten Papillom für sinnvoll erachtet. Behandlungsergebnisse liegen aber bislang noch nicht vor.

9
Häufigkeit und Behandlung von Rezidiven (Residuen)

Eines der klinischen Merkmale, welches dazu beitrug, invertierte Papillome als eigene Tumorentität zu beschreiben, war die *hohe Rezidivrate* von 50 [15] bis nahe 70 % [85]. Schon Ringertz [78] führte Rezidive immer darauf zurück, daß beim Ersteingriff inkomplett reseziert worden sei. Allerdings sind Rezidivtumoren nach Jahren bis Jahrzehnten nicht mit operativer Insuffizienz erklärbar.

Zahlreiche Autoren haben versucht, die hohe Rezidivrate auf tumoreigene Besonderheiten zurückzuführen. Dazu werden jedoch die Begriffe Rezidiv, Spät- und Frührezidiv in der Literatur zu unterschiedlich definiert, die Erwähnung eines Residuums sogar sprachlich gänzlich gemieden. Die meisten bisher publizierten Arbeiten können deshalb bezüglich der eigentlichen Rezidivneigung des invertierten Papilloms nicht herangezogen werden.

> Um ein *Residuum* handelt es sich u. E., wenn in einer Region das invertierte Papillom mit der Absicht einer kompletten Resektion entfernt wurde und an gleicher Stelle innerhalb eines Jahres neoplastisches Gewebe mit gleicher Histologie erneut nachgewiesen wird.

Sprachliche Einigung könnte darin bestehen, den Nachweis von invertiertem Papillomgewebe nach durchgeführter Operation, ohne zeitliche Einschränkung, als *Rezidiv* zu bezeichnen.

Eine Unterscheidung zwischen belassenem Residuum (Operateur!) und unabhängigem erneutem Tumorwachstum ist nur gelegentlich möglich. Wenn die Meinung einiger Autoren zutrifft, daß das invertierte Papillom *multizentrisch* entsteht, müßte in einigen Fällen strenggenommen von *Zweittumoren* statt von Rezidiven oder Residuen gesprochen werden. Dies träfe auch für diejenigen Tumoren zu, die auf belassenen Arealen prädisponierter Mukosa de novo entstanden sind. Der sichere Nachweis einer multifokalen Entstehung des invertierten Papilloms ist bislang jedoch nur selten erbracht worden.

> Durchgehend zeigt sich in früheren Publikationen eine höhere Rezidivrate bei konservativem chirurgischen Vorgehen [53, 101].

Vrabec [95] fand die meisten Rezidive in den chirurgisch schwer zugänglichen Regionen: Recessus supraorbitalis, Recessus frontalis ossis maxillaris und im Gebiet um die abführenden Tränenwege (Anmerkung: Residuen?). Der Annahme einer höheren Rezidivrate bei transnasaler Operation widersprechen neuere Mitteilungen [48, 59, 90, 97]. Die absoluten Zahlen über die Häufigkeit von Rezidiven müssen jedoch auch in Abhängigkeit zur Dauer der Nachkontrollen und der Vergleichbarkeit der Tumoren selbst gesehen werden. Die meisten Rezidive treten in einem Zeitraum von 1–2 [4] oder 2–3 Jahren nach der Erstbehandlung auf. Lawson et al. [54] sind der Meinung, daß die meisten Residuen durch das Fehlen klinischer Symptome erst verspätet erkannt werden. Weissler et al. [101] fanden die meisten Rezidive in den ersten 5 Jahren, aber noch 11% im 6–10. Jahr und weitere 6% nach über 10 Jahren. Nach Osguthorpe u. Weisman [70] können invertierte Papillome über einen Zeitraum von 10, nach Lawson et al. [53] noch nach über 20 Jahren rezidivieren. Deshalb fordern einige Autoren längere, D'Angelo et al. [20] gar eine lebenslange Nachsorge. Waitz u. Wigand [97] meinen dagegen, den Therapieerfolg bereits nach 12 Monaten abschätzen zu können. Es mag mit operationstechnischen Schwierigkeiten erklärbar werden, daß bei primärem Befall der Nasennebenhöhlen die Rezidivrate höher ist. Zwischen der Größe des Tumors und der Häufigkeit von Rezidiven sahen Calcaterra et al. [16] im Gegensatz zu Waitz u. Wigand [97] keine Beziehung. Bezüglich histologischer Kriterien, die eine Rezidivneigung andeuten können, läßt sich eine einheitliche Meinung in der Literatur nicht erkennen. Weder der Grad der Zellatypien noch der Mitoseindex lassen eine statistisch signifikante Korrelation mit der Rezidivrate oder gar einer Tumortransformation erkennen. Weissler et al. [101] stellen die Frage, ob es nicht durch Virusinfektionen der umgebenden (gesunden) Schleimhaut, ähnlich der Larynxpapillomatose, zu Rezidiven kommen könne. Furata et al. [31] fanden jedoch keinen Zusammenhang zwischen der Häufigkeit von Rezidiven (übrigens auch nicht von Karzinomen) und einem positiven Virusnachweis. Nielsen et al. [66] vermutet eine erhöhte Rezidivneigung bei Kombination zweier Parameter, nämlich erhöhter Mitoserate und fehlender Begleitpolyposis.

Exogene Ursachen für die Entstehung eines Rezidivs schließen Phillips et al. [73] aus. In der Literaturzusammenstellung von Lawson et al. [54] variieren die Angaben über die Häufigkeit von Rezidiven von 4–74 % (s. o.). Faßt man aus der Literatur diejenigen Autoren zusammen, die ausschließlich mit einer paranasalen Rhinotomie behandeln, traten in 7,5 % der Fälle Rezidive auf. Die Gruppe der Autoren, die eine „konservativere" Operation bevorzugen, ist für einen Vergleich zu inhomogen.

Waitz u. Wigand [97] finden in ihrer Zusammenstellung der Literatur 26 % Rezidive bei extranasalem – und 68 % bei endonasalen Vorgehen, denen sie ihre deutlich besseren Ergebnisse gegenüberstellen. Osguthorpe [69] fand in einer Zusammenstellung von 17 Arbeiten bei En-bloc-Entfernung mit medialer Maxillektomie eine Rezidivrate von 9 %, bei transnasaler – oder transantraler Operation und bei Siebbeinausräumung von außen eine Rate von 42 % in 19 Publikationen. Im eigenen Krankengut mit 106 Fällen traten 7 Residuen/Rezidive auf [84].

Eine endgültige Aussage über die zu erwartende prozentuale Häufigkeit, mit der sich nach Entfernung eines invertierten Papilloms ein Rezidiv entwickelt, ist anhand der Literatur bisher nicht möglich. Die einzelnen Publikationen unterscheiden sich bezüglich der Tumorgröße, des chirurgischen Therapiekonzeptes und der Dauer und Qualität der Nachsorge derart, daß sie eine vergleichende Auswertung nicht zulassen. Wenn wir – zu Recht – immer höhere Anforderungen an die prätherapeutischen und pathohistologischen Diagnostiker stellen, dann muß als Konsequenz daraus auch die jeweilige chirurgische Qualifikation des Operateurs als das u. E. entscheidendere Kriterium, besonders für „Frührezidive" innerhalb der ersten 12 Monate, einbezogen werden.

10
Problematik der malignen Transformation

Die Inzidenz einer Assoziation mit einem Karzinom oder Transformation in ein solches ist unsicher, was sich in den Angaben der Literatur von 2 % – 50 % widerspiegelt. Bereits in den frühen Arbeiten von Hyams [43] und Vrabec [95] wurde das Zusammentreffen von invertiertem Papillom und Karzinomen in der Nase und den Nasennebenhöhlen beschrieben. Hyams [43] entwickelte seine Vorstellung von einer Transformation aufgrund der Beobachtung, daß sich vereinzelt Karzinome nach multiplen Rezidiven eines invertierten Papilloms entwickelt hatten. Dem benignen Tumor deshalb und aufgrund der seltenen Assoziation mit einem Karzinom den Status eines Prämalignoms zuzuschreiben oder ihn als „borderline tumor" anzusehen, lehnt Batsakis [3] ab.

Widersprüchlich ist die Bedeutung des Alters der von einem Karzinom betroffenen Patienten: Während Myers et al. [65] in dieser Patientengruppe ein um 10 Jahre niedrigeres Durchschnittsalter fanden, lag dieses bei anderen Autoren deutlich höher.

> Eine befriedigende Erklärung für das synchrone oder metachrone Auftreten eines Malignoms im invertierten Papillom ist bis heute nicht gefunden worden.

Batsakis [3] kam anhand der ihm vorliegenden Studien sowie eigener histologischer Untersuchungen zu 3 möglichen Erscheinungsformen, die aus Gründen der methodologischen Klarheit und unter praktisch-klinischen Gesichtspunkten zu unterscheiden sind: Ein Karzinom kann gleichzeitig neben, nach Behandlung oder in einem invertierten Papillom auftreten. Nur Fälle der letzten Gruppe sind Ausdruck einer echten Transformation. Batsakis schätzt die Häufigkeit einer solchen Entartung eines Papilloms auf weniger als 2%. Im histopathologischen Bild läßt sich nur selten eine progressive, stufenweise Transformation aufzeigen.

> In einer Literaturzusammenstellung aus 21 Arbeiten und dem eigenen Krankengut fanden wir bei 1520 invertierten Papillomen 125 Karzinome, das sind 8,2%.

Nach Janecka et al. [47] haben Karzinome, die in einem invertierten Papillom entstehen, eine bessere Prognose als primäre Karzinome des Siebbeins. Klinische Zeichen, die auf eine maligne Transformation hinweisend sein könnten, fanden sich auch in großen Kollektiven nicht. Allerdings tritt das Symptom *Epistaxis* in der Gruppe der Karzinome häufiger auf [50].

Nielsen et al. [66] erstellten in einer retrospektiven, histologisch betonten Analyse eine Synopsis verschiedener Parameter, die eine Assoziation mit einem Malignom wahrscheinlich machen.

Bei der großen Mehrheit der invertiert wachsenden Papillome herrscht das Plattenepithel vor; demzufolge werden am häufigsten *Plattenepithelkarzinome*, mit Abstand gefolgt von Transitionalzellkarzinomen, gefunden. Ob überhaupt eine bestimmte Art des bedeckenden Epithels zur Malignisierung disponiert, ist unwahrscheinlich. Stammberger [88] sieht in einer Entartung eines invertierten Papilloms keine spezifische Eigenart dieser Geschwulst, sondern verweist auf das allgemeine Potential des Plattenepithels zur Malignombildung.

Da der histologische Befund eines gutartigen invertierten Papilloms der Nase das mit 10% relativ hohe Gefahrenpotential einer Entartung nicht erkennen läßt, werden derzeit zur Klärung dieser Fragen jene immunhistochemischen Parameter untersucht, die sich beim (häufigeren) Karzinom des Anogenitaltraktes als Erklärung der Onkogenese bewährt haben. Dabei hat sich die Diskussion um die Bedeutung der *Viren* in der Onkogenese epithelialer Tumoren auch unter der Vorstellung einer virusinduzierten Transformation primär benigner Läsionen zu Karzinomen erneut in den Vordergrund geschoben (s. Abschn. 4.2.1). Ein synergistischer Effekt verschiedener mukosaassoziierter Viren (Herpes simplex, Epstein-Barr- und Papillomaviren) ist noch nicht zu beurteilen [105]. Die Koexistenz von HPV und mutantem p53 könnte als „high risk" Kombination angesehen werden [60]. In keinem der von Caruana et al. [17] untersuchten Fälle mit p53-Alterationen (Dysplasien und assoziierte Karzinome) war aber das onkogene HP-Virus (HPV16) nachweisbar.

Der Komplexität der Diskussion ist einmal mehr anzusehen, daß weder einzelne noch einige Parameter ausreichen, die nach wie vor unbekannte Kausalkette einer malignen Transformation zu erklären. Erst die kritischen Beurteilungen neuerer immunhistochemischer und virologischer Befunde werden zeigen, ob eine Differenzierung in „high risk"- und „low risk"-Typen des Papilloma inversums möglich ist.

11
Fazit

Die Diagnose des invertierten Papilloms setzt ein hohes Maß an Wissen, Sorgfalt und Aufmerksamkeit, insbesondere beim erstuntersuchenden Facharzt voraus.

> Bei *einseitiger* „Polyposis", rezidivierender Epistaxis oder pathologischer Sekretion ist, wie auch bei einseitiger radiologischer Verschattung der Nase oder der Nebenhöhlen immer an eine Neoplasie zu denken und eine weitere Abklärung zu fordern.

Dabei kommt der histologischen Aufarbeitung repräsentativer, möglichst unter endoskopischer Kontrolle entnommener Gewebeproben die größte Bedeutung zu. Die ausschließlich chirurgische Therapie dieser zu Rezidiv und zur Entartung neigenden Neoplasie gehört in die Hand des mit der Tumorbiologie vertrauten HNO-Chirurgen.

Literatur

1. Altug T, Sunar O, Bilgin H (1989) Le papillome inversé: à propos d'un cas multicentrique. Rev Laryng Otol Rhinol (Bord) 110:299–301
2. Badaracco G, Venuti A, de Marco F, Giovinazzi R, Sedati A, Marcante ML (1990) HPV Infections and cervical cancer: A perspective study. J Cancer Res Clin Oncol (Suppl I) 116:362
3. Batsakis JG (1981) Nasal (Schneiderian) papillomas. Ann Otol 90:190–191
4. Benninger MS, Lavertu P, Levine H, Tucker HM (1991) Conservation surgery for inverted papillomas. Head Neck Surg 13:442–445

5. Berghaus A (1990) Midfacial Degloving. HNO 38:7-11
6. Berghaus A, Bloching M (1996) Tumoren und tumorähnliche Läsionen der Nase und der Nasennebenhöhlen. In: Ganz H, Schätzle W (Hrsg) HNO-Praxis Heute, Bd 16. Springer, Berlin Heidelberg New York Tokyo, S 93-140
7. Biller HF (1994) Inverting papilloma. In: Gates GA (ed) Current therapy in otolaryngology - Head and neck surgery, 5th edn. Mosby - Year Book Inc., St. Louis, S 398-400
8. Billroth T (1855) Über den Bau der Schleimhautpolypen. Reimer, Berlin
9. Bleier R, Rochels R (1987) Echographische Diagnostik bei Nebenhöhlentumoren mit Einbruch in die Tränenwege. In: Majer EH, Zrunek M (Hrsg) Aktuelles in der Oto Rhino Laryngologie. Facultas, Wien, S 171-173
10. Boesen PV, Laszewski MJ, Robinson RA, Dawson DE (1990) Squamous cell carcinoma in an inverted papilloma of the buccal mucosa. Ann Otol Rhinol Laryngol 100:748-750
11. Brandsma JL, Abramson AL (1989) Association of papillomvirus with cancer of the head and neck. Arch Otolaryngol Head Neck Surg 115:621-625
12. Buchwald C, Nielsen LH, Nielsen PL, Ahlgren P, Tos M (1989) Inverted papilloma: A follow-up study including primarily unaknowledged cases. Am J Otolaryngol 10:273-281
13. Buchwald C, Nielsen LH, Ahlgren P, Nielsen PL, Tos M (1990) Radiologic aspects of inverted papilloma. European Journal of Radiology 10:134-139
14. Buchwald C, Franzmann MB, Jacobsen GK, Lindeberg H (1993) The presence of human papillomavirus in sinunasal papillomas, demonstrated by polymerase chain reaction with consensus primers. Hum Pathol 24:1354-1356
15. Buchwald C, Franzmann MB, Tos M (1995) Sinunasal papillomas: A report of 82 cases in Copenhagen county, including a longitudinal epidemiological and clinical study. Laryngoscope 105:72-79
16. Calcaterra TC, Thompson JW, Paglia DE (1980) Inverting papillomas of the nose and paranasal sinuses. Laryngoscope 90:53-60
17. Caruana SM, Zwiebel N, Cocker R, McCormick SA, Eberle RC, Lazarus P (1997) p53 alteration and human papilloma virus infection in paranasal sinus cancer. Cancer 79:1320-1328
18. Casson PR, Bonnano PC, Converse JM (1974) The midfacial degloving procedure. Plast Reconstr Surg 53:102-113
19. Christensen WN, Smith RRL (1986) Schneiderian papillomas. Human Pathol 17:393-400
20. D'Angelo AJ, Marlowe A, Marlowe FI, Mc Farland M (1992) Inverted papilloma of the nose and paranasal sinuses in children. Ear Nose Throat J 71:264-266
21. Delank KW, Franzen W, Hüttenbrink KB, Stoll W (1994) Langzeitresultate nach lateraler Rhinotomie mit medialer Maxillo - Ethmoidektomie. Laryngo Rhino Otol 73:270-273
22. Denker A (1905) Radikaloperation des Kieferhöhlenempyems. Arch Laryng 17:67-78
23. Dempster JH, MacKenzie K (1988) Squamous carcinoma of the sphenoid sinus in association with inverted papillomatosis. J Laryng Otol 102:938-940
24. Dolgin SR, Zaveri VD, Casiano RR, Maniglia AJ (1992) Different options for treatment of inverting papilloma of the nose and paranasal sinuses: A report of 41 cases. Laryngoscope 102:231-236
25. Draf W, Berghaus A (1993) Tumoren und Pseudotumoren der frontalen Schädelbasis, ausgehend von der Nase, den Nasennebenhöhlen und dem Nasenrachenraum Euro Arch Otorhinolaryngol (Suppl 1):105-186
26. Dunn ST, Clark GD, Cannon C, Min KW (1997) Survey of sinunasal inverted papillomata for Epstein-Barr virus. Head Neck 19:98-106
27. Egan M, Newman J, Crocker J, Path MRC, Wake M, Nar P (1988) Ectopic production of beta-human chorionic gonadotropin by inverted papilloma of the nose. J Laryng Otol 102:29-32
28. Fang SY, Jin YT, Ohyama M (1997) Lectin immunhistochemistry study of nasal inverted papilloma and associated neoplasms. Anticancer Res 17:3691-3696
29. de Fries HO, Deeb ZE, Hudkins CP (1988) A transfacial approach to the nasal-paranasal cavities and anterior skull base. Arch Otolaryngol Head Neck Surg 114:766-769
30. Fu YS, Hoover L, Franklin M, Cheng L, Stoler MH (1992) Human papillomavirus identified by nucleic acid hybridization in concomitant nasal and genital papillomas. Laryngoscope 102:1014-1019
31. Furuta Y, Shinohara T, Sano K, Nagashima K, Inoue K, Tanaka K, Inuyama Y (1991) Molecular pathologic study of human papillomavirus infection in inverted papillomas and squamous cell carcinoma of the nasal cavities and paranasal sinuses. Laryngoscope 101:79-85

32. Ganz H (1994) The atypical choanal polyp - inverted papilloma. Otorinolaryngol (Prag) 43:94-95
33. Ganz, H (1984) Fehldiagnose Choanalpolyp-Nasentumoren in den Choanen. Arch Oto Rhino Laryng (Suppl 2):143-145
34. Glaenz D, Schuss U (1999) Invertiertes Papillom der Nasennebenhöhlen: Auswertung von 106 Fällen. Symptome und Diagnostik. 70. Jahresversammlung der Dtsch. Gesellschaft für Hals-Nasen-Ohren-Heilkunde, 12.-15.5.1999, Aachen
35. Hai Huang, Desheng Jing, Shuimiao Zhou, Dalie Ma (1994) Histocytochemistry of glycoconjugates in nasal inverted papillomas. Ann Otol Rhinol Laryngol 103:115-117
36. Hampal S, Hawthorne M (1990) Hypopharyngeal inverted papilloma. J Laryng Otol 104:432-434
37. Hausen zur H (1989) Papillomavirus in anogenital cancer as a model to understand the role of virus in human cancer. Cancer Res 49:4677-4681
38. Hausen zur H (1991) Viruses in human cancers. Science 254:1167-1173
39. Hausen zur H (1994) Krebsentstehung durch Infektionen - ein wichtiger, noch zu beachtender Sektor der Krebsforschung. Deutsches Ärzteblatt 91:B-558-560
40. Hayek H von (1953) zitiert nach Müller et al. (1973)
41. Höfler H (1993) In situ polymerase chain reaction: toy or tool. Histochemistry 99:103-104
42. Hopmann (1883) zitiert nach Vrabec (1975)
43. Hyams VJ (1971) Papillomas of the nasal cavity and paranasal sinuses: A clinicopathological study of 313 cases. Ann Otol Rhino Laryngol 80:192-206
44. Ingle R, Jennings TA, Goodman ML, Pilch BZ, Bergman S, Ross JS (1998) Cd44 expression in sinunasal inverted papilloma and associated squamous cell carcinoma. Am J Clin Pathol 109:309-314
45. Jahnke V (1971) The fine structure of intranasal papillomas. Ann Otol Rhinol Laryngol 80:78-82
46. James O'D, McGee (ed) (1992) Oxford Textbook of pathology, Vol 2a. Oxford University Press, Oxford
47. Janecka IP, Sen Ch, Sekhar L, Curtin H (1994) Treatment of paranasal sinus cancer with cranial base surgery: results. Laryngoscope 104:553-555
48. Kamel RH (1992) Conservative endoscopic surgery in inverted papilloma. Preliminary report. Arch Otolaryngol Head Neck Surg 118:649-653
49. Kashima H, Mounts P, Leventhal B, Hruban RH (1993) Sites of predilection in recurrent respiratory papillomatosis. Ann Otol Rhinol Laryngol 102:580-583
50. Kling H, Bremen, persönliche Mitteilung
51. Krämer (1847) zitiert nach Hyams V J (1971)
52. Kusakari J, Hozawa K, Hanazima T, Suzuki S, Takasaka T, Sasano N (1987) Clinical report: cylindrical cell papilloma of the paranasal sinuses. Arch Otorhinolaryngol 244:246-248
53. Lawson W, Biller HF, Jacobson A, Som P (1983) The role of conservative surgery in the management of inverted papillomas. Laryngoscope 93:148-155
54. Lawson W, Le Benger J, Som P, Bernhard PJ, Biller HF (1989) Inverted papilloma: an analysis of 87 cases. Laryngoscope 99:1117-1124
55. Lawson W, Ho BT, Shaari ChM, Biller HF (1995) Inverted papilloma: A report of 112 cases. Laryngoscope 105:282-288
56. Lund VJ, Lloyd GAS (1984) Radiological changes associated with inverted papilloma of the nose and paranasal sinuses. British J Radiol 57:455-461
57. Majumdar B, Beck S (1984) Inverted papillomas of the nose. J Laryng Otol 98:467-470
58. Mann W (1989) Ultraschalldiagnostik. European Archives of Oto-Rhino-Laryngology. Suppl 1:71-98
59. McCary WS, Gross ChW, Reibel JF, Cantrell RW (1994) Preliminary report: endoscopic versus external surgery in the management of inverting papilloma. Laryngoscope 104: 415-419
60. Mirza N, Montanee K, Yuichi Sato, Kröger H, Kennedy DW (1998) Identification of p53 and human papilloma virus in Schneiderian papillomas. Laryngoscope 108:497-501
61. Müller R, Bechtersheimer H, Tolsdorf P (1973) Zur formalen Genese des sog. invertierten Papilloms (invertiertes Epitheliom). Z Laryng Rhinol 52:300-308
62. Mullis K, Faloona F, Scharf S, Saiki R, Horn G, Erlich H (1992) Specific enzymatic amplification of DNA in vitro: the polymerase chain reaction, 1986. Biotechnology 24:17-27
63. Myers EN, Petruzelli GJ (1993) Endoscopic sinus surgery for inverting papillomas. Laryngoscope 103:711 (letter)

64. Myers EN, Schramm VL, Barnes EL (1981) Management of inverted papilloma of the nose and paranasal sinuses. Laryngoscope 91:2071–2084
65. Myers EN, Fernau JL, Johnson JT, Tabet JC, Barnes EL (1990) Management of inverted papilloma. Laryngoscope 100:481–490
66. Nielsen PL, Buchwald C, Nielsen LH, Tos M (1991) Inverted papilloma of the nasal cavity: pathological aspects in a follow-up study. Laryngoscope 101:1094–1101
67. Oeken J, Behrendt W (1994) Koilozyten in Schleimhautveränderungen des Larynx: Hinweis auf eine Infektion mit humanem Papillomvirus. Otorhinolaryngol Nova 4:209–213
68. Osborn DA (1970) Nature and behavior of transitional tumours in the upper respiratory tract. Cancer 25:50–56
69. Osguthorpe JD (1994) Sinus neoplasia. Arch Otolaryngol Head Neck Surg 120:19–25
70. Osguthorpe JD, Weisman RD (1991) 'Medial maxillectomy' for lateral nasal wall neoplasms. Arch Otolaryngol Head Neck Surg 117:751–756
71. Outzen KE, Grontved A, Jorgensen K, Clausen PP (1991) Inverted papilloma of the nose and paranasal sinuses: a study of 67 patients. Clin Otolaryngol 16:309–312
72. Pezzutu RW (1988) Il papilloma invertitio ad impianto ringofaringeo. Descrizione di un caso clinico. Il Valsalva 64:285–290
73. Phillips PP, Gustafson RO, Facer GW (1990) The clinical behavior of inverting papilloma of the nose and paranasal sinuses: report of 112 cases and review of the literature. Laryngoscope 100:463–469
74. Plinkert PK, Ruck P, Baumann I, Scheffler B (1997) Das invertierte Papillom der Nase und Nasennebenhöhlen – Diagnostik, operatives Vorgehen und Untersuchungen zum Zytokeratinprofil. Laryngo Rhino Otol 76:216–224
75. Ramsay AD (1992) Nose. In: James O'D, McGee JO'D, Isaacson PG, Wright NA (eds) Oxford Textbook of pathology, vol 2a. Oxford University Press, Oxford, S 1114–1116
76. Respler DS, Pater A, Jahn A, Pater MM (1987) Isolation and characterization of papillomavirus DNA from nasal inverting (Schneiderian) papilloma. Ann Otol Rhinol Laryngol 96:170–173
77. Roberts WH, Dinges DL, Hanly MG (1993) Inverted papilloma of the middle ear. Ann Otol Rhinol Laryngol 102:890–892
78. Ringerts N (1938) Pathology of malignant tumors arising in nasal and paranasal cavities and maxilla. Acta Otolaryngol (Suppl) 27:31–42
79. Rudert H (1971) Klinischer und histologischer Beitrag zum Papilloma inversum der Nase und der Nasennebenhöhlen. Arch Klin Exp Ohr Nas Kehlk Heilkunde 200:15–21
80. Rudert H (1988) Mikroskop- und endoskopgestützte Chirurgie der entzündlichen Nasennebenhöhlenerkrankungen. HNO 36:475–482
81. Samii M, Draf W (1989) Surgery of the skull base. Springer, Berlin Heidelberg New York Tokyo
82. Schroeder HG, Ziegler H, Bittinger A, Kleinsasser O (1992) Histologische und zytologische Untersuchungen der Nasenschleimhaut im Vergleich. Euro Arch Otorhinolaryngol (Suppl II):170–171
83. Schuss U (1997) Zugang zum Interorbitalraum über die mediane superiore Rhinotomie. In: Rochels R, Behrendt S (Hrsg) Orbita-Chirurgie. Einhorn Presse Verlag, Reinbek, S 240–245
84. Schuss U, Glaenz D (1999) Invertiertes Papillom der Nase: Auswertung von 106 Fällen: Therapie, Komplikationen und Langzeitergebnisse. 70. Jahresversammlung der Dtsch. Gesellschaft für Hals-Nasen-Ohren-Heilkunde, 12.–15.5.1999; Aachen
85. Segal K, Atar E, Mor C, Har-El G, Sidi J (1986) Inverting papilloma of the nose and paranasal sinuses. Laryngoscope 96:394–398
86. Seifert G (1990) Atmungsorgane. In: Eder M, Gedigk P (Hrsg) Lehrbuch der Allgemeinen Pathologie und der Pathologischen Anatomie, 33. Aufl. Springer, Berlin Heidelberg New York Tokyo
87. Som PM, Sacher M, Lawson W, Biller HF (1987) CT appearance distinguishing benign nasal polyps from malignancies. Journal of Computer Assisted Tomography 11:129–133
88. Stammberger H (1983) Neue Aspekte zur Genese des invertierten Papilloms. Laryngo Rhino Otologie 62:249–255
89. Stammberger H (1983) Neue Aspekte zur Genese des invertierten Papilloms, 2. Mitteilung: Vergleichende Untersuchungen. Laryngo Rhino Otologie 62:422–426
90. Stankiewicz JA, Girgis SJ (1993) Endoscopic surgical treatment of nasal and paranasal sinus inverted papilloma. Otolaryngol Head Neck Surg 109:988–995

91. Stone DM, Berktold RE, Ranganathan C, Wiet RJ (1987) Inverted papilloma of the middle ear and mastoid. Otolaryngol Head Neck Surg 97:416-418
92. Syrjänen KJ, Pyrhonen S, Syrjänen SM (1983) Evidence suggesting human papillomavirus (HPV) etiology for the squamous cell papilloma of the paranasal sinuses. Arch Geschwulstforsch 53:77-82
93. Syrjänen S, Happonen RP, Virolainen E, Siivonen L, Syrjänen K (1987) Detection of human papillomavirus (HPV) structural antigens and DNA types in inverted papillomas and squamous cell carcinomas in nasal cavities and paranasal sinuses. Acta Otolaryngol (Stockh) 104:334-341
94. Ullmann EV (1923) On the etiology of the laryngeal papilloma. Acta Otolaryngol 5:317-338
95. Vrabec DP (1975) The inverted Schneiderian papilloma: a clinical and pathological study. Laryngoscope 85:186-220
96. Vrabec DP (1994) The inverted Schneiderian papilloma: a 25-year study. Laryngoscope 104:582-605
97. Waitz G, Wigand ME (1990) Endoskopische, endonasale Abtragung invertierter Papillome der Nase und ihrer Nebenhöhlen. HNO 38:242-246
98. Wannenmacher M, Hinkelbein W, Knüfermann H (1986) Radiotherapy of the skull base. In: Scheunemann H, Schürmann K, Helms J (eds) Tumors of the skull base. De Gruyter, Berlin New York, pp 79-86
99. Ward N (1854) Follicular tumour involving the nasal bones, nasal processes of superior maxillary bone and the septum of the nose; removal; death from pneumonia; autopsy. Lancet 2:480-482
100. Weber RS, Shillitoe EJ, Robins KT, Luna MA, Batsakis JG, Donovan DT, Adler-Storthz K (1988) Prevalenz of human papillomavirus in inverted papillomas. Arch Otolaryngol Head Neck Surg 114:23-26
101. Weissler MC, Montgomery WW, Turner PA, Montgomery SK, Joseph MP (1986) Inverted papilloma. Ann Otol Rhinol Laryngol 95:215-221
102. Welsh RL, Gluckman JL (1984) Dissimination of squamous papilloma by surgical manipulation: a case report. Laryngoscope 94:1568-1569
103. Wigand ME (1989) Endoskopische Chirurgie der Nasennebenhöhlen und der vorderen Schädelbasis. Thieme Verlag, Stuttgart New York
104. Woodworth CD, Simpson S (1993) Comparative lymphokine secretion by cultered normal human cervical keratinocytes, papillomavirus-immortalized, and carcinoma cell lines. American Journal of Pathology 142:1544-1555
105. Wustrow TPU (1995) Grundlagen immunologischer Vorgänge beim Plattenepithelkarzinom im Kopf-Hals-Bereich. Diagnostik und Ursachen. Euro Arch Otorhinolaryngol (Suppl 1):221-291
106. Yousem DM, Fellows DW, Kennedy DW, Bolger WE, Kashima H, Zinreich SJ (1992) Inverted papilloma: evaluation with MR imaging. Radiology 185:501-505

Die beidseitige Rekurrensparese – Glottiserweiternde Eingriffe

H. Iro

1	Einleitung	71
2	Anatomie des Nervus recurrens	72
3	Neurophysiologie und Pathologie	73
4	Symptome bei Rekurrenslähmung	75
5	Ursachen von Stimmlippenlähmungen	77
6	Operationsverfahren zur Behandlung beidseitiger Rekurrensparesen	79
7	Kriterien einer Beurteilung des Operationsergebnisses	85
8	Ergebnisse glottiserweiternder Operationen	86
9	Fazit	88
	Literatur	89

1
Einleitung

In den meisten Fällen führt eine Verletzung beider Rekurrensnerven, wie z. B. im Rahmen einer Strumektomie durch die resultierende Paramedianstellung der Stimmbänder zu einer hochgradigen Verlegung der Atemwege mit inspiratorischem Stridor [82]. Im Gegensatz zu der hauchenden, schwachen Stimme bei einer einseitigen Rekurrensparese verfügen Patienten mit beidseitiger Stimmbandparese über eine relativ gute Stimme.

Zur Sicherung der Atemwege ist bei einem Großteil der Patienten mit beidseitiger Rekurrensparese – oft als Notfallmaßnahme – eine Intubation erforderlich. Bleibt die Engstellung im Bereich der Glottisebene bestehen, so ist zumeist eine Tracheotomie nicht zu vermeiden [39].

Kehrt die Stimmbandfunktion innerhalb der ersten 6–9 Monate nicht zurück, muß von einer irreversiblen Rekurrensparese ausgegangen werden [58].

Während Hajek (1932), Wiethe (1948) und Withalm (1949) ein permanentes Tracheostoma als Behandlung der Wahl bei einer persistierenden beidseitigen Stimmbandlähmung erachteten [32, 126, 130], ist die Therapie heute zunächst darauf ausgerichtet, den normalen Atemweg und somit ein Décanulement zu ermöglichen. Bisher ist es jedoch nicht in befriedigendem Maße gelungen, eine einmal eingetretene irreversible Störung der motorischen Innervation des Kehlkopfes wiederherzustellen. Die operativen Behandlungsmaßnahmen einer beidseitigen Stimmlippenlähmung zielen demzufolge darauf ab, eine Weitstellung der Stimmbandebene durch Veränderung der anatomischen Situation zu erreichen. Allerdings sind alle Operationsmethoden, mit deren Hilfe eine fixierte Erweiterung der engen Glottis angestrebt wird, vor das Problem gestellt, 2 Funktionen gerecht zu werden, die diametral entgegengesetzte anatomische Gegebenheiten erfordern.

> Einerseits soll die Glottis so weit werden, daß bei mäßiger Belastung genügend Luft hindurch treten kann, andererseits soll die Stimmfunktion soweit erhalten bleiben, daß wenigstens nicht tonlos gesprochen werden muß.

Bis heute sind über 100 verschiedene Operationsverfahren und Operationsvariationen zur Behandlung doppelseitiger Stimmlippenlähmungen angegeben worden. Diese große Zahl von Methoden zeigt, daß eine wirklich befriedigende Kompromißlösung zwischen ausreichender Atemluftpassage durch den gelähmten Kehlkopf und erhaltener zufriedenstellender Stimmfunktion bis heute nicht erreicht ist.

2
Anatomie des Nervus recurrens

Die Innervation des Kehlkopfes erfolgt von 2 Paaren gemischter Äste des Nervus vagus, je einem Paar des Nervus laryngeus superior und des Nervus laryngeus inferior. Der obere Kehlkopfnerv versorgt motorisch einen äußeren Kehlkopfmuskel (Musculus cricothyreoideus) und sensorisch die Schleimhaut des Kehlkopfes von cranial bis ungefähr zur Stimmritze. Der untere Kehlkopfnerv versorgt motorisch alle inneren Kehlkopfmuskeln und sensorisch die Schleimhaut abwärts von der Stimmritze bis etwa zum vierten Trachealring.

Die motorischen Elemente der vom Nervus vagus abgehenden Kehlkopfnerven stammen aus dem Nucleus ambiguus des Hirnstammes und gehen z. T. unter Vermittlung des Ramus internus Nervi accessorii in den Nervus vagus über. Die sensiblen Fasern finden zentral ihr Ende im Nucleus sensibilis terminalis Nervi vagi.

Der *Nervus laryngeus superior* entspringt als vierter Kiemenbogennerv weit kranial vom Nervus vagus in der Nähe des Ganglion nodosum. Er zieht zum Unterschied zu allen übrigen branchialen Nerven medial von den beiden Karotiden im Bogen nach abwärts, um sich in Höhe des Zungenbeins in 2 Äste aufzuteilen:

einen schwächeren, hauptsächlich motorischen Ramus externus zur Versorgung des Musculus cricothyreoideus und einen stärkeren Ast, den Ramus internus, der zusammen mit der Arteria laryngea superior die Membrana hyothyreoidea durchbohrt. Er gelangt in das Spatium paralaryngicum submucosum unter die Schleimhaut des Recessus piriformis und versorgt von hier mit kleinen Ästen die Wandung des Kehlkopfes und die Schleimhaut des Hypopharynx.

Der *Nervus laryngeus inferior*, der sechste und damit unterste branchiale Nerv, entspringt vom Brustteil des Nervus vagus, links etwas tiefer als rechts, umschlingt rechts die Arteria subclavia an ihrem Ursprung aus dem Truncus brachiocephalicus, links den Aortenbogen. Im weiteren Verlauf tritt er hinter der Arteria carotis communis beidseits in den Halsviszeralraum ein und zieht mediodorsal von der Arteria thyreoidea inferior hinter der Schilddrüse schließlich in der Rinne zwischen Ösophagus und Trachea aufwärts, um unter Abgabe von Ästen an diese Organe den Kehlkopf mit einem Ramus ventralis und einem Ramus dorsalis von unten her zu erreichen.

Der *Ramus ventralis* verläuft in einer Rinne zwischen Schildknorpelhorn und Cricoid im Spatium paralaryngicum submucosum nach kranial. Er versorgt alle seitlich liegenden inneren Kehlkopfmuskeln (Musculus cricoarytaenoideus lateralis, den Musculus thyreoarytaenoideus und in der Regel auch den Musculus thyreo- und aryepiglotticus).

Der etwas schwächere *Ramus dorsalis* steigt unter dem Musculus cricoarytänoideus dorsalis aufwärts, versorgt diesen Muskel und auch den Musculus arytaenoideus. In beiden Nervenästen des Nervus laryngeus inferior verlaufen motorische Nervenfasern, die sowohl zur Abduktion als auch zur Adduktion der Stimmlippe dienen. Mündnich [80] konnte aufgrund seiner Versuche eine Funktionsaufteilung in einen medialen abduktorischen Ast des Nervus recurrens und einen lateralen adduktorischen Ast *nicht* finden.

Aus der angegebenen Asymmetrie des Rekurrensverlaufes, daß nämlich der rechte Nervus recurrens im schrägen Verlauf von lateral her aufsteigend an die Eingeweide herankommt und der linke - bei längerem Verlaufsweg - schon vom Mediastinum aus in gerader Richtung zwischen Ösophagus und Trachea emporsteigt, wird die verschiedene Häufigkeit der rechts- und linksseitigen Rekurrensparesen erklärlich [119].

3
Neurophysiologie und Pathologie

Noch heute gilt das über 100 Jahre alte Innervationsschema des Kehlkopfes nach Lage (zit. n. [92]), das den inneren Ast des Nervus laryngeus superior als reinen sensiblen Nerven der Kehlkopfschleimhaut vom Hypopharynx bis hinunter zur Stimmlippe beschreibt. Der äußere Ast des Nervus laryngeus superior hingegen innerviert allein den Musculus cricothyreoideus motorisch. Der Nervus recurrens andererseits übernimmt die sensible Versorgung der Kehlkopfschleimhaut etwa von der Stimmritze an abwärts bis in Höhe des vierten Trachealringes. Motorisch innerviert er alle inneren Kehlkopfmuskeln. Eine Überschneidung im

Innervationsgebiet des Nervus laryngeus superior und des Nervus recurrens wurde im Bereich der sensiblen Versorgung der Kehlkopfschleimhaut nachgewiesen [92], aber eine *motorische Mitinnervation* der inneren Kehlkopfmuskeln aus dem Nervus laryngeus superior wie sie z. B. von Rethi [95] diskutiert wurde, konnte bis heute nicht bewiesen werden.

Über die Funktion der in den Taschenfalten des menschlichen Kehlkopfes mehrfach festgestellten Muskelfasern (59) herrscht bis heute Unklarheit. Nach klinischen Erfahrungen sind diese Muskelfasern nicht vom Nervus recurrens innerviert, jedoch fehlt bisher der anatomische Nachweis einer Innervation aus dem Nervus laryngeus superior.

Bei der Beschreibung der Stellung einer gelähmten Stimmlippe gab es bis zu Beginn der 50er Jahre keine einheitliche Terminologie, z. T. wurden verschiedene funktionelle und anatomische Definitionen vermischt (z. B. „Kadaverstellung"). Berendes hat 1956 [9] in Anlehnung an Jeschek [45] eine Nomenklatur vorgeschlagen, die die Funktionsbegriffe vermeidet und lediglich die jeweilige Stellung der Stimmlippen beschreibt (s. Abb. 1):

- Medianstellung (1),
- Paramedianstellung (2),
- Intermediärstellung (3),
- Lateralstellung (4).

Durch Durchtrennungsversuche am Nervus vagus an verschiedenen Stellen konnten Hofer u. Jeschek [37] der Stellung einer gelähmten Stimmlippe eine bestimmte Lokalisation der Nervenschädigung zuordnen.

> Danach entspricht der totalen Leitungsunterbrechung des Nervus recurrens mit Lähmung aller inneren Kehlkopfmuskeln die Paramedianstellung. Eine Intermediärstellung tritt dann auf, wenn entweder der Nervus recurrens und der Ramus externus des Nervus laryngeus superior unterbrochen werden, oder aber der Nervus vagus oberhalb des Abganges des Nervus laryngeus superior vollständig durchtrennt wird. Die Intermediärstellung ist demnach Ausdruck der Lähmung aller inneren Kehlkopfmuskeln und der Lähmung des Musculus cricothyreoideus.

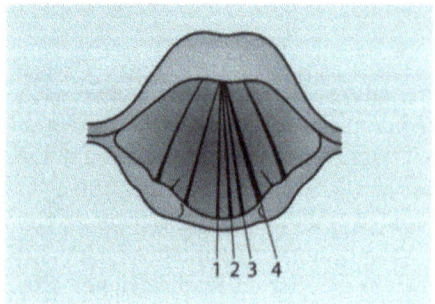

Abb. 1.
Stimmlippenpositionen in Anlehnung an Jeschek [45]. Erläuterungen s. Text

In Einzelfällen beobachtete Hofer [36], daß auch eine Intermediärposition bei Schädigung des Nervus recurrens und des Vagusstammes unterhalb des Abgangs des Nervus laryngeus superior auftreten kann. Er hat dies mit einer retrograden Degeneration des Nucleus ambiguus erklärt.

Die Kehlkopfmuskulatur atrophiert wie jegliche quergestreifte Muskulatur nach Deinnervation und hat nur begrenzte Möglichkeiten zur Regeneration, die von der Dauer der Deinnervation abhängig ist. Die Regenerationsfähigkeit des menschlichen Muskels ist, mit gewissen Unterschieden, an den einzelnen Skelettmuskeln nach drei Monaten deutlich herabgesetzt [31].

Neurogene Atrophien menschlicher Kehlkopfmuskulatur sind seit 1898 [29] mehrfach beschrieben worden [7, 44, 106]. Tierexperimentelle Untersuchungen an Hunden haben den Zeitpunkt der atrophischen Veränderungen an der Larynxmuskulatur und deren Reversibilität nach Reinnervierung gezeigt: irreversible Atrophien in Form von Bindegewebsbildung im Musculus vocalis bei Rekurrensparesen treten nach einem Monat auf [46]. Das Gewicht der denervierten Kehlkopfmuskulatur sinkt in drei Monaten um 50%. Eine nahezu komplette morphologische Regeneration kann aber nur dann eintreten, wenn das Muskelgewicht nicht unter 60% des Ausgangswertes sinkt [85].

Ein zusätzlicher pathophysiologischer Mechanismus, der den Zeitpunkt der verschiedenen Behandlungsmethoden nach Rekurrensparese bestimmt, ist die *Ankylosierung des Cricoarytaenoidgelenkes* nach längerer Stimmlippenlähmung. Klinische Beobachtungen von Jeschek [37] und experimentelle Untersuchungen von Langnickel an Kaninchen zeigen, daß erste Ankylosierungserscheinungen in Cricoarytaenoidgelenken ca. 5–7 Monate nach Rekurrensparese erfolgen [60]. Messerklinger u. Probst [69] fanden einmal nach 12 Monaten einen völlig obturierten Gelenkspalt.

> Zur Pathophysiologie der Rekurrensparese kann zusammenfassend gesagt werden, daß nach mehr als 6- bis 8monatiger Lähmungsdauer keine spontane Remission mehr erwartet werden darf, es sei denn, daß durch phoniatrische Behandlung die Myo- und Arthrodegeneration verzögert werden kann [26].

4
Symptome bei Rekurrenslähmung

Störungen der Atmung können schon bei *einseitiger Paramedianstellung* der Stimmlippen auftreten. Während in Ruhe und bei nicht allzu starker körperlicher Belastung eine merkliche Beeinträchtigung nicht vorhanden zu sein braucht, sind schwere Arbeit, Treppensteigen usw. dann doch merklich behindert. Berendes [9] weist darauf hin, daß diese Belastungsdyspnoe nicht nur mit der Verengung der Glottis zusammenhängt, sondern auch mit den Strömungen im inspiratorischen Luftstrom: dadurch, daß sich Luft oberhalb der gelähmten Stimmlippe staut, ruft sie Wirbelbildungen hervor, die ein aerodynamisches Hindernis bilden können.

Die *Stimmstörung* bei einer *einseitigen* Stimmlippenlähmung in Paramedianstellung ist meistens wenig ausgeprägt, solange auf der gelähmten Seite noch keine Atrophie mit Exkavation eingetreten ist. In diesen Fällen wird oft schon spontan ein relativ guter Glottisschluß dadurch erreicht, daß sich die gesunde Stimmlippe kompensatorisch bei Phonation über die Mittellinie hinaus bewegt. Dieser kompensatorische Glottisschluß ist u. a. Ziel der konservativen phoniatrischen Behandlung bei diesen Lähmungsbildern. Liegt andererseits bereits eine Exkavation mit entsprechender Niveaudifferenz vor, klingt die Stimme leise und deutlich überhaucht, weil jetzt „wilde Luft", also zur Phonation nicht verwendete Expirationsluft durch die Glottislücke entweicht. Im stroboskopischen Bild zeigt die gelähmte Stimmlippe eine sog. „durchschlagende" Beweglichkeit mit fehlender horizontaler Schwingungskomponente. Wegen des fehlenden Tonus auf dieser Seite wird die Stimmlippe durch den Exspirationsstrom passiv nach oben geblasen und fällt nach der Luftpassage durch die Glottis wieder zurück in die Ruhelage. Aus diesen Gründen fehlt hier auch das Phänomen der „Randkantenverschiebung" [102].

Bei *Nichtkompensation einer einseitigen Rekurrensparese* findet sich ebenso wie bei der doppelseitigen Rekurrensparese ein unterschiedliches Ausmaß an Störungen nahezu aller Parameter der Stimmfunktion. Nicht nur der Stimmklang – von unterschiedlich starker *Heiserkeit* bis hin zur Aphonie – ist verändert, der *Stimmumfang* ist meist erheblich eingeschränkt und erreicht nur selten mehr als 1 Oktave [47] und nie 2 Oktaven [12]. Die *Lautstärke* ist eingeschränkt, die Stimmeinsätze sind meist verhaucht. Es kommt zu Verspannungen der Mundboden- und Halsmuskulatur als unphysiologisch ablaufende Kompensationsversuche. Die *Phonationsdauer* ist mehr oder weniger deutlich verkürzt. Da bei der Phonation durch die nicht geschlossene Glottis zur Stimmbildung ungenutzte Luft entweicht, muß die Sprechatmung intensiviert werden [12, 47].

Das für den Patienten bedrohlichste Symptom der *beidseitigen Rekurrensparese* ist die *Dyspnoe*. Der Grad der Dyspnoe bei beidseitiger Paramedianstellung der Stimmlippen kann individuell sehr stark variieren und von einer Ruhedyspnoe bis zu einer mäßigen Belastungsdyspnoe reichen. Es hängt zum großen Teil von der Ursache der beidseitigen Stimmlippenlähmung ab, ob die Ruhe- oder Belastungsdyspnoe im Vordergrund steht.

> Patienten, bei denen sich die Lähmung langsam eingestellt hat, kommen oftmals recht gut mit dem verminderten Atemminutenvolumen zurecht. Eine plötzliche beidseitige Rekurrensparese (zumeist nach Schilddrüsenoperationen) kann jedoch eine solch hochgradige spontane Dyspnoe verursachen, daß dann eine sofortige Intubation bzw. Tracheotomie notwendig wird.

Bei nichttracheotomierten Patienten mit beidseitiger Stimmlippenlähmung führt die extrapulmonale Stenose zu einer typischen Erhöhung des mittleren Atemniveaus [15] mit verlängertem Inspirium und Einsatz der Atemhilfsmuskulatur. Die Folgen dieser Stenoseatmung sind Auftreten eines irreparablen Lungenemphysems mit Erhöhung der Residualluft und chronischer Anoxie.

Leistungsphysiologische Untersuchungen [103] zeigen, daß bei doppelseitigen Rekurrensparesen Blutgasveränderungen in Ruhe nicht nachweisbar sind, jedoch in Belastungssituationen ein Abfall des PO_2 von im Schnitt 91,0 auf durchschnittlich 78,2 mm Hg, ein Anstieg des PCO_2 von durchschnittlich 39,8 auf 45,8 mm Hg zu sehen war. Parallel zu diesen Veränderungen kommt es zu einer pH-Verschiebung auf einen durchschnittlichen Wert von 7,31 bei einem Basendefizit von –3,5 im Sinne einer respiratorischen Azidose.

5
Ursachen von Stimmlippenlähmungen

Während in der vorantibiotischen Ära die Lues mit Kehlkopfbeteiligung die häufigste Ursache der Stimmlippenlähmung gewesen sein soll (bis zu 40%), fanden Fien, Proctor u. Moore 1952 [24] nur noch eine Beteiligung von 0,6%. Auch aus der bisher größten, von Storchi 1960 [110] veröffentlichten Statistik (4759 Fälle) über die Ursache der Stimmlippenlähmung fand sich eine deutliche Abnahme infektiös bedingter Rekurrensparesen mit dafür ansteigenden Zahlen von Stimmlippenlähmungen als Traumafolge.

Bei den Stimmlippenlähmungen als Folge eines *Traumas* handelte es sich fast ausschließlich um operative Schäden nach Strumektomie (Abb. 2) bzw. Restrumektomie, abgesehen von seltenen direkten Stich- oder Schußverletzungen des Halses, oder indirekten Traumen wie Larynx- bzw. Trachealrupturen. Seltenere operativ bedingte Rekurrensparesen finden sich auch nach Eingriffen am Thorax und Mediastinum sowie nach Operationen am Ösophagus.

Über die Häufigkeit der Rekurrensparesen nach Strumektomie gehen die Angaben der einzelnen Autoren weit auseinander. Holinger [38] beobachtete Rekurrensparesen nach Strumaerstoperationen einseitig in 1,5–15% der Fälle, doppelseitig bei weniger als 1% der Fälle. Lahey u. Hoover (zit. n. [9]) konnten bei 3000 Strumektomien durch sorgfältiges Vorgehen und Darstellung des Nerven bei der Operation die Häufigkeit der Nervenschädigung im Laufe von drei Jahren von 1,6% auf 0,3% senken.

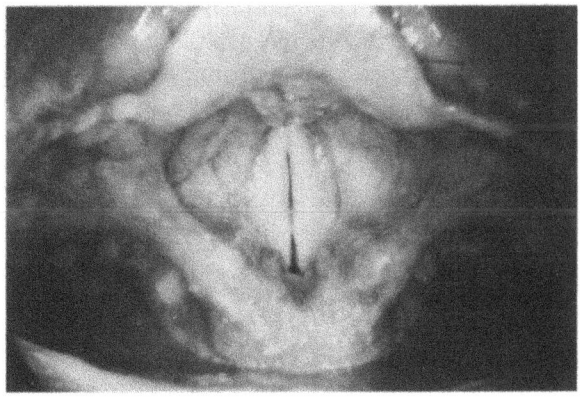

Abb. 2.
Stimmbandlähmung beidseits mit Paramedianstellung beider Stimmlippen bei Z. n. Strumektomie

> Wird bei einem Patienten eine Strumanachoperation notwendig, steigt das
> Risiko einer postoperativen Rekurrensparese erheblich an.

Dies bedeutet jedoch nicht, daß die beidseitige Rekurrensparese an sich eine häufige Komplikation der Strumektomie ist. Steiner (1960) fand am Krankengut der Chirurgischen Universitätsklinik Innsbruck nach insgesamt 1.634 Rezidivstrumektomien in nur 4% der Fälle irreversible bilaterale Paresen [109]. Die postoperative Rekurrensparese ist am häufigsten durch die Durchtrennung des Nervs bedingt. Unter den weiteren Ursachen finden sich: Quetschung durch Instrumente, postoperative Blutung, Narbenbildung, Zerrung bei Mobilisierung der Struma, Miterfassung in Ligaturen und Wundinfektion [98].

Die vielfach postulierte *besondere Vulnerabilität* des Nervus recurrens scheint jedoch ein Mythos zu sein. Er dürfte sich in dieser Hinsicht nicht von einem anderen peripheren Nerv unterscheiden, denn Lahey (zit. n. [41]) beobachtete bei über 22.000 Strumektomien, bei denen der Nerv routinemäßig freigelegt und dargestellt wurde, keine einzige permanente doppelseitige Rekurrensparese.

Im allgemeinen ist damit zu rechnen, daß innerhalb eines halben Jahres etwa *$^1/_3$ der postoperativen Lähmungen reversibel ist* [118]. Aufgrund dessen sollte – wenn möglich unter Berücksichtigung elektromyographischer Befunde – eine operative Erweiterung der Stimmlippenebene bei beidseitiger Rekurrensparese erst 6–9 Monate nach dem Schädigungsereignis durchgeführt werden.

Neoplasmen stellen nach Traumen die zweithäufigste Ursache aller Rekurrensparesen dar, wobei eine deutliche Zunahme in den letzten Jahren beobachtet werden konnte, parallel zum Anstieg der Häufigkeit der Bronchialkarzinome. Malignome des Bronchialsystems können zum Teil schon in Frühstadien den Nervus recurrens mitinfiltrieren. Diese tumorbedingten Kehlkopflähmungen sind fast ausschließlich – in Anbetracht der anatomischen Situation – *linksseitig* lokalisiert [41].

Eine *infektiös-toxische Schädigung* ist die dritthäufigste Ursache einer Rekurrensparese. Hierbei spielen vor allem neurotrope Viren (Herpes zoster, Influenza) und Intoxikationen mit Blei, Arsen und organischen Lösungsmitteln eine Rolle. Eine gehäufte Zunahme beidseitiger Rekurrensparesen im Winter 1969/70 konnte von mehreren Autoren im Verlaufe einer Grippeepidemie beobachtet werden [3, 33, 77, 84, 93, 128]. Deutliche Erhöhungen des Serumtiters gegen Influenza-A2-Hongkong-Virus wurden nachgewiesen [25, 123, 129][1].

Erkrankungen des Zentralnervensystems (wie Syringo-Bulbie, Tabes, amyotrophe Lateralsklerose, Bulbärparalyse, Multiple Sklerose) mit Beteiligung der Vaguskerne führen fast immer zu einer kompletten Vagusparese mit resultierender Intermediärstellung der Stimmlippen. Bei diesen Erkrankungen kommt es selten zu beidseitigen Lähmungen [47].

---

[1] Siehe auch H. Ganz in Band 15 dieser Serie.

Nach ausgedehnten *Schädel-Hirn-Traumata* können sich ebenfalls Läsionen des Vaguskerngebietes ereignen. Allerdings ist es – insbesondere bei langzeitintubierten Patienten mit möglichen Intubationsschäden – schwierig, neurogene Stimmlippenparesen von einem auf einer Ankylose des Cricoarytaenoidgelenkes beruhenden Stimmlippenstillstand zu differenzieren. Diese klinisch nicht zu differenzierenden Ursachen eines Stimmlippenstillstandes können mit Hilfe der laryngealen *Elektromyographie* unterschieden werden. Auch bei der Entscheidung, welche Seite bei der operativen Kehlkopferweiterung angegangen werden sollte, ist die Elektromyographie hilfreich. Bei nachweisbarer Restaktivität einer Seite sollte die Gegenseite operativ behandelt werden.

Ein beidseitiger Stimmlippenstillstand als Folge einer Bewegungseinschränkung im Cricoarytaenoidgelenk kann darüber hinaus bei einer primär chronischen Polyarthritis beobachtet werden [78].

6
Operationsverfahren zur Behandlung beidseitiger Rekurrensparesen

> Bei der chirurgischen Erweiterung der gelähmten Glottis muß man sich immer mit einer Kompromißlösung begnügen. Einerseits soll die Glottis ausreichend weit werden, so daß bei mäßiger Belastung genügend Luft hindurchtreten kann, andererseits soll jedoch die Stimmfunktion in einem zufriedenstellenden Ausmaß erhalten bleiben [39, 40, 41].

Daß eine befriedigende Kompromißlösung bisher nicht gefunden werden konnte, spiegelt sich u.a. auch darin wieder, daß bis zum heutigen Zeitpunkt an die 100 verschiedene Operationsmethoden zur Erweiterung der Glottis nach beidseitiger Rekurrensparese beschrieben wurden [101].

Prinzipiell lassen sich die Operationsverfahren in zwei Gruppen einteilen: auf der einen Seite wird versucht, eine funktionelle Wiederherstellung der gelähmten Stimmlippe zu erreichen, auf der anderen Seite wird eine statische Erweiterung der Engstelle im glottischen Niveau zu erzielen gesucht. Bei dieser zweiten Gruppe unterscheidet man je nach Zugangsweg extra-, trans- oder endolaryngeale Operationsmethoden.

Translaryngeale Operationsmethoden

Im Jahre 1892 versuchte Ruault [97] erstmals die operative Beseitigung einer neuropathischen Kehlkopfstenose, indem er den Nervus recurrens vollständig durchtrennte. Eine Änderung des Krankheitsbildes konnte er jedoch nicht erreichen. Anfang dieses Jahrhunderts wurden aus der Veterinärmedizin Operationsmethoden übernommen, wie sie bei rohrenden Pferden (Pfeiffer) seit Jahrzehnten erfolgreich praktiziert wurden. 1911 berichtete Martens [68] über eine zusätzliche Durchtrennung des Nervus laryngeus superior zum Erreichen einer intermediär gestellten Stimmlippe.

Ivanoff führte 1913 [43] über eine Öffnung des Kehlkopflumens von außen die translaryngeale Exzision eines Aryknorpels durch. Kofler berichtete 1915 über eine Galvanokaustik der Stimmlippenbasis nach Laryngofissur [54]. Baker 1916 [6] und Citelli 1914 [16] führten eine translaryngeale Chordektomie bei beidseitiger Stimmlippenparese durch.

Diese ersten Versuche einer operativen Glottiserweiterung führten jedoch selten zum Erfolg. Es resultierten vielmehr ausgeprägte Narbenstenosen. Aufgrund dieser Erfahrungen empfahl Hajek 1922 (zit. n. [9]) es bei der Tracheotomie zu belassen und den Patienten lediglich eine *Sprechkanüle* anzupassen.

Payr [91] führte die Spaltung des Schildknorpels mit Einsetzen eines Rippenknorpelspans zur Erweiterung der vorderen Kommissur ein. Durch diese von zahlreichen Autoren modifizierte Operationsmethode [107] ließ sich zwar eine gute Glottiserweiterung erzielen, jedoch wurden die Patienten vollkommen aphonisch. Von Kressner wurde 1949 eine transthyreoidale kulissenartige Verschiebung mit Versetzung des Stimmbandes nach unten und lateral angegeben [57]. Diese transthyreoidale Latero-Vertikalverlagerung sollte erreichen, daß auch bei gemäßigter Laterofixation die Atmung ausreichend und die Stimme dementsprechend besser ist.

Durch die Entwicklung anderer, insbesondere der endolaryngealen Verfahren, sind die translaryngealen Eingriffe zeitweilig in den Hintergrund getreten, haben jedoch in den letzten Jahren wiederum etwas an Interesse gewonnen [13, 100, 105, 111].

Helmus propagierte 1972 den Einsatz des Operationsmikroskops zur Durchführung der Arytaenoidektomie nach Laryngofissur [34]. Als Vorteil dieser Technik wird angegeben, daß der Operateur das gesamte Operationsfeld im Blick hat und somit die Stellung des Stimmbandes genau kontrollieren kann.

Ein Verfahren, durch Spaltung der Ringknorpelplatte (Laminotomie) mit anschließender *Dilatation des Kehlkopflumens* mittels einer Mikulicz-Tamponade eine Erweiterung der Glottis zu erzielen, wurde von Rethi [95] angegeben. Diese Methode wird in verschiedenen Variationen auch heute noch in Einzelfällen durchgeführt, wenn andere, glottiserweiternde Eingriffe nicht zum Ziele geführt haben. Zur Erweiterung der Kehlkopflichtung werden hierbei auch verschiedene Implantate aus Knochen oder Knorpel zwischen die beiden Ringknorpelhälften interponiert [4, 30].

Glottiserweiterung über einen extralaryngealen Zugang
Das Prinzip extralaryngealer Operationsmethoden besteht darin, daß das Kehlkopfgerüst von außen frei präpariert, das Lumen jedoch nicht eröffnet wird. Durch Manipulationen an Stimmband und/oder Aryknorpel kann eine fixierte Erweiterung der Glottis erreicht werden.

King beschrieb 1939 als erster ein operatives Verfahren, das über einen extralaryngealen Zugang eine Glottiserweiterung der beidseitigen Stimmlippenparese zum Ziele hatte [49]. Bei dieser Operationstechnik wurde ursprünglich der Aryknorpel am Schildknorpelhinterrand dargestellt und sodann mit dem vorderen Anteil des Musculus omohyoideus verbunden. Die Überlegung bestand darin, die Stimmbandfunktion durch diesen Muskeltransfer wiederherzustellen.

Spätere Untersuchungen zeigten jedoch, daß die erzielte *Lateralstellung des Aryknorpels* lediglich durch Narbenzug erreicht wurde, so daß die Anheftung des Aryknorpels an den Musculus omohyoideus wieder verlassen wurde, und der Aryknorpel lediglich durch eine Ligatur an der Schildknorpelplatte verankert und hiermit das Stimmband laterofixiert wurde.

Die von King publizierte Operationstechnik wurde 1941 von Kelly und später (1958) von Mündnich modifiziert, indem eine Entfernung des Aryknorpels durch ein unterschiedlich großes Schildknorpelfenster hindurch ausgeführt wurde sowie das Stimmband durch eine Naht am Unterhorn des Schildknorpels lateralisiert wurde [48, 81].

Die von de Graf-Woodman 1946 eingeführte Operationstechnik hat eine weite Verbreitung gefunden [131]. Bei diesem Operationsverfahren wird über einen extralaryngealen Zugang nach Darstellung des Schildknorpelhinterrandes und Durchtrennung des Cricothyreoidgelenkes der gesamte Aryknorpel bis auf den Processus vocalis entfernt und der Processus vocalis zusammen mit dem Stimmband mittels einer Haltenaht am unteren Schildknorpelhorn fixiert. Von zahlreichen Autoren [8, 39] wurden Variationen dieser extralaryngealen Operationstechnik beschrieben, u. a. um den Zugangsweg zum Stellknorpel übersichtlicher zu gestalten. Hierbei wird die extralaryngeale Glottiserweiterung entweder über eine unterschiedlich ausgiebige Fensterung der Schildknorpelplatte oder aber über eine Entfernung ihres dorsalen Teils durchgeführt [48, 79, 115]. Unter der Maxime, daß jeweils die Lösung die bessere ist, welche die normale anatomische und physiologische Situation eines Organs weitestgehend bestehen läßt, erscheint das retrolaryngeale Vorgehen als am vorteilhaftesten. Durch die Vermeidung der Fensterung oder Resektion läßt es nämlich das äußere Knorpelgerüst im wesentlichen unberührt und ermöglicht somit auch eine solidere Anheftungsbasis für die zu verlegende Stimmlippe.

Mittels der extralaryngealen Operationstechnik kann die Glottisebene bei beidseitiger Rekurrensparese sehr weit gestaltet werden. Dies ist vor allem für ältere Patienten bzw. für Patienten mit eingeschränkter kardialer oder pulmonaler Leistungsfähigkeit von nicht zu unterschätzender Bedeutung.

Der *Nachteil* einer ausgiebigen Glottiserweiterung besteht jedoch, wie schon mehrfach erwähnt, in einer *schlechten stimmlichen Situation* der Patienten [41]. Diesem Problem versuchte Schobel durch eine Modifikation der ursprünglichen Kingschen Operationstechnik Rechnung zu tragen [101]. Er entwickelte die „funktionelle Laterofixation" und beschrieb dieses Operationsverfahren erstmals im Jahre 1965. Bei dieser Operationstechnik wird die Tatsache ausgenutzt, daß eine Außenrotation im Arycricoidgelenk um eine vertikale Achse ein zusätzliches Auseinanderrücken der beiden Processus vocales der Aryknorpel bewirkt. Nach Mobilisation eines Aryknorpels unter Erhalt des Ligamentum cricoarytaenoideum posterior erfolgt nicht nur eine Fixation des Aryknorpels an der Schildknorpelplatte, sondern auch eine unter gleichzeitiger endoskopischer Kontrolle dosierte Außenrotation des Aryknorpels durch entsprechende Nahttechnik. Hierdurch kann die Glottisebene individuell unterschiedlich erweitert werden (Abb. 3).

Der anfängliche operative Erfolg extralaryngealer Laterofixationsmethoden kann beeinträchtigt werden durch die Rückwanderung des lateral fixierten Stellknorpels als Folge einer Nahtinsuffizienz oder der spontanen Durchschneidung der Haltenaht am Schildknorpel.

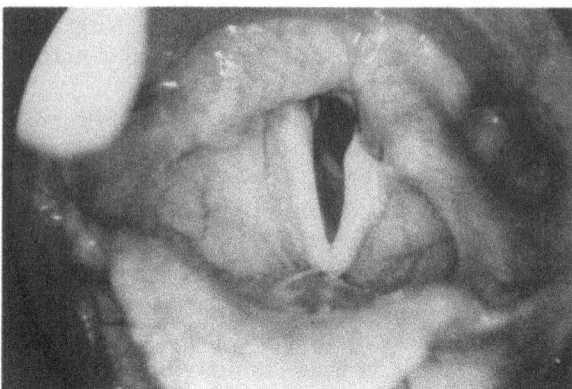

Abb. 3.
Z. n. extralaryngealer
Laterofixation des linken
Stimmbandes
(Technik nach Schobel)

Endolaryngeale Operationsmethoden zur Behandlung beidseitiger Stimmbandlähmungen

1948 wurde von Thornell erstmals über eine Arytaenoidektomie berichtet, die über einen endolaryngealen Zugang durchgeführt wurde [114]. Hierdurch konnte eine Erweiterung der Glottis insbesondere in den dorsalen Abschnitten erreicht werden [115, 116].

Aufgrund operationstechnischer Schwierigkeiten kam der endolaryngealen Glottiserweiterung jedoch zunächst, verglichen mit den extralaryngealen Operationsverfahren, nur eine geringe Bedeutung zu. Erst im Zuge der Entwicklung der Mikrolaryngoskopie und Mikrochirurgie des Kehlkopfes fanden endolaryngeale Therapieverfahren zur Behandlung der beidseitigen Rekurrensparese zunehmende Beachtung.

Kleinsasser kombinierte die von Thornell beschriebene Arytaenoidektomie mit einer submukösen Hemichordektomie [51, 52].

Diese Operationstechnik wurde von zahlreichen Autoren übernommen und modifiziert [28, 82, 86, 99, 104, 113, 124]. Langnickel u. Koburg führten ebenfalls die Arytaenoidektomie durch, nähten jedoch die Stimmlippe nach Art einer Verschiebeplastik in die Taschenfalte ein und erreichten somit eine Verlagerung des Stimmbandes nach lateral oben [61, 63, 64]). Hierdurch kann nicht nur die Glottis zusätzlich erweitert werden, sondern evtl. sogar eine bessere Stimmrehabilitation erzielt werden.

Von Gammert wurde 1977 eine weitere endolaryngeale Operationstechnik beschrieben, bei der keine vollständige Arytaenoidektomie durchgeführt wird, sondern lediglich nach submuköser Auslösung des Stimmbandes sowie benachbarter Weichteile der Processus vocalis des Aryknorpels reseziert wird [27] (Abb. 4).

Nach Einführung des CO_2-Lasers in die operative Behandlung von benignen und malignen Kehlkopferkrankungen im Jahre 1972 sind die endolaryngealen Operationsverfahren bei beidseitiger Rekurrensparese durch verschiedene laserchirurgische Techniken ergänzt worden, die im wesentlichen Modifikationen der von Thornell und Kleinsasser angegebenen Techniken darstellen [21, 22, 89, 90, 94].

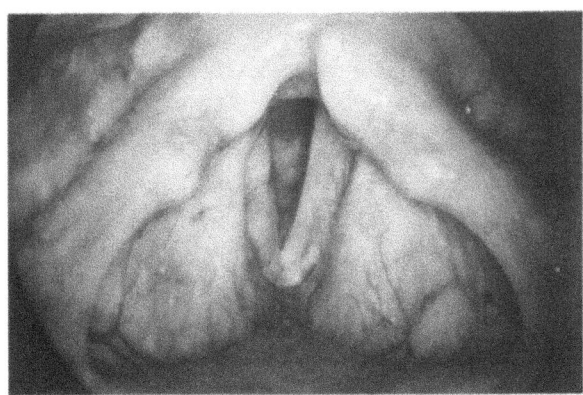

Abb. 4.
Z. n. endolaryngealer Laterofixation des rechten Stimmbandes
(Technik nach Gammert)

Eine neuartige Operationsmethode wurde von Kirchner, Cancura und Lichtenberger beschrieben [14, 50, 65, 66]. Es handelt sich hierbei um die Kombination eines endo- und extralaryngealen Vorgehens. Mit oder ohne submuköse Vocalisauslösung erfolgt durch 1 oder 2 Nähte eine Lateralisierung des Stimmbandes durch Fixierung an der Schildknorpelplatte bzw. an den Halsweichteilen. Die Haltenaht wird nach 2–4 Wochen entfernt. Die endolaryngeale Narbenbildung bedingt eine permanente Lateralisierung des entsprechenden Stimmbandes.

Nachteile bzw. mögliche *Komplikationen* endolaryngealer Vorgehensweisen bei beiderseitiger Rekurrensparese bestehen aufgrund der Traumatisierung der Kehlkopfschleimhaut in der Gefahr einer postoperativen Ödem-, Granulations- und/oder Narbenbildung, durch die die intraoperativ weit erscheinende Glottisebene wieder eingeengt werden kann. Aufgrund dessen sollte bei Patienten mit Neigung zu Keloidbildung jede Verletzung der Kehlkopfschleimhaut vermieden und eine extralaryngeale Operationstechnik bevorzugt werden [53] (Abb. 5).

Operative Verfahren zur Wiederherstellung der Stimmlippenbeweglichkeit
Der Unterschied zu den vorgenannten Operationsmethoden besteht darin, daß der Versuch unternommen wird, eine funktionelle Eröffnung der Glottis zu erreichen. Hierzu gehören die Neurolyse des Nervus recurrens nach Mielhke [71], die Dekompression nach Ogura [88] und jene Eingriffe, die eine Reneurotisation des Musculus cricoarytaenoideus posterior zum Ziele haben. Die Neurolyse beabsichtigt eine Befreiung des Nervs von komprimierenden Narbensträngen, die Dekompression eine Druckentlastung im engen Durchtrittsbereich zwischen Ring- und Schildknorpel. Über beide Methoden liegen jedoch keine größeren Statistiken vor.

Alle Eingriffe, die nach vollständiger Kontinuitätsunterbrechung des Nervus recurrens eine Reneurotisation des Musculus cricoarytaenoideus posterior anstreben, haben die dem Nervus laryngeus recurrens eigenen neurophysiologischen Aspekte zu beachten [23]. Die Aktion eines quergestreiften Muskels ist vom Entladungsmuster des ihn versorgenden Nervs abhängig. Der Nervus laryngeus recurrens innerviert jedoch mehrere antagonistisch arbeitende Mus-

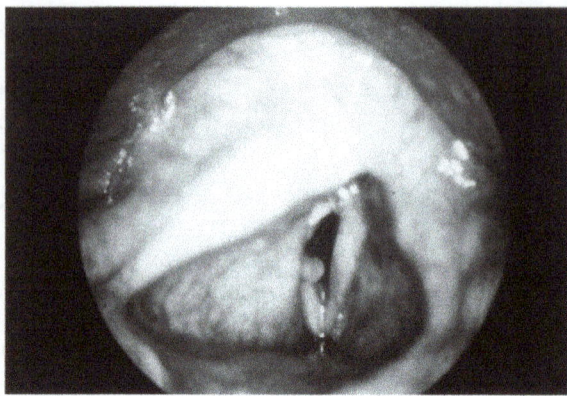

Abb. 5.
Granulationsbildung im Bereich der Glottisebene rechts bei Z. n. endolaryngealer Laterofixation des rechten Stimmbandes

keln. Dementsprechend führt er motorische Fasern mit inspirations- und exspirationssynchroner Aktivität sowie unregelmäßig tätige, tonische Fasern. Es ist bekannt, daß ein denervierter Muskel von jedem motorischen Nerv, nicht nur von dem ihn ursprünglich versorgenden reinnerviert werden kann.

Bei der Anastomose der durchtrennten Enden des Nervus laryngeus recurrens kommt es daher meist zu einer wahllosen Reinnervation der inneren Kehlkopfmuskulatur. Dies äußert sich in der gleichzeitigen Aktivierung antagonistischer Muskeln oder einer paradoxen inspiratorischen Glottisschließung.

Eine Reinnervation ohne entsprechende Wiederkehr der normalen Funktion der Stimmlippen ist daher möglich. Hierin liegt auch der Grund für die häufigen Fehlschläge bei früheren Anastomosierungsversuchen [10,18,20,42,70,72–76,83].

In Kenntnis dieser Tatsachen erzielten Taggart (1971), Fex (1970) sowie Wigand (1969) eine gute inspirationssynchrone Stimmlippenabduktion durch Einpflanzen des *Nervus phrenicus* oder eines freien Transplantates mit ihm in den Musculus cricoarytaenoideus posterior [23,112,127]. Bei sechs von Wigand nach dieser Methode operierten Patienten mit seit Jahren bestehenden beidseitigen Rekurrensparesen waren die Erfolge allerdings unterschiedlich, bedingt durch die nach dieser Zeit bereits eingetretene Degeneration der betroffenen Muskeln und Arygelenke [127]. Morledge (1973) (zit. n. [41]) konnte an Hunden zeigen, daß die mit dieser Methode erzielte *Funktionswiederkehr* in direkter Relation zu dem zwischen Läsion und Implantation des Nervus phrenicus in den Musculus cricoarytaenoideus posterior verstrichenen Zeitraum steht und *nach Ablauf von 9 Monaten nicht mehr zu erwarten ist*.

Eine weitere Möglichkeit der Reinnervation des Musculus cricoarytaenoideus posterior wurde von Hengerer [35] und Tucker [120, 121] angegeben: Muskelblöcke aus der infrahyoidalen Muskulatur wurden zusammen mit dem versorgenden Nervenast der Ansa hypoglossi in den denervierten Musculus cricoarytaenoideus posterior verpflanzt. 1989 berichtete Tucker nach Anwendung dieser Operationsmethode bei beidseitiger Stimmlippenparese über eine Langzeiterfolgsrate von 74% bei 202 Patienten [122]. Trotz dieser zufriedenstellenden Erfolgsrate haben die Operationstechniken zur Reneurotisation des Musculus cricoarytaenoideus posterior bisher keine Weiterverbreitung gefunden und sind teilweise auch sehr umstritten [17, 21].

7
Kriterien einer Beurteilung des Operationsergebnisses

Rein physikalische Strömungswiderstandsmessungen am Leichenkehlkopfpräparat können nur eine geringe Aussagekraft über den Effekt verschiedener glottiserweiternder Eingriffe haben, da hierbei Veränderungen durch postoperative Narbenzüge nicht berücksichtigt werden. Andererseits kann die physiologische Atmung nicht imitiert werden, da die sogenannte Restbeweglichkeit über die Innervationsbahnen des Nervus laryngeus superior (Musculus cricoarytaenoideus anterior und wahrscheinlich auch Musculus ventricularis der Taschenfalten) nicht berücksichtigt wird [62].

Ein Vergleich der Zuverlässigkeit und des funktionellen Wertes der einzelnen Methoden ist schwierig, da in den meisten Mitteilungen objektive Maßstäbe zur Beurteilung des Erfolges fehlen.

Als Ziel aller glottiserweiternder Eingriffe sollte angestrebt werden:

- eine optimale *Weite der Glottis*,
- eine ausreichende *Stimmfunktion* sowie
- der Verzicht auf eine Tracheotomie bzw. ein *erfolgreiches Décanulement*.

Da wie oben schon erwähnt ein Vergleich der Zuverlässigkeit und des funktionellen Wertes der einzelnen Methoden – insbesondere auch retrospektiv – schwierig ist, gilt im allgemeinen als Erfolgskriterium das Décanulement. Allerdings muß hierzu gesagt werden, daß eine große Variationsbreite besteht von ausreichender Ruheatmung bis hin zur vollen körperlichen Leistungsfähigkeit.

Was die funktionellen Resultate hinsichtlich Atmung und Stimme anbelangt, so befindet man sich mit jedem glottiserweiternden Eingriff auf der Suche nach einem tragbaren Kompromiß zwischen diesen beiden Funktionen. Das im Einzelfall bestmögliche Resultat ist daher davon abhängig, welcher Stimmlippenabstand bei der Operation eingestellt wurde und inwieweit Funktionsreste der nichtoperierten Stimmlippe bestehen – die durch eine entsprechende phoniatrische Nachbehandlung oftmals noch weiter verbessert werden können. Weiter hängt es von einer Fülle möglicher lokaler postoperativer Reaktionen ab, und ebenfalls davon, ob die bei der Operation „verstellte" Stimmlippe auch dauernd und unverändert in der postoperativen Position verbleibt. Darüber hinaus wird die günstigste Relation zwischen Stimme und Atmung auch von der kardiopulmonalen Situation sowie den beruflichen Erfordernissen des Patienten bestimmt und daher von Fall zu Fall variieren. Unter diesem Aspekt kommt dem Beurteilungskriterium der „Zufriedenheit mit dem Operationsergebnis" von seiten des Patienten eine große Bedeutung zu.

Um den Operationserfolg sicher beurteilen zu können, ist eine ausreichend lange postoperative Nachbeobachtungszeit unbedingt erforderlich. Nach Kressner [57, 58] sollten mindestens 1,5 Jahre nach einem glottiserweiternden Eingriff vergangen sein, bevor eine sichere Ergebnisbeurteilung möglich ist. Insbesondere nach extra- aber auch endolaryngealen Operationsverfahren können *Rückwanderungstendenzen* des operierten Stimmbandes bzw. narbige Veränderungen der Kehlkopfanatomie festgestellt werden, die in seltenen Fällen auch nach 3 Jahren noch zu beobachten sind.

8
Ergebnisse glottiserweiternder Operationen

Transthyreoidale Eingriffe
Die größte Statistik über transthyreoidale glottiserweiternde Eingriffe wurde von Kornmesser 1969 veröffentlicht [55]. Bei 183 nach der von Kressner [57] beschriebenen Technik operierten Patienten gelang bei 94% ein Décanulement. Bei 90% der Patienten wurde das Ergebnis für Atmung und Stimme als zufriedenstellend bezeichnet. Kressner sieht in der Thyreotomie eine gute Möglichkeit, das Kehlkopfinnere den individuellen Gegebenheiten anzupassen [58]. Trotz der guten Ergebnisse konnte sich diese translaryngeale Operationstechnik zur Behandlung beidseitiger Rekurrensparesen nicht etablieren, da die anderen Operationsverfahren mit einer geringeren Patientenbelastung bei vergleichbaren Ergebnissen einhergehen.

Extralaryngeale Operationsverfahren
Das größte Zahlenmaterial über extralaryngeale Operationsverfahren wurde von Woodman 1953 veröffentlicht [133]. In einer Sammelstatistik wurde in dieser Arbeit über 521 von 90 verschiedenen Laryngologen nach der von Woodman beschriebenen Technik operierte Patienten berichtet. In 88% der Patienten gelang das Décanulement postoperativ.

1975 veröffentlichten Hörbst et al. ihre Erfahrungen bei Anwendung einer Modifikation der von King beschriebenen Operationstechnik bei 127 Patienten [40]. Ein Décanulement beschrieben diese Autoren bei 87% ihrer Patienten. Im Rahmen einer subjektiven Bewertungsskala bezifferten 74% der Patienten ihre Atemsituation als gut oder ausreichend, während 26% mit dem Ergebnis bzw. der Atmung nicht zufrieden waren. Bei diesen 15 Patienten wurde von den Autoren die extralaryngeale kehlkopferweiternde Operation der Gegenseite indiziert. Hierdurch konnte zwar die respiratorische Situation der Patienten gebessert werden, *jedoch wurden 70% der beidseitig operierten Patienten aphon*. In dem Gesamtpatientengut ergab die subjektive Einteilung der Stimmqualität eine Dysphonie bei 63%, eine Aphonie bei 14% und eine normale Stimme bei 23% der Patienten. In weiteren Arbeiten, die sich mit Variationen verschiedener extralaryngealer Operationsverfahren beschäftigen mit allerdings z.T. sehr geringen Fallzahlen, wird der Vorteil der extralaryngealen Techniken darin gesehen, daß die Glottis weit gestaltet werden kann, und somit bei der Mehrzahl der Patienten (82 – 100 %) ein Décanulement möglich wird [2, 5, 87]. Allerdings muß im Rahmen der erreichten Glottiserweiterung sehr häufig eine wesentliche Stimmverschlechterung in Kauf genommen werden.

1986 berichtete Schobel über ein – basierend auf der Kingschen Technik entwickeltes – Operationsverfahren, welches unter endoskopischer Kontrolle eine dosierte Lateralstellung ermöglichen und damit die Stimmfunktion weitestgehend erhalten soll [101]. Unter Berücksichtigung der Gesamtsituation der Patienten konnte mit diesem Operationsverfahren in der überwiegenden Mehrzahl der Fälle ein zufriedenstellendes stimmliches Ergebnis sowie ein Décanulement in 88 % von 127 Patienten erzielt werden. Von den meisten Autoren wird bei extralaryngealer Vorgehensweise *eine intraoperative Tracheotomie als nicht notwendig* erachtet, da ohne Eröffnung des Larynxlumens lediglich eine geringe Gefahr eines postoperativen, die Glottisweite einengenden Ödems besteht.

Wenn sich auch die verschiedenen Verfahren operationstechnisch z. T. deutlich unterscheiden, so sind keine wesentlichen Unterschiede hinsichtlich der Ergebnisse festzustellen. Den besten Kompromiß zwischen ausreichender Atmung und noch zufriedenstellender Stimme ermöglicht jedoch offensichtlich die von Schobel beschriebene Operationsmethode.

Endolaryngeale Operationsverfahren
Seit der Erstbeschreibung einer endolaryngealen Kehlkopferweiterung bei beidseitigen Stimmbandlähmungen sind zahlreiche Modifikationen dieses operativen Verfahrens mitgeteilt worden [1, 11, 15, 19, 50, 56, 67, 96, 108]. Legt man die verschiedenen Mitteilungen in der Literatur zugrunde, so sind die Resultate endolaryngealer Operationsverfahren in der Hand des jeweiligen Autors als sehr gut zu bezeichnen. In den meisten Mitteilungen – gestützt jedoch auf z. T. sehr kleine Patientenzahlen – wird über Décanulementraten von 80 – 100 % berichtet. Die Stimmqualität wird in der Mehrzahl der Veröffentlichungen als gut bis sehr gut bezeichnet, eine Aphonie wird nicht berichtet. 1972 wurde von Whicker ein großes Patientengut (n = 146) publiziert, welches nach der von Thornell beschriebenen Technik mittels endolaryngealer Arytaenoidektomie behandelt wurde [125]. Bei 92 % dieser Patienten war ein Décanulement möglich, mit zufriedenstellender Stimmfunktion bei 96 % der dekanülierten Patienten.

Langnickel u. Koburg veröffentlichten 1972 ihre Erfahrungen bei 30 Patienten, die nach ihrer Operationsmethode behandelt wurden [64]. In 29 Fällen gelang postoperativ ein Décanulement bei guten Stimm- und Atemverhältnissen.

Kleinsasser berichtete 1981 über 120 Patienten, die er selber nach dem von ihm entwickelten Operationsverfahren behandelt hatte [53]. Bei 114 dieser 120 Patienten konnte das Tracheostoma postoperativ verschlossen werden, bei der „überwiegenden Zahl" bestand eine gute Stimmfunktion bei ausreichender postoperativer Atemsituation.

Zwischen den verschiedenen Operationsverfahren – mit z. T. allerdings geringen Fallzahlen – sind bez. der Ergebnisse keine signifikanten Unterschiede feststellbar, allerdings scheinen die Patienten, bei denen eine vollständige oder partielle Arytaenoidektomie durchgeführt wurde, etwas besser abzuschneiden als die übrigen Patienten.

Vergleich extra- und endolaryngealer Operationsverfahren
Verschiedene operative Techniken auf der Basis der mitgeteilten Daten miteinander zu vergleichen, ist nur sehr bedingt möglich. Dennoch soll der Versuch unternommen werden, die Ergebnisse endo- und extralaryngealer Operationsverfahren einander gegenüberzustellen.

Nach de Graf-Woodman ist mit einer – durch einen kehlkopferweiternden Eingriff bei beidseitiger Rekurrensparese erreichbaren – Glottisweite von 3–5 mm ein optimaler Kompromiß zwischen ausreichender Atmung und zufriedenstellender Stimmfunktion erzielbar [132, 134].

In diesem Zusammenhang muß Kressner und Hörbst zugestimmt werden, die darauf hinweisen, daß der Vorteil extralaryngealer Operationsverfahren in der Möglichkeit besteht, die Glottis sehr weit zu gestalten [40, 58]. Allerdings gelingt es auch mit Hilfe endolaryngealer Verfahren, die Glottisebene ausreichend weit zu gestalten. Mit der größeren Weitstellung der Glottisebene sind andererseits mögliche Beeinträchtigungen des Schluckaktes verbunden, da die *Sphinkterfunktion des Kehlkopfes* negativ beeinflußt werden kann.

Wie schon mehrfach erwähnt verhält sich die Stimmfunktion umgekehrt proportional zur fixierten Glottiserweiterung. Aufgrund dessen muß nach extralaryngealen Operationsverfahren mit einer weit fixierten Glottis die Sprachverständlichkeit schlechter sein als nach Operationsverfahren, bei denen die Glottis nicht so weit gestaltet wurde.

9
Fazit

Sowohl mittels extra- als auch endolaryngealer Operationsverfahren gelingt eine in hohem Prozentsatz zufriedenstellende Behandlung beidseitiger Rekurrensparesen.

Da der Vorteil extralaryngealer Operationsverfahren darin zu sehen ist, daß die Glottis sehr weit gestaltet werden kann, sollte die Indikation für diese Operationsverfahren insbesondere bei älteren Patienten mit eingeschränkter kardialer und pulmonaler Leistungsfähigkeit gestellt werden. Endolaryngeale operative Techniken sollten – in Anbetracht der besseren postoperativen stimmlichen Situation – insbesondere bei jüngeren Patienten mit höheren Anforderungen an das postoperative Sprachverständnis und für die Fälle in Betracht gezogen werden, bei denen – unter Berücksichtigung der Ausgangssituation – keine sehr große Erweiterung der Glottis erforderlich ist.

Gemäß den Bedürfnissen eines jeden Patienten und in Kenntnis der Besonderheiten der verschiedenen operativen Verfahren ergibt sich, insbesondere unter dem Aspekt von Sprachverständlichkeit und Glottisweite, in jedem Einzelfall eine entsprechende Differentialindikation für das jeweils sinnvolle chirurgische Vorgehen.

Literatur

1. Ake G, Ejnell H, Stenborg R, Bake B (1990) Long-term results with a simple surgical treatment of bilateral vocal cord paralysis. Laryngoscope 100:1005
2. Amedee RG, Mann WJ (1989) A functional approach to lateral fixation in bilateral abductor cord paralysis. Otolaryngol Head Neck Surg 100:542
3. Appaix A, Pech A, Demard F, Cannonin M, Lisbonnis JM (1971) Über 19 Stimmbandlähmungen nach Grippe. Rev Oto-neuro-ophtalmol 43:222
4. Aubry M, Wayoff M (1964) Opération de Réthi avec interpostition métallique dans un cas de paralysie des dilatateurs de la glotte. J franç Oto rhino laryngol 13:665
5. Bahre H (1930) Die Technik der von Wittmaack angegebenen Operationsmethode zur Behebung der Kehlkopfstenose bei doppelseitiger Medianstellung der Stimmbänder. Archiv Ohrenheilk 127:41
6. Baker CH (1916) Report of a case of abductor paralysis with removal of one vocal cord. J Mich med Soc 15:485
7. Beaufils F, Lejeune C (1972) Paralysie des dilatateurs de la glotte. Ann Oto Laryngol 89:538
8. Berendes J (1949) Ein retrolaryngealer Weg zur Erweiterung der bei beidseitiger Postikuslähmung verengten Glottis. Arch Ohr Nas Kehlk Heilk 155:586
9. Berendes J (1956) Neuere Ergebnisse über Bewegungsstörungen des Kehlkopfes. Arch Ohr Nas Kehlk Heilk 169:1
10. Berendes J, Miehlke A (1968) Repair of the recurrent laryngeal nerve and phonation. Basic considerations and technics. Int Surg (Torino) 49:319
11. Bigenzahn W, Höfler H, Röggla G (1989) Funktionelle Ergebnisse der Prozessus-vokalis-Resektion mit dem CO_2-Laser bei beidseitiger Stimmlippenlähmung. Laser Med Surg 5:17
12. Brahm K (1968) Über den Stimmumfang und die Sprechtonlage bei Kranken mit doppelseitiger Postikuslähmung. HNO 3:131
13. Calvet J, Lacomme L, Kambie V (1965) Aryténopexie pour paralysie bilateral des cordes vocales en adduction. J franç Oto rhino laryngol 14:967
14. Cancura W (1969) Eine neue Methode der Laterofixation (Bericht über vorläufige Tierversuche). Mschr Ohrenheilk 103:264
15. Carlens E (1954) Bilateral abductor paralysis of the larynx. Acta Otolaryngol [Suppl] 116:57
16. Citelli C (1914) Die Chordektomie bei den Stimmbändermedianstellungsstenosen. Z Laryngol Rhinol Otol 6:851
17. Crumley R (1984) New perspectives in laryngeal reinnervation. In: Bailey BJ, Biller HF (eds) Surgery of the larynx. Saunders, Philadelphia
18. Dedo HH (1971) Electromyographic and visual evaluation of recurrent laryngeal nerve anastomosis in dogs. Ann Otol 80:664
19. Dennis DP, Kashima H (1989) Carbon dioxide laser posterior cordectomy for treatment of bilateral vocal cord paralysis. Ann Otol 98:930
20. Doyle PJ, Brummet RE, Evers EC (1967) Results of surgical section and repair of the recurrent laryngeal nerve. Laryngoscope 77:1245
21. Eckel HE (1991) Die laserchirurgische mikrolaryngoskopische Glottiserweiterung zur Behandlung der beidseitigen Rekurrensparese. Laryngol Rhino Otol 70:17
22. Eskew JR, Bailey BJ (1983) Laser arytenoidectomy for bilateral vocal cord paralysis. Otolaryngol Head Neck Surg 91:294
23. Fex S (1970) Functioning remobilisation of vocal cord in cats with permanent recurrent laryngeal nerve paresis. Acta Otolaryngol 69:294
24. Fien J, Proctor D, Moore JE (1952) Laryngeal manifestations of tabes dorsalis. Arch Otolaryngol 55:689
25. Frenguelli A (1970) On several cases of recurrent paralysis observed during an influenza epidemic caused by the Hong-Kong A-2 virus in 1968. Boll Mal Orecch 88:235
26. Gabriel P, Chilla R (1975) Über Indikation und Zeitpunkt konservativer und chirurgischer Therapie peripherer neurogener Stimmbandlähmungen. HNO 23:333
27. Gammert C (1977) Eine vereinfachte Methode der endolaryngealen Glottiserweiterung. Laryngol Rhinol Otol 56:832
28. Glaninger J (1970) Viereinhalb Jahre Mikrolaryngoskopie und endolaryngeale Mikrochirurgie an der Wiener HNO-Klinik. Wien med Wschr 120:69
29. Grabower H (1898) Zur Medianstellung des Stimmbandes. Arch Laryngol Rhinol 7:128

30. Grimaud R, Wayoff M, Denert M (1964) L'opération de Réthi et ses variants dans le traitement de la paralysie des dilatateurs de la glotte. J franç Oto rhino laryngol 13:671
31. Gutmann E (1962) The denerved muscle. Ceskoslovenská akademie ved Praha
32. Hajek M (1932) Pathologie u. Therapie der Erkrankungen des Kehlkopfes, der Luftröhre u. der Bronchien. Kabitzsch, Leipzig
33. Hefter E, Bildstein P (1970) Endemieartiges Auftreten von Rekurrensparesen im Winter 1969/70. Z Laryngol Rhinol Otol 49:787
34. Helmus H (1972) Microsurgical thyreotomy and arytenoidectomy for bilateral recurrent laryngeal nerve paralysis. Laryngoscope 82:491
35. Hengerer AS, Tucker HM (1973) Restoration of abduction in the paralyzed caniné vocal cord. Arch Otolaryngol 97:247
36. Hofer G (1947) Zur motorischen Innervation des menschlichen Kehlkopfes. Mschr Ohrenheilk 81:57
37. Hofer G, Jeschek J (1940) Lähmung des Nervus recurrens beim Menschen. Z Hals Nas Ohrenheilk 45:401
38. Holinger LD (1976) Etiology of bilateral abductor vocal-cord paralysis. Ann Otol 85:428
39. Hörbst L (1955) Über die enge Stimmritze durch Recurrenslähmung. Bruns' Beitr klin Chir 190:64
40. Hörbst L, Bussl B, Koppelstätter K (1975) 25 Jahre glottiserweiternde Operationen an unserer Klinik. HNO 23:147
41. Hussl B (1974) Die enge Glottis und ihre Behandlung. Mschr Ohrenheilk 108:137
42. Iwamura S (1976) Functioning remobilisation of the paralyzed vocal cord in dogs. Arch Otolaryngol 100:122
43. Iwanoff A (1913) Die Exstirpation des Aryknorpels bei Kehlkopfstenose. Z Laryngol Rhinol Otol 5:1067
44. Jahnke V, Langer KH (1975) Licht- und elektronenmikroskopische Befunde am menschlichen Musculus vocalis bei Recurrensparesen. Z Laryngol Rhinol Otol 54:87
45. Jeschek J (1953) Theorie und Klinik der Stimmbandlähmung. Arch Ohr Nas Kehlk Heilk 162:237
46. Jizuka T (1966) Experimental studies on the nerve interception and atrophy of the intrinsic muscles of the larynx. J Oto rhino laryng Soc Jap 69:176
47. Johannsen HS, Pascher W (1970) Stimmstörungen bei neuro-psychiatrischen Krankheitsbildern und Lähmungen der Kehlkopfnerven. HNO 24:20
48. Kelly JD (1941) Surgical treatment of bilateral paralysis of the abductor muscles. Arch Otolaryngol 33:293
49. King BT (1939) New and function-restoring operation for bilateral abductor cord paralysis. J Am med Ass (Chic) 112:814
50. Kirchner F (1979) Endoscopic lateralization of the vocal cord in abductor paralysis of the larynx. Laryngoscope 89:1779
51. Kleinsasser O (1968) Endolaryngeale Arytaenoidektomie und submuköse Hemichordektomie zur Erweiterung der Glottis bei bilateraler Abduktorenparese. Mschr Ohrenheilk 102:443
52. Kleinsasser O (1968) Mikrolaryngoskopie und endolaryngeale Mikrochirurgie. Schattauer, Stuttgart
53. Kleinsasser O, Nolte E (1981) Endolaryngeale Arytaenoidectomie und submucöse partielle Chordektomie bei bilateralen Stimmbandlähmungen. Bericht über 120 Fälle. Laryngol Rhinol Otol 60:397
54. Kofler K (1915) Neue Behandlungsmethode der doppelseitigen kompletten Posticusparese. Mschr Ohrenheilk 49:300
55. Kornmesser HJ (1969) Operative Behandlung bei doppelseitiger Stimmbandlähmung in (Para)-Medianstellung. Erfahrungsbericht über Behandlungsergebnisse an 183 Fällen, die zwischen 1958–1968 operiert wurden. Z Laryngol Rhinol Otol 48:435
56. Krajina Z (1986) CO_2-Laser in bilateralen Recurrensparalysen. In: Mayer EH, Zrunek M (Hrsg) Aktuelles in der Otolaryngologie 1986. Thieme, Stuttgart, pp 327
57. Kressner A (1949) Über 2 neue operative Verfahren bei bilateraler Postikusparalyse. Arch Ohr Nas Kehlk Heilk 155:459
58. Kressner A (1973) Zur Latero-Vertikalverlagerung gelähmter Stimmbänder. Z Laryngol Rhinol Otol 52:646
59. Kruse E, Kleinsasser O, Schönhärl E (1975) Muskelfasern in den Taschenfalten des menschlichen Kehlkopfes. Arch Oto Rhino Laryngol 210:248

60. Langnickel R (1973) Experimentelle Untersuchung zur Ankylose des Crico-Arytaenoidgelenkes am Kaninchenkehlkopf. Z Laryngol Rhinol Otol 52:67
61. Langnickel R (1976) An endolaryngeal method of vertico-lateral transposition of the vocal cord for bilateral abductor paralysis. Laryngoscope 86:1020
62. Langnickel R (1976) Experimentelle Untersuchungen zur Frage des Strömungswiderstandes am Larynx-Trachealpräparat bei normaler und veränderter Stimmritze. Arch Oto Rhino Laryngol 212:43
63. Langnickel R, Koburg E (1970) Die endolaryngeale Lateralfixation des Stimmbandes zur operativen Behandlung der beidseitigen Posticusparese. HNO 18:239
64. Langnickel R, Koburg E (1972) Ergebnisse der endolaryngealen Lateralfixation nach beidseitiger Stimmbandlähmung. Z Laryngol Rhinol Otol 51:330
65. Lichtenberger G (1983) Vereinfachte Laterofixation der Stimmbänder im Tierversuch. HNO-Praxis 8:311
66. Lichtenberger G (1983) Endo-extralaryngeal needle carrier instrument. Laryngoscope 93:1348
67. Lim RY (1985) Laser arytenoidectomy. Arch Otolaryngol 111:262
68. Martens D (1911) Zur Behandlung von Folgezuständen von doppelseitiger Recurrensschädigung. Arch Klin Chirurg 96:76
69. Messerklinger W, Propst A (1958) Rekurrensparese und Krikoarytaenoidgelenk. Mschr Ohrenheilk 87:208
70. Miehlke A (1957) Über die Struktur des funktionstüchtigen und funktionsuntüchtigen Stellknorpels. Arch Ohr Nas Kehlk Heilk 170:435
71. Miehlke A (1958) Zur Indikation und Technik der Recurrens-Neurolyse. Z Laryngol Rhinol Otol 37:44
72. Miehlke A (1969) Probleme der Rekonstruktion des Nervus recurrens nach dessen Verletzung bei der Strumektomie. Chir plast 6:143
73. Miehlke A (1973) Die Vagus-Recurrens-Plastik, Typ Ramus-posterior-Shunt. Z Laryngol Rhinol Otol 52:771
74. Miehlke A (1974) Rehabilitation of vocal cord paralysis. Arch Otolaryngol 100:431
75. Miehlke A, Schätzle W, Haubrich J (1967) Tierexperimentelle Untersuchungen über das Problem einer Reinnervation des Kehlkopfes durch Vagus-Recurrens-Plastik. Arch Ohr Nas Kehlk Heilk 188:654
76. Miehlke A, dal Ri H, Schätzle W, Schmidt G (1973) Isolierte Reinnervation der Abduktionsmuskulatur des Stimmbandes. Arch Klin Exp Ohr Nas Kehlk Heilk 203:241
77. Mitschke H (1971) Recurrensparesen nach Grippeerkrankung. Mschr Ohrenheilk 105:130
78. Montgomery WW (1966) Cricoarytenoid arthrodesis. Ann Otol 75:380
79. Moritz W (1952) Die chirurgische Behandlung der beiderseitigen Stimmband- (Postikus-) Lähmung. HNO 3:70
80. Mündnich K (1956) Anatomische und histologische Untersuchungen und Experimente zur Physiologie und Pathologie des menschlichen Kehlkopfes. Arch Ohr Nas Kehlk Heilk 169:190
81. Mündnich K (1958) Eine einfache und verläßliche Operationsmethode zur Lateralfixation des Stimmbandes. Z Laryngol Rhinol Otol 37:245
82. Münzel M, Lakatos I (1974) Endoskopische Eingriffe zur Glottiserweiterung bei beidseitiger Stimmbandlähmung. HNO 25:276
83. Murakami Y, Kirchner JA (1971) Vocal cord abduction by regenerated laryngeal nerve. Arch Otolaryngol 94:64
84. Murr G, Maretic Z (1973) Paralysie récurrentielle grippale. Rev Laryngol 94:293
85. Nagashima T (1970) An experimental study of recurrent laryngeal nerve; electromyographic versus morphological findings. Otol Fucuoda 16:124
86. Naumann HH (1972) Endolaryngeale Eingriffe. In: Naumann HH (Hrsg) Kopf- und Hals-Chirurgie, Bd 1: Hals. Thieme, Stuttgart
87. Navrátil J, Navrátil P (1984) Unsere Erfahrungen mit der Laterofixation nach Schobel. Acta Univ Palack Olomuc Fac Med 107:333
88. Ogura JH (1961) Surgical decompression of the recurrent laryngeal nerve in idiopathic, unilateral vocal cord paralysis. Ann Otol 70:451
89. Ossoff RH, Sisson GH, Duncavage JA, Moselle HI, Andrews PE, McMillan WG (1984) Endoscopic laser arytenoidectomy for the treatment of bilateral vocal cord paralysis. Laryngoscope 94:1293

90. Ossoff RH, JA Duncavage, SM Shapshay (1990) Endoscopic laser arytenoidectomy revisited. Ann Otol 99:764
91. Payr J (1915) Plastik am Schildknorpel zur Behebung der Folgen einseitiger Stimmbandlähmungen. Dtsch med Wschr 41:1265
92. Pernkopf E (1972) Topographische Anatomie des Menschen. Bd. III, 2. Auflage, Urban & Schwarzenberg, München
93. Pinel J, Caquet R, Trotoux J (1971) Beidseitige Recurrrenslähmung nach Grippe. Ann Otolaryngol 88:280
94. Prasad U (1985) CO_2 surgical laser in the management of bilateral vocal cord paralysis. J Laryngol Otol 99:891
95. Réthi A (1959) Chirurgie der Verengungen der oberen Luftwege. Thieme, Stuttgart
96. Rontal M, Rontal E (1990) Endoscopic laryngeal surgery for bilateral midline vocal cord obstruction. Ann Otol 99:605
97. Ruault M (1892) Beobachtungen über das Vorkommen neuropathischer Kehlkopfstenosen. Int Zentralblatt Laryng 8:985
98. Rueff FL, Mohr KU (1970) Nil nocere! Rekurrensschädigung bei Kropfoperationen. Münch med Wschr 112:437
99. de Santo LW, Carney FMT (1970) Microlaryngoscopic surgery. Arch Otolaryngol 91:324
100. Scheer A (1953) Laryngofissur approach in surgical treatment of bilateral abductor paralysis. Arch Otolaryngol 57:173
101. Schobel H (1986) Glottiserweiterung bei beidseitiger Stimmlippenlähmung. Ein Überblick über die verschiedenen Operationsverfahren und ein Erfahrungsbericht über eine persönliche Operationstechnik „Die funktionelle Lateralfixation". HNO 34:485
102. Schönhärl E (1960) Die Stroboskopie in der praktischen Laryngologie. Thieme, Stuttgart
103. Schuchard P (1977) Der Einfluß ein- und doppelseitiger Rekurrensparesen auf die körperliche Leistungsfähigkeit. Arch Oto Rhino Laryngol 217:109
104. Sellars SL (1971) Endolaryngeal surgery of bilateral vocal cord abductor paralysis. S Afr med J 45:1337
105. Semczuk B (1968) A modification of submucosal excision of vocal ligaments. Otolaryngol pol 22:459
106. Shin T (1971) Regeneration of recurrent laryngeal nerve after injury. Otol Fucuoda 17:117
107. Soyka L (1925) Die Behandlung der doppelseitigen Posticuslähmung. Mschr Ohrenheilk 59:351
108. Stange G, Holm C, Schumann K (1974) Funktionelle Resultate endolaryngealer Lateralfixationen. Laryngol Rhinol Otol 53:943
109. Steiner H (1960) Das Strumarezidiv. Springer, Wien
110. Storchi OF (1961) Beobachtungen über die Häufigkeit der wichtigsten Ursachen der Recurrensparesen. Zbl Hals Nas Ohrenheilk 70:249
111. Surjan L (1965) Die submuköse Chordektomie als glottiserweiternde Operation. HNO 13:231
112. Taggart JP (1971) Laryngeal reinnervation by phrenic-nerve implantation in dogs. Laryngoscope 81:1330
113. Theissing G (1971) Kurze HNO-Operationslehre. Band I: Operative Eingriffe an Nase, Nasen- und Mundrachen, Hypopharynx, Kehlkopf und äußerem Hals. Thieme, Stuttgart
114. Thornell WC (1948) Intralaryngeal approach for arytenoidectomy in bilateral abductor vocal cord paralysis. Arch Otolaryngol 47:505
115. Thornell WC (1949) A new intralaryngeal approach in arytenoidectomy in bilateral abductor paralysis of the vocal cord. - Report of 3 cases. Arch Otolaryngol 50:634
116. Thornell WC (1952) Intralaryngeal arytenoidectomy for bilateral abductor vocal cord paralysis. Ann Otol 61:601
117. Thornell WC (1959) Transoral intralaryngeal approach for arytenoidectomy in the treatment of bilateral abductor cord paralysis. In: Jackson CL (ed) Diseases of the nose, throat and ear, 2nd edn. Saunders, Philadelphia, p 647
118. Thumfart WF (1981) Elektrodiagnostik bei Läsionen des N. recurrens. Arch Oto Rhino Laryngol 231:483
119. Tonndorf W (1929) Zur Physiologie des menschlichen Stimmorgans. Z Hals Nas Ohrenheilk 22:412
120. Tucker HM (1978) Human laryngeal reinnervation: Long-term experience with the nerve-muscle pedicle technique. Laryngoscope 88:598

121. Tucker HM (1978) Selective reinnervation of paralyzed musculature in the head and neck: functioning autotransplantation of the canine larynx. Laryngoscope 88:162
122. Tucker HM (1984) Long-Term results of nerve muscle pedicle reinnervation for laryngeal paralysis. Ann Otol 98:674
123. Vallancien B, Grob M, Cabriol F, Gaches L (1971) Postgrippale laryngeale Lähmungen. J franç Oto rhino laryngol 20, 945
124. Westhues M (1971) Die endoskopische Behandlung der Stimmlippenlähmungen. Z Laryngol Rhinol 50:557
125. Whicker Jr, Devine KD (1972) Long-term Results of Thornell arytenoidectomy in the surgical treatment of bilateral vocal cord paralysis. Laryngoscope 82:1331
126. Wiethe C (1949) Neuerungen in der großen Larynxchirurgie. Mschr Ohrenheilk 82:193
127. Wigand ME, Naumann C, Hölldobler G (1969) Versuche zur Reinnervation des Abduktormuskels nach Rekurrenslähmung durch Einpflanzen freier Nerventransplantate zum N. phrenicus. Arch Klin Exp Ohr Nas Kehlk Heilk 194:372
128. Wirth G, Leypoldt R (1970) Gehäuftes Auftreten von Stimmbandlähmungen während der Grippeepidemie im Winter 1969/70. Z Laryngol Rhinol Otol 49:777
129. Wirth G, Leypoldt R (1972) Die prognostische Beurteilung der während der Grippeepidemie im Winter 1969/70 aufgetretenen Stimmbandlähmungen. Z Laryngol Rhinol Otol 51:405
130. Withalm A (1949) Disk. Bem. zu Kecht, Tag. Österr. Otolaryngol. Ges. (zit. n. 100)
131. Woodman de Graaf G (1946) A modification of the extralaryngeal approach to arytenoidectomy for bilateral abductor paralysis. Arch Otolaryngol 43:63
132. Woodman de Graaf G (1949) Rehabilitation of the larynx in cases of bilateral abductor paralysis. Open approach to arytenoidectomy with report of the past 4 years experience. Arch Otolaryngol 50:91
133. Woodman de Graaf G (1953) Bilateral abductor paralysis; a surgery of 521 cases of arytenoidectomy via the open approach as reported by ninety surgeons. Arch Otolaryngol 58:150
134. Woodman de Graaf G, Pennington CL (1976) Bilateral abductor paralysis: 30 years experience with arytenoidectomy Ann Otol 85:437

Das Kehlkopfkarzinom

H. Steinhart

1	Einführung	96
2	Epidemiologie	96
3	Ätiologie, Pathogenese und Risikofaktoren	97
3.1	Genetische Faktoren	97
3.2	Ernährung	98
3.3	Nikotin und Alkohol	98
3.4	Berufliche Noxen und Umwelteinflüsse	98
3.5	Viren	99
3.6	Entzündliche Veränderungen	99
3.7	Sonstige Faktoren	100
4	Klassifikationen	100
4.1	Anatomische Gliederung	100
4.2	Histopathologie	101
4.2.1	Plattenepithelkarzinome	102
4.2.2	Seltene maligne Tumoren des Kehlkopfes	103
4.3	TNM-Klassifikation	104
5	Klinik	106
5.1	Präkanzerosen	106
5.2	Supraglottische Karzinome	108
5.3	Glottische Karzinome	111
5.4	Subglottische Karzinome	112
5.5	Metastasierung	112
5.6	Zweitkarzinome	114
6	Diagnostik	114
6.1	Symptome	114
6.2	Diagnostik des Primärtumors	115
6.2.1	Inspektion	115
6.2.2	Bildgebung	116
6.2.3	Endoskopie	117
6.3	Diagnostik der Metastasierung	118
6.3.1	Palpation	118

6.3.2	Bildgebung	118
6.3.3	Spezielle diagnostische Verfahren	119
7	Therapie	119
7.1	Behandlungsprinzipien	119
7.1.1	Chirurgische Therapie	120
7.1.2	Radiotherapie	120
7.1.3	Chemotherapie	121
7.1.4	Weitere Therapieformen	121
7.2	Behandlung supraglottischer Karzinome	121
7.3	Behandlung glottischer Karzinome	125
7.4	Behandlung subglottischer Karzinome	129
7.5	Behandlung der Metastasierung	129
7.6	Behandlungsergebnisse, Komplikationen und Prognosefaktoren	131
7.7	Adjuvante Therapien	132
8	Rehabilitation, Nachsorge und Prävention	133
9	Fazit	134
Literatur		134

1 Einführung

Die Karzinome des Kehlkopfes nehmen unter den Malignomen von Kopf und Hals eine Sonderstellung ein. Viele der betroffenen Patienten kommen in einem frühen Stadium der Erkrankung zum Arzt und ermöglichen damit eine kurative Behandlung. Die Prognose dieser Tumorlokalisation ist, verglichen mit anderen Lokalisationen des oberen Aerodigestivtraktes, sehr günstig. Neben dem frühzeitigen Symptom der Heiserkeit wird wohl die allgemeine Bedeutung, die man dem wichtigsten stimmbildenden Organ beimißt, für die Bereitschaft der Patienten verantwortlich sein, sich frühzeitig einer ärztlichen Kontrolle zu unterziehen. Frühzeitiger als bei anderen Tumorlokalisationen hat sich bei der Behandlung von Larynxkarzinomen neben dem onkologischen Aspekt die Frage nach dem Erhalt der Funktion gestellt. Dank vieler konzeptioneller und technischer Entwicklungen ist es heute möglich, einen großen Teil der Patienten vom Tumorleiden zu heilen und gleichzeitig einen ausreichenden *Funktionserhalt* zu ermöglichen.

2 Epidemiologie

Karzinome des Kehlkopfes haben einen Anteil von ca. 1,5 % an den *Krebstodesursachen* bei Männern der Bundesrepublik Deutschland. Bei Frauen in Deutschland liegt dieser Anteil unter einem Prozent. Männer sind etwa 6fach häufiger betroffen als Frauen. Bei supraglottischen Karzinomen ist das Verhältnis Männer zu Frauen jedoch nur 4:1. Die Gesamtüberlebensraten werden im Saarländischen Krebsregister mit 65,4 % angegeben und sind damit, verglichen mit anderen Lokalisationen, relativ günstig.

Die Zahlen für die *Neuerkrankungen* liegen deutlich höher als die Todesfälle. Bei Männern geht man in Deutschland von 3200 Neuerkrankungen aus und bei Frauen von 500 [2]. Nachdem es bis in die 70er Jahre z.B. in der DDR zu einer deutlichen Zunahme der Inzidenz gekommen war, kann man augenblicklich von konstanten Zahlen ausgehen. Die *Mortalität* unterliegt starken regionalen Einflüssen. So finden sich z.B. hohe Mortalitäten mit 8,4 % für Männer in Ungarn, während dieser Wert in Finnland bei nur 1,3 % liegt. Charakteristische Lebensgewohnheiten führen zu unterschiedlichen Inzidenzen. So finden sich für bestimmte Regionen in Asien (Indien und Thailand) sehr hohe Inzidenzen an Kehlkopfkarzinomen, die vermutlich mit dem dort üblichen Genuß von bestimmten Tabaksorten in Verbindung zu bringen sind [13]. Kehlkopfkarzinome werden am häufigsten zwischen dem 55. und 65. Lebensjahr bei Männern und Frauen diagnostiziert. Unter Berücksichtigung der Altersstruktur der Bevölkerung zeigt sich, daß die Inzidenz bei älteren Personen noch weiter zunimmt und erst ab dem 80. Lebensjahr wieder etwas sinkt.

3
Ätiologie, Pathogenese und Risikofaktoren

3.1
Genetische Faktoren

Für Patienten mit Karzinomen des Kehlkopfes wird eine genetisch festgelegte besondere Empfindlichkeit für Mutationen angenommen [25]. Diese Personen sind besonders gefährdet, ein Kehlkopfkarzinom zu entwickeln. Damit läßt sich auch erklären, daß es gewisse familiäre Häufungen von Krebserkrankungen gibt. Bei der *Analyse auf chromosomaler Ebene* finden sich auch bei Karzinomen des Kehlkopfes bestimmte wiederkehrende Vermehrungen (Amplifikationen) und Verluste (Deletionen) von chromosomalen Abschnitten.

Chromosomale Zugewinne werden vor allem auf den Chromosomen 3q, 5p und 11q gefunden, während sich chromosomale Verluste vor allem auf den Chromosomen 3p, 5q und 8p finden. Wichtige Onkogene im Rahmen der Tumorgenese von Plattenepithelkarzinomen des Kehlkopfes sind c-myc, int-2, bcl-1 und Cyclin D1, wobei die Bedeutung der Onkogene im einzelnen noch nicht geklärt ist. Häufig nachweisbar ist auch eine Überexpression des Rezeptors für EGF. Mutationen von p53 lassen bei ca. 60 % der laryngealen Karzinome nachweisen.

Auf der Grundlage der bisherigen Erkenntnisse sind Versuche unternommen worden, ein sog. *Tumorprogressionsmodell* für Plattenepithelkarzinome der Kopf- und Halsregion zu entwickeln. Einer der ersten Schritte wäre danach der Verlust des Tumorsuppressorgens p16. In weiteren Schritten sollen dann Verluste auf 17p, 11q, 13q und 6p zur Entwicklung des Tumors in Richtung invasives Karzinom beitragen.

3.2
Ernährung

Der Einfluß der Ernährung auf die Entwicklung von Karzinomen des Kehlkopfes bezieht sich in erster Linie auf die *Vitamine*. So liegen Berichte vor, die dem hohen Genuß von Früchten einen protektiven Charakter zuschreiben. Besondere Bedeutung scheint dabei *Karotin* und *Vitamin C* zuzukommen. Bei außerordentlich geringer Einnahme von Vitaminen läßt sich sogar ein relatives Risiko hinsichtlich der Entwicklung eines Kehlkopfkarzinoms angeben, das bei ca. 2 % liegt. Ein erhöhtes Risiko wird auch für Personen mit hohem Genuß von gesalzenem Fleisch und bestimmten Fettsorten postuliert.

3.3
Nikotin und Alkohol

Der klassische Risikofaktor für Karzinome des Kehlkopfes ist das *Rauchen*. Diese Abhängigkeit wurde frühzeitig erkannt und international als Kausalitätsbeziehung eingestuft. Das Risiko hängt von der Intensität des Rauchens ab und der Faktor beträgt bei 20–30 Zigaretten pro Tag etwa 6 %. Das Risiko sinkt nach Aufgabe des Nikotingenusses relativ schnell wieder ab und beträgt nach 10 Jahren nur noch etwa 30 % des Risikos eines Rauchers [31].

Das relative Risiko, ein Karzinom des Kehlkopfes zu entwickeln ist bei hohem Alkoholgenuß ebenfalls gesteigert, jedoch nicht in vergleichbarem Maße wie bei Nikotin. Nach Tuyns et al. [28] beträgt das relative Risiko ein Kehlkopfkarzinom zu entwickeln bei alleinigem übermäßigem Alkoholgenuß 4 %. Dagegen kommt es durch die Kombination der Noxen Alkohol und Nikotin zu einer Potenzierung des relativen Risikos auf über 40 %.

Die Bedeutung des Faktors Alkohol für die Entstehung von Larynxkarzinomen ist jedoch noch nicht eindeutig geklärt und einige Autoren sehen nur für supraglottische Karzinome einen Zusammenhang.

3.4
Berufliche Noxen und Umwelteinflüsse

Eine Reihe von Umwelteinflüssen ist mit dem Auftreten von Kehlkopfkarzinomen in Zusammenhang gebracht worden. Auffällig war insbesondere die Korrelation zwischen *Asbestexposition* und dem Auftreten dieser Karzinome [3]. Das Kehlkopfkarzinom ist bei entsprechender Asbestbelastung als *Berufskrankheit* anerkannt, so daß bei Neuerkrankungen die Anamnese diesbezüglich zu berücksichtigen ist.

Der entsprechende Text der Berufsgenossenschaft Nr. 4104 lautet:
Lungenkrebs oder Kehlkopfkrebs in Verbindung mit Asbeststaublungenerkrankung (Asbestose), in Verbindung mit durch Asbeststaub verursachter Erkrankung der Pleura oder bei Nachweis der Einwirkung einer kumulativen Asbestfaserstaub-Dosis am Arbeitsplatz von mindestens 25 Faserjahren 25 $\times 10^6$ (Fasern/m³) $\times$ Jahre.

Weitere Belastungen, z.B. durch Zement, Kohle, Teer und Lacke, werden mit Kehlkopfkarzinomen in Zusammenhang gebracht [14]. Die bisherigen Untersuchungen lassen jedoch noch keine endgültige Beurteilung zu. Entsprechendes gilt für Personen, die in der Gummiindustrie tätig sind, die Benzindämpfen ausgesetzt sind und die Kontakt zu bestimmten Holzstäuben haben; auch für diese Gruppen wird ein Zusammenhang angenommen. Für die private Lebensführung von Bedeutung ist der vermutete Zusammenhang zwischen dem Gebrauch fossiler Brennstoffe und dem Auftreten von Kehlkopfkarzinomen [15].

3.5
Viren

Infektionen mit humanen Papilloma Viren (HPV) wird eine Bedeutung für die Entstehung von Kehlkopfkarzinomen beigemessen. Insbesondere die Varianten 16, 18 und 33 werden gehäuft in diesen Karzinomen nachgewiesen. In 30–40 % der Kehlkopfkarzinome läßt sich eine HPV-Infektion nachweisen. Deutlich höher ist dieser Anteil bei Papillomen und vor allem bei einer besonders differenzierten Form des Plattenepithelkarzinoms, dem *verrukösen Karzinom*. Möglicherweise verändert HPV die normale Proliferation der Plattenepithelien. Unklar ist, ob der HPV-Infektion eine wichtige Bedeutung im Rahmen der Tumorentwicklung zukommt. Zur Zeit gibt es keine sicheren Erkenntnisse, die darauf hinweisen.

3.6
Entzündliche Veränderungen

Chronische Laryngitis
Bei vielen Patienten findet sich bereits Jahre vor der Diagnosestellung eines Kehlkopfkarzinoms eine chronische Laryngitis. Exakte Studien zu diesem Zusammenhang liegen augenblicklich nicht vor, doch kann angenommen werden, daß der chronisch entzündliche Reizzustand insbesondere in Kombination mit inhalativen Noxen begünstigend für die Entwicklung eines Kehlkopfkarzinoms ist. *Die chronische Laryngitis gilt jedoch nicht als Präkanzerose.*

Tuberkulose
Bisher sind 13 Fälle eines simultanen Auftretens von Kehlkopftuberkulose und Kehlkopfkarzinom beschrieben. Ob die Entzündungen die Entstehung der Tumoren begünstigt haben, darf aufgrund der geringen Zahl an Fällen eher bezweifelt werden. Die Tuberkulose stellt sich jedoch mitunter als differentialdia-

gnostisches Problem dar, da sie klinisch oft nicht von einem Karzinom zu unterscheiden ist.

3.7
Sonstige Faktoren

Strahlung
Die früher häufiger übliche Bestrahlungsbehandlung gutartiger Veränderungen des Kehlkopfes, z. B. der Papillomatose, führte in einigen Fällen zur Entwicklung radiogener Karzinome im Kehlkopf mit einer Latenzzeit von ca. 20 Jahren [11].

> Ein radiogen verursachtes Karzinom des Kehlkopfes kann auch als Folge einer therapeutischen Bestrahlung eines Kehlkopfkarzinoms auftreten. In diesen Fällen kann das Intervall bis zum Auftreten des zweiten Karzinoms deutlich verkürzt sein. Besonders häufig fanden sich die strahleninduzierten Karzinome nach Radiumkontaktbestrahlungen.

Nach Kleinsasser [13] sind bei der Begutachtung der Frage, ob ein Karzinom strahleninduziert ist, folgende Punkte zu beachten:

- Strahlendosis,
- Strahlenqualität,
- Latenzzeit (ab 5 Jahre nach Ende der Bestrahlung) und
- Histologie (vom Epithel ausgehender Tumor).

Gastroösophagealer Reflux
Einige Untersucher geben einen Zusammenhang zwischen dem Auftreten von Kehlkopfkarzinomen und dem Vorliegen einer Refluxkrankheit an. Diese Tumoren sollen vor allem in den vorderen zwei Dritteln des Kehlkopfes entstehen [18].

Laryngozelen
Immer wieder wird die Frage nach der Entstehung von Kehlkopfkarzinomen in Laryngozelen aufgeworfen. Einige Fallberichte hierzu liegen vor, aufgrund der geringen Zahl der Fälle darf ein Zusammenhang aber als unwahrscheinlich gelten.

4
Klassifikationen

4.1
Anatomische Gliederung

Sowohl klinisch als auch anatomisch kann der Kehlkopf in 3 Teile gegliedert werden: Supraglottis, Glottis und Subglottis. Die Abgrenzung einer supraglottischen Region von einem glottischen Kehlkopfanteil entspricht auch der unterschiedlichen embryologischen Herkunft dieser Teile. Damit sind Blutversorgung und lymphatischer Abfluß dieser Regionen einer gewissen Trennung unterzogen. Dieser Umstand wird als Grundlage für bestimmte Operationsverfahren herangezogen, z. B. die supraglottische Teilresektion.

Supraglottis
Die kraniale Grenze der Supraglottis bildet die Epiglottis am Übergang zur Vallecula. Nach kaudal ist die Grenze zur Glottis am Boden des Ventrikels. Die Grenze zum Hypopharynx bildet die Kante der aryepiglottischen Falte. Die supraglottische Region wird in einzelne Unterregionen gegliedert: laryngeale Epiglottis, linguale Epiglottis, Arytaenoidregion, mediale Anteile der aryepiglottischen Falte, Taschenfalten und Ventrikel.

Die Epiglottis wird in einen supra- und einen infrahyoidalen Anteil gegliedert, wobei die Grenzziehung unter klinischen Bedingungen schwierig ist.

Der histologisch definierte Übergang von Supraglottis und Glottis befindet sich an der Grenze zwischen Respirationsepithel und Plattenepithel.

Zusätzlich haben sich weitere Bezeichnungen etabliert, wie z. B. der Begriff *Winkelkarzinom*. Damit sind Tumoren gemeint, die im Winkel zwischen Taschenfalten und Epiglottis ihren Ursprung nehmen. Der Übergangsbereich von der suprahyoidalen Epiglottis bis zur aryepiglottischen Falte wird als *Marginalzone* bezeichnet. Karzinome in diesem Bereich zeigen häufig das biologische Verhalten von Hypopharynxkarzinomen.

Glottis
Die Glottis besteht aus den beiden Stimmlippen, sowie der vorderen und hinteren Kommissur. Nach kaudal reicht die Glottis bis zu einer Linie, die sich 1 cm unterhalb der Stimmlippenkante befindet. Histologisch zeigt sich an den Kanten der Stimmlippen ein Plattenepithel, das nach kaudal und kranial in ein zunehmend zilientragendes Epithel übergeht.

Subglottis
Von der Glottisunterkante bis zur unteren Begrenzung des Ringknorpels dehnt sich die subglottische Region aus. Glottis und Subglottis werden von einigen Autoren anatomisch und klinisch als einheitliche Region zusammengefaßt.

4.2
Histopathologie

Histologisch handelt es sich bei über 95% der Malignome des Kehlkopfes um *Plattenepithelkarzinome*. Die restlichen 5% der bösartigen Tumoren verteilen sich auf ein weites histologisches Spektrum, von denen jede Entität nur selten anzutreffen ist. Im folgenden finden auch einige nichtepitheliale Tumoren des Kehlkopfes kurze Erwähnung.

4.2.1
Plattenepithelkarzinome

Das Plattenepithelkarzinom des Kehlkopf hat aufgrund seiner Häufigkeit die größte Bedeutung unter den malignen Kehlkopftumoren. Die Bezeichnung Kehlkopfkarzinom wird daher gleichbedeutend mit dem Begriff des Plattenepithelkarzinoms des Kehlkopfes verwandt. Neben der allgemeinen Einteilung des Plattenepithelkarzinoms in 3 Gradingstufen (gut, mäßig und schlecht differenzierte Karzinome) gibt es noch einige Varianten der Differenzierung.

Verruköses Karzinom
Beim sog. Ackerman-Tumor handelt es sich um eine sehr gut differenzierte Variante eines Plattenepithelkarzinoms. Diese Tumoren haben etwa einen Anteil von 1% an allen Kehlkopfkarzinomen. Das Wachstum dieses Tumors ist sehr langsam und er zeigt keine Metastasierungstendenz. Ursprungsort dieser Tumoren ist meistens die Glottis. Klinisch zeigt sich ein weißlicher Tumor als Zeichen einer außerordentlichen Verhornung (Abb. 1). Auffallend ist die häufige Assoziation dieses Tumors mit den humanen Papillomaviren vom Typ 16 und 18. Die Behandlung ist in der Regel chirurgisch. Aufgrund des lokal invasiven Wachstums ist wie bei Plattenepithelkarzinomen eine vollständige lokale Entfernung des Tumors erforderlich.

Basaloides Plattenepithelkarzinom
Dieser Tumor besteht aus relativ kleinen basaloiden Tumorzellen und einem kleineren Anteil von Zellen eines Plattenepithelkarzinoms. Histologisch finden sich häufig Mitosen, und der Tumor zeigt ein ausgeprägtes *submuköses Wachstum*. Im Kehlkopf entwickelt sich dieser Tumor in erster Linie supraglottisch. Die klinische Prognose dieses Tumors ist noch nicht abschließend festzulegen. Ein großer Teil dieser Tumoren ist bei Diagnosestellung bereits relativ weit fortgeschritten.

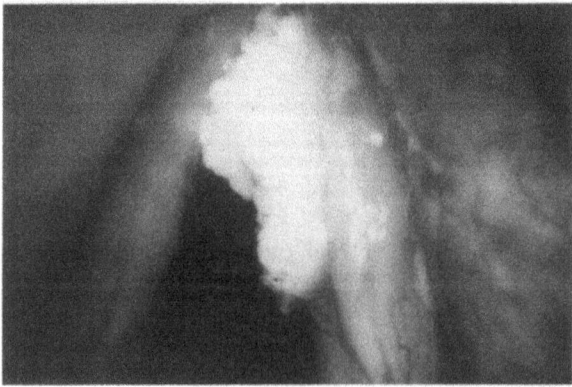

Abb. 1.
Verruköses Karzinom. Mikrolarygoskopische Aufnahme eines verrukösen Karzinoms der rechten Stimmlippe. Zu erkennen sind die ausgeprägten oberflächlichen Verhornungen des Tumors

4.2.2
Seltene maligne Tumoren des Kehlkopfes

Spindelzellkarzinom
Dieser auch Karzinosarkom oder Pseudokarzinom genannte Tumor setzt sich histologisch aus malignen spindelförmigen Zellen zusammen, in dem sich an unterschiedlichen Stellen plattenepithelartige Zellen befinden. Die immunhistologischen Befunde deuten darauf hin, daß es sich um eine duale Differenzierung der Zellen handelt, da in einigen Zellen Keratin und Vimentin nachweisbar sind. Die Behandlung dieser Tumoren erfolgt analog zu den Plattenepithelkarzinomen.

Karzinome der kleinen Speicheldrüsen
Adenokarzinome. Die Entstehung dieser Karzinome ist an das Vorhandensein kleiner Speicheldrüsen gebunden. Da sich diese vor allem supraglottisch und subglottisch finden, sind die Primärlokalisationen der Adenokarzinome auch in diesem Bereich. Die Symptomatik entspricht derjenigen von Plattenepithelkarzinomen. Klinisch zeigt dieser Tumor jedoch häufig ein submuköses Wachstum ohne Zeichen von Ulzerationen an der Oberfläche.

> Diese Tumoren weisen eine frühzeitige regionäre und auch häufig Fernmetastasierung auf. Die Fünfjahresüberlebenraten liegen unter 20 %. In der Regel wird eine aggressive Behandlung mit primärer Chirurgie und postoperativer Bestrahlung durchgeführt [8].

Adenoidzystisches Karzinom. Tumoren mit dieser histologischen Differenzierung finden sich vor allem *subglottisch* und seltener supraglottisch. Die von anderen Lokalisationen bekannten klinischen Besonderheiten dieses Tumortyps treffen auch für die Lokalisation des Kehlkopfes zu. Die Tumoren zeigen ein ausgedehntes *perineurales Wachstum* und häufig eine *Fernmetastasierung in die Lunge*.
Chirurgische Maßnahmen zur Tumorreduktion sind möglich, und mit Hilfe der Bestrahlungsbehandlung läßt sich der meist schicksalhafte Verlauf deutlich hinauszögern.

Mukoepidermoid Karzinom. Diese Tumorentität findet sich hauptsächlich *supraglottisch*. Auch für den Kehlkopf kann dieser Tumor in niedrig-, mittel- und hochmaligne Formen gegliedert werden. Die Behandlung ist primär chirurgisch, eventuell mit anschließender postoperativer Bestrahlung.

Tumoren des Knorpelgewebes
Chondrosarkom. Dieser Tumor entsteht in der Regel im hinteren Bereich des Ringknorpels. Oft ist die Abgrenzung zu einem Chondrom nicht einfach. Metastasen treten in ca. 10 % der Fälle auf, und meist ist die Lunge befallen. Die Behandlung ist, wenn möglich, chirurgisch.

Karzinoide und neuroendokrine Karzinome
Karzinoide des Kehlkopfes sind *sehr selten*. Sie bestehen aus gleichförmigen Zellen mit runden Zellkernen, die in Nestern oder bandartig das umliegende Bindegewebe infiltrieren. Sehr kleinzellige Tumoren aus dem Bereich der neuroendokrinen Karzinome stellen eine sehr maligne Variante dar. Das Auftreten eines Karzinoidsyndromes ist bei diesen Patienten sehr selten. Die Behandlung ist in der Regel chirurgisch. Bis auf die aggressiven Formen ist die Metastasierungstendenz eher gering.

Weitere Tumoren
Die folgende Aufzählung enthält weitere *sehr seltene* bösartige Tumoren des Kehlkopfes:

- lymphoepitheliale Karzinome,
- Fibrosarkome,
- Rhabdomyosarkome,
- maligne Schwannome,
- Kaposi-Sarkom,
- Angiosarkome und Hämangioperizytome,
- Liposarkome,
- Plasmozytome,
- Lymphome,
- Melanome,
- Infiltration durch Schilddrüsentumoren,
- Metastasierung in den Kehlkopf.

4.3
TNM-Klassifikation

Das von der UICC (Union International contre le Cancer) entwickelte TNM (Tumor, Nodi, Metastase)-System ist die Basis der Grunddokumentation für Kehlkopfkarzinome hinsichtlich der Ausdehnung des Primärtumors, der regionären Metastasierung und der Fernmetastasierung. Die Klassifikation unterscheidet bei der Einstufung der T-Kategorie zwischen Karzinomen der Supraglottis, der Glottis und der Subglottis. Die N- und M-Kategorien sind für alle Kehlkopfkarzinome identisch. Die folgende Klassifikation beruht auf der UICC Klassifikation von 1997 (5. Aufl.).

Supraglottische Unterregionen:

- suprahyoidale Epiglottis,
- aryepiglottische Falte, laryngeale Oberfläche,
- Arytaenoidgegend,
- infrahyoidale Epiglottis,
- Taschenfalten.

Glottische Regionen:

- Stimmbänder,
- vordere Kommissur,
- hintere Kommissur.

T-Klassifikation der supraglottischen Karzinome:

- T1: Tumor auf einen Unterbezirk der Supraglottis beschränkt, mit normaler Stimmbandbeweglichkeit.
- T2: Tumor infiltriert Schleimhaut von mehr als einem benachbarten Unterbezirk der Supraglottis oder Glottis oder eines Anteils außerhalb der Supraglottis, ohne Fixation des Larynx.
- T3: Tumor auf den Larynx begrenzt, mit Stimmbandfixation, und/oder Tumor mit Infiltration des Postkrikoidbezirks oder des präepiglottischen Gewebes.
- T4: Tumor infiltriert durch den Schildknorpel und/oder breitet sich in die Weichteile des Halses, die Schilddrüse und/oder den Ösophagus aus.

T-Klassifikation glottischer Karzinome:

- T1: Tumor ist auf Stimmband (Stimmbänder) begrenzt, mit normaler Beweglichkeit.
- T1a: Tumor auf ein Stimmband begrenzt.
- T1b: Tumorbefall beider Stimmbänder.
- T2: Tumor breitet sich auf Supraglottis und/oder Subglottis aus und/oder Tumor mit eingeschränkter Stimmbandbeweglichkeit.
- T3: Tumor auf den Laynx begrenzt, mit Stimmbandfixation.
- T4: Tumor infiltriert durch den Schildknorpel und/oder breitet sich auf andere Gewebe außerhalb des Larynx, z. B. Trachea, Weichteile des Halses, Schilddrüse oder Pharynx aus.

T-Klassifikation subglottischer Karzinome:

- T1: Tumor ist auf Subglottis beschränkt.
- T2: Tumor breitet sich auf ein Stimmband oder beide Stimmbänder aus, diese mit normaler oder eingeschränkter Beweglichkeit.
- T3: Tumor auf den Larynx begrenzt, mit Stimmbandfixation.
- T4: Tumor infiltriert durch Ring- oder Schildknorpel und/oder breitet sich auf andere Gewebe außerhalb des Larynx, z. B. Trachea, Weichteile des Halses, Schilddrüse oder Ösophagus aus.

N-Klassifikation supraglottischer, glottischer und subglottischer Karzinome

- Nx: Regionäre Lymphknoten können nicht beurteilt werden.
- N0: Keine regionäre Metastasierung.
- N1: Metastase in einem isolierten Lymphknoten ipsilateral bis 3 cm.
- N2a: Metastase in einem Lymphknoten ipsilateral zwischen 3 und 6 cm.
- N2b: Metastasen in mehreren ipsilateralen Lymphknoten unter 6 cm.
- N2c: Metastasen bilateral oder kontralateral unter 6 cm.
- N3 Metastasen über 6 cm.
- pN0: Selektive Neck Dissection und histologische Untersuchung üblicherweise von 6 oder mehr Lymphknoten oder radikale Neck Dissection oder modifizierte Neck Dissection und histologische Untersuchung üblicherweise von 10 oder mehr Lymphknoten ohne Tumorbefund.

M-Klassifikation der Fernmetastasierung:

- Mx: Fernmetastasen können nicht beurteilt werden.
- M0: Keine Fernmetastasen.
- M1: Fernmetastasen.

5
Klinik

5.1
Präkanzerosen

> Obligate Präkanzerosen sind Epithelveränderungen, die mit hoher Wahrscheinlichkeit im Laufe der Zeit in ein manifestes Karzinom übergehen. Fakultative Präkanzerosen entwickeln sich nur in wenigen Fällen zum Karzinom.

Für die Beschreibung der präkanzerösen Veränderungen der Kehlkopfschleimhaut ist eine ganze Reihe von klinischen und pathologischen Begriffen eingeführt worden. Das klinische Erscheinungsbild der Veränderungen kann sehr variabel sein, so daß eine *endgültige Beurteilung* einer auffälligen Epithelveränderung erst im Rahmen der histologischen Untersuchung möglich ist [12]. Prinzipiell unterscheidet man anhand der Oberfläche zwischen:

- Erythroplakien,
- Leukoplakien,
- Pachydermien.

Bei der *histologischen Einteilung* der Präkanzerosen sind unterschiedliche Klassifikationen gebräuchlich. Für den europäischen Bereich hat sich die von Kleinsasser [13] eingeführte Gliederung in 3 Grade durchgesetzt. Grundlage der Einstufung ist die Beurteilung von Kernatypien:

- Grad I   Verdickung des Epithels ohne Störung des Zellaufbaus. Keine oder nur sehr wenige Mitosen sind vorhanden.
  Synonyme: *einfache Dysplasie*, Plattenepithelhyperplasie.
- Grad II   Hier finden sich vereinzelt Störungen des Zellaufbaus. Die Zellen sind chromatinreich und teilweise findet sich auch ein Verlust der Polaritärt.
  Synonyme: *mittelgradige Dysplasie*, atypisches Epithel.
- Grad III Störung der Zellreifung in allen Schichtungen, Aufhebung der polaren Ausrichtung der Basalzellen, häufig atypische Mitosen.
  Synonyme: *Carcinoma in situ*, schwere Dysplasie.

Unter den Epithelveränderungen Grad III ist eine Reihe von histologisch unterschiedlichen Veränderungen zusammengefaßt. Neben dem klassischen Carcinoma in situ, bei dem sich unreife basale Zellen bis an die Oberfläche ausdehnen, finden sich auch Formen, in denen die Stachelzellen vorherrschen. Das Hauptargument für diese Klassifikation ist ihre gute Anwendbarkeit auf die klinische Arbeit. Eine Epithelveränderung vom Typ III erfordert immer eine konsequente Behandlung. Epithelveränderungen vom Typ I und II müssen klinisch beobachtet werden, wobei insbesondere Veränderungen von Grad II sehr engmaschige Kontrollen erfordern. Ein weiteres Argument, verschiedene präkanzeröse Veränderungen unter dem Typ III zusammenzufassen, resultiert aus der Erfahrung, daß durchaus unterschiedliche histologische Veränderungen nebeneinander zu finden sind. In diesen Fällen muß eine klare Aussage für den Kliniker getroffen werden, wie diese Veränderungen weiter zu behandeln bzw. zu kontrollieren sind.

Neben der beschriebenen Einteilung bestehen noch weitere Klassifikationen für präkanzeröse Veränderungen der Kehlkopfschleimhaut. Eine hauptsächlich von der WHO eingesetzte Einteilung unterscheidet:

- Hyperplasie,
- Keratose,
- leichte Dysplasie,
- mittelgradige Dysplasie,
- schwere Dysplasie,
- Carcinoma in situ.

In einer weiteren Klassifikation von Miller [17] wird unterschieden zwischen:

- Keratose,
- Keratose mit Atypien,
- Carcinoma in situ,
- Carcinoma in situ mit Mikroinvasion.

Die *klinische Symptomatik* der präkanzerösen Veränderungen unterscheidet sich nicht wesentlich von manifesten Karzinomen. Auch bei prämalignen Veränderungen führt die *Heiserkeit* in der Regel zum Arztbesuch. Ein nicht unerheblicher Teil der Befunde wird jedoch zufällig bei Routineuntersuchungen erhoben. Bei der Spiegeluntersuchung bzw. bei der Lupenendoskopie zeigt sich dann eine weißliche oder rötliche Schleimhautveränderung, die mehr oder weniger homogen über die Stimmlippen verteilt ist. Nur in seltenen Fällen finden sich präkanzeröse Veränderungen an der Epiglottis.

Der nächste Schritt zur weiteren Abklärung dieser Veränderungen geschieht dann in der *mikrolaryngoskopischen Untersuchung* des Patienten in Narkose. Bei dieser Untersuchung lassen sich dann unter mikroskopischer Kontrolle Charakter und Ausdehnung der Epithelveränderung exakt festlegen. Auch hierbei ist jedoch z. B. keine Aussage im Hinblick auf das Vorliegen eines Carcinoma in situ möglich (Abb. 2). Anhand der mikrolaryngoskopischen Untersuchung kann festgelegt werden, ob eine Exzisionsbiopsie oder nur eine Probeexzision notwendig ist. Die Probenentnahme erfolgt dann unter mikroskopischer Kontrolle.

Senile Papillome

Diese Veränderungen werden ebenfalls zu den fakultativen Präkanzerosen gezählt (Abb. 3). Zwar liegen keine exakten Untersuchungen zur Häufigkeit der malignen Transformation dieser Veränderungen vor, doch gibt es einige Berichte, nach denen sich hieraus Karzinome entwickelt haben.

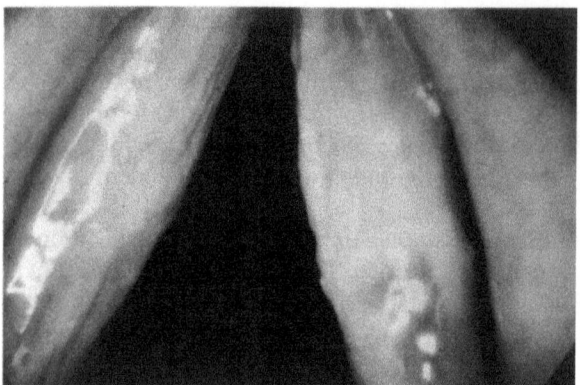

Abb. 2.
Präkanzerosen. Mikrolaryngoskopie-Befund mit Epithelverdickung und unruhiger Schleimhautoberfläche im mittleren Abschnitt der rechten Stimmlippe. Auf der linken Stimmlippenseite leicht höckrige Oberfläche des Epithels. Histologisch nach beidseitigem „Stimmlippen-Strip" fand sich rechts ein Carcinoma in situ (Grad III) und links eine Epithelveränderung Grad I

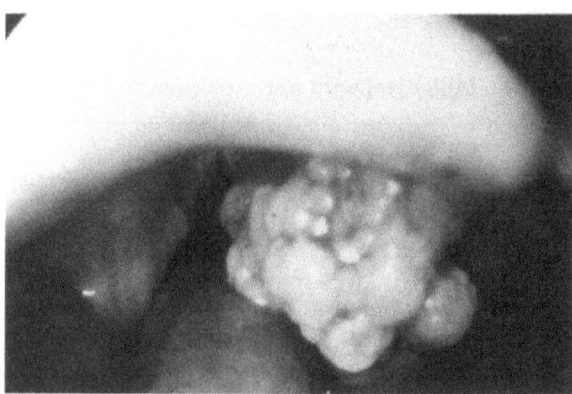

Abb. 3.
Adultes Papillom. Mikrolaryngoskopie-Befund mit papillomartigem Tumor, der im Bereich der rechten Taschenfalten-Epiglottis-Region lokalisiert ist

5.2
Supraglottische Karzinome

Das Wachstumsverhalten der supraglottischen Karzinome richtet sich in erster Linie nach ihrem Ursprungsort. Zur weiteren Abgrenzung der einzelnen Karzinome haben sich unterschiedliche Nomenklaturen etabliert. Die im folgenden aufgeführte Gruppierung supraglottischer Karzinome basiert auf anatomischen und klinischen Grundlagen.

Epiglottiskarzinome
Zu dieser Gruppe von supraglottischen Karzinomen gehören Tumoren, die an der lingualen Epiglottis, am freien Rand der Epiglottis, an der zentralen laryngealen Epiglottisfläche und im Taschenfalten-Epiglottis-Winkel (Winkelkarzinome) entstehen. Am häufigsten entwickeln sich supraglottische Karzinome im Bereich der laryngealen Epiglottisfläche. Von hier können sie den Knorpel der Epiglottis durchdringen und erreichen dann das präepiglottische Fett. Aufgrund

fehlender anatomischer Mittellinienbegrenzungen wachsen diese Tumoren bereits *frühzeitig bilateral*. Nach kaudal dehnen sich diese Karzinome nur selten bis zur Glottis aus. Karzinome im Bereich der lingualen Epiglottis dehnen sich vor allem in Richtung Vallecula und Zungengrund aus. Insbesondere bei zentralen Epiglottiskarzinomen erfolgt die *Metastasierung beidseitig*. Bei einseitig lokalisierten kleineren Karzinomen des Epiglottisrandes erfolgt die Metastasierung dagegen oft einseitig.

Winkelkarzinome
Aufgrund ihrer Häufigkeit werden die Winkelkarzinome von Kleinsasser als eigene Gruppe definiert. Sie entstehen im Winkel zwischen Epiglottis und Taschenfalte. Die Ausbreitung dieser Karzinome geht einerseits zum präepiglottischen Raum, andererseits wachsen diese Tumoren kaudal in Richtung Aryregion und erreichen hier auch den paraglottischen Raum. Die Tumorausdehnung ist in vielen Fällen anhand der klinischen Untersuchung nicht abzuschätzen. Eine Einschränkung der Stimmlippenbeweglichkeit ist jedoch als Indiz für eine fortgeschrittene kaudale Ausdehnung zu werten. Aufgrund der einseitigen Lokalisation dieses Tumors erfolgt die Metastasierung meist einseitig.

Taschenfaltenkarzinome
Diese relativ seltenen Karzinome sind oft nur an einer Auftreibung der Taschenfalte zu erkennen. Ausgedehnte Tumoren dieser Lokalisation dehnen sich nach kaudal und dorsal aus und können hier den Aryknorpel und auch den Hypopharynx erreichen.

Petioluskarzinome
Diese Tumorlokalisation wird auch als *infrahyoidales Epiglottiskarzinom* bezeichnet. Der Tumor entwickelt sich direkt an der vorderen Kommissur der Taschenfalten und erreicht relativ schnell sowohl glottische als auch supraglottische Strukturen. Die ansonsten embryologisch postulierte Trennung der Kehlkopfanteile wird von diesem Tumor in der Regel nicht respektiert. In welchem Bereich sich der Tumor entwickelt ist in der Regel bei Diagnosestellung ohnehin nicht feststellbar.

Die wichtigste *klinische Besonderheit* dieses Tumors ist sein frühzeitiges Wachstum nach anterior in den präepiglottischen Raum und von hier aus weiter zum Schildknorpel. Ganz besonders für diese Tumorlokalisation gilt, daß die klinische Einschätzung der Tumorausdehnung oft nicht gelingt und bildgebende Verfahren herangezogen werden müssen.

Ventrikelkarzinome
Auch reine Ventrikelkarzinome sind *selten*. Für diese Tumoren gilt jedoch ganz besonders, daß sie bei einer üblichen Inspektion verborgen bleiben, da sich oft kein sichtbarer Epitheldefekt zeigt. Ähnlich wie die Petioluskarzinome infiltrieren diese Tumoren frühzeitig Glottis und Supraglottis und werden daher auch zu den *transglottischen Karzinomen* gezählt. Diese Malignome erreichen sehr früh den paraglottischen Raum, infiltrieren oft Knorpelstrukturen und verlas-

sen den Kehlkopf nach dorsal und kaudal. Kleinsasser [13] zählt diese Tumoren zu den glottischen Karzinomen, da er eine Entstehung im Bereich der Linea arcuata superior annimmt.

Karzinome der Aryregion und der aryepiglottischen Falte
Nur sehr kleine Karzinome dieser Regionen können eindeutig der Supraglottis zugeordnet werden. In vielen Fällen (Marginalkarzinome) werden bei diesen Malignomen sowohl Anteile des Hypopharynx als auch der Supraglottis betroffen sein. Tumoren der Aryregion führen früh zu einer Einschränkung der Stimmlippenbeweglichkeit. Die endoskopische Einstellung dieser Geschwülste gelingt in aller Regel sehr gut, und sie sind daher meistens über den transoralen Weg resezierbar.

Marginalkarzinome
Mit diesem Begriff werden vor allem Karzinome an der Kante der aryepiglottischen Falte belegt. Diese Tumoren werden aufgrund ihres biologischen Verhaltens häufig den Hypopharynxkarzinomen zugeordnet. Auch bei ausgedehnteren Karzinomen der Aryregion ist es nur schwer möglich, eine Trennung zwischen Supraglottis und Hypopharynx zu ziehen.

> Tumoren dieser Lokalisationen metastasieren frühzeitig und weisen innerhalb der supraglottischen Karzinome eine schlechtere Prognose auf.

Mitunter werden auch Karzinome der lingualen Epiglottis am Übergang zur Vallecula zu den Marginalkarzinomen gerechnet. In diesen Fällen kommt es zu einer Mitbeteiligung des Oropharynx am Tumorgeschehen.

Transglottische supraglottische Karzinome
Der Begriff der transglottischen Karzinome soll dem Umstand Rechnung tragen, daß ein Teil der supraglottischen Tumoren die embryologische Grenze zur Glottis nach kaudal nicht respektiert. Dabei kann die Infiltration sowohl über den paraglottischen Raum erfolgen, als auch durch das Weiterwachsen des Tumors über den Ventrikel hinaus. Die Infiltration glottischer Strukturen kann auch anterior in der vorderen Kommissur erfolgen. Der Begriff „transglottisches Karzinom" kann ebenso für glottische Karzinome verwandt werden, die sich nach kranial entwickelt haben. Eine exakte Zuordnung wird in der Regel nicht möglich sein. So wird mit der Belegung eines Tumors mit dem Begriff „transglottisch" auch meistens der klinische Umstand zum Ausdruck gebracht, daß es sich um ein fortgeschrittenes Karzinom handelt. Bei diesen Malignomen ist mit ausgedehnten, klinisch nicht erfaßbaren Infiltrationen z. B. der Aryregion oder des präepiglottischen Raumes zu rechnen. Daher sind in diesen Fällen die Indikationsstellungen zu Teilresektionen sehr genau zu prüfen.

Flächenhafte supraglottische Karzinome
Wie in allen Bereichen des oberen Aerodigestivtraktes so finden sich auch supraglottisch Karzinome, die flächige teilweise disseminierte Tumorrasen bilden.

Diese auch als *„superficial spreading carcinoma"* oder als Tapetenkarzinome bezeichneten Tumoren sind nur schwer einer Region zuzuordnen. Auch die Behandlung dieser Malignome muß dem Einzelfall angepaßt werden, da chirurgische Maßnahmen in diesen Fällen schwierig sind.

Im Vergleich zu den glottischen Karzinomen sind die *supraglottischen Karzinome weniger differenziert* und zeigen seltener Verhornungen. Trotzdem sind auch bei supraglottischen Karzinomen alle Differenzierungen möglich.

5.3
Glottische Karzinome

Stimmlippenkarzinome
Die Mehrzahl dieser Karzinome entsteht am freien Rand der Stimmlippen. Von hier aus wachsen diese Tumoren nach anterior und treffen auf die Broylsche Sehne, die eine anatomische Barriere für das weitere Wachstum des Tumors auf die Gegenseite darstellt. Bei einer weiteren Ausdehnung des Tumors nach kaudal in die subglottische Region ist eine Überschreitung der Mittellinie leicht möglich. Klinisch unterscheidet man kleine Stimmlippenkarzinome (einschließlich der Krebsvorstufen), die auf die Glottis beschränkt sind, von größeren glottischen Karzinomen, die zu einer Infiltration benachbarter Strukturen, z. B. der Supraglottis, geführt haben (Abb. 4).

Karzinome der vorderen Kommissur
Tumoren, die direkt in der vorderen Kommissur entstanden sind oder die vom vorderen Stimmlippenbereich in die vordere Kommissur übergegangen sind,

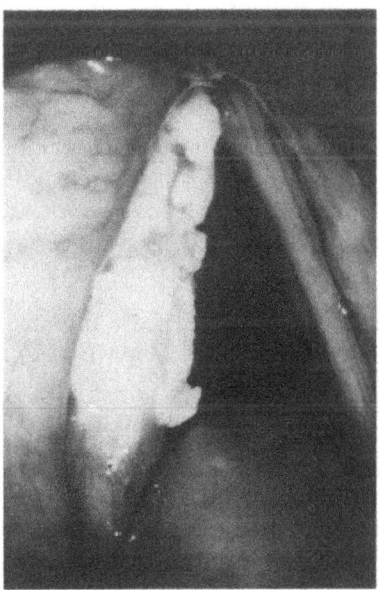

Abb. 4.
Stimmlippenkarzinom T1a. Mikrolaryngoskopie-Befund mit weißlicher Epithelverdickung der linken Stimmlippe. Der Tumor endet an der vorderen Kommissur. Therapeutisch bietet sich in diesem Fall die transorale chirurgische Entfernung des Tumors an

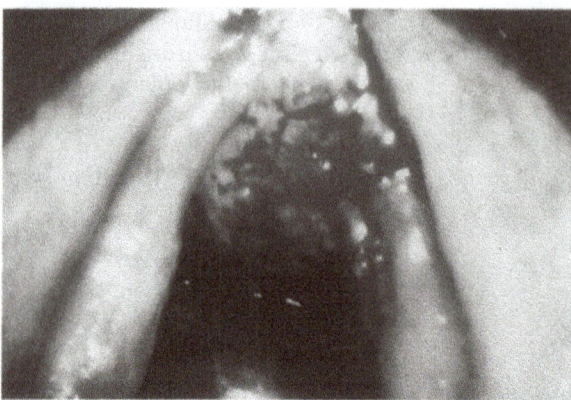

Abb. 5.
Karzinom der vorderen Kommissur. Mikrolaryngoskopie-Befund. Tumor im Bereich der vorderen Kommissur mit Ausdehnung auf beide Stimmlippen vor allem nach rechts. Die Oberfläche ist ulzeriert und der Tumor zeigt eine ausgedehnte subglottische Ausdehnung. Als Therapiemaßnahme erfolgt eine frontolaterale Teilresektion

werfen diagnostische und therapeutische Probleme auf (Abb. 5). Die anterior lokalisierte Broylsche Sehne stellt zwar eine natürliche bindegewebige Barriere für das Tumorwachstum dar. Durchdringt der Tumor jedoch diese Struktur, folgt sofort die Infiltration des Schildknorpels und später die Beteiligung von Halsweichteilen am Tumorgeschehen. Das Ausmaß der Tumorinfiltration ist im Einzelfall nur schwer abzuschätzen, so daß relativ frühzeitig knorpelresezierende Teilresektionen notwendig werden (frontolaterale Teilresektion).

5.4
Subglottische Karzinome

Primär subglottisch entstandene Karzinome sind *selten*. Nach kaudal entwickelte glottische Tumoren sind häufig nicht eindeutig von subglottischen Malignomen zu differenzieren.

> Ein besonderes Merkmal dieser Tumoren ist die relativ frühzeitige Mittellinienüberschreitung, da sich subglottisch keine anatomisch bedingte Mittellinienengrenze findet. Begünstigt wird die rasche subglottische Ausdehnung durch ein bevorzugt flächenhaftes Wachstum dieser Geschwülste.

Außerdem erreichen diese Tumoren das relativ dichte Netz lymphatischer Gefäße im Bereich der oberen Trachea und der Subglottis.

5.5
Metastasierung

Die lymphatische Drainage erfolgt über Lymphsinus, Präkollektoren und Kollektoren in die regionären Lymphknoten [30]. Die auf embryologischen Grundlagen basierende Grenzlinie zwischen supraglottischem und glottischem Anteil des

Kehlkopfes kann auf der Ebene des oberflächlichen Lymphsystems nicht gefunden werden. Besondere anatomische Besonderheiten des lymphatischen Systems lassen sich jedoch mit klinischen Phänomenen in Übereinstimmung bringen. So ist die von Werner et al. [30] beschriebene Anhäufung von Lymphgefäßen im Bereich der Broylschen Sehne in Übereinstimmung zu bringen mit der klinisch bekannten frühzeitigen Metastasierung glottischer Karzinome dieser Region.

> Im Hinblick auf die *Dichte von Lymphgefäßen* ergaben lymphographische Untersuchungen ein deutlich dichteres Gefäßnetz im supraglottischen Bereich, verglichen mit der glottischen Region. Dadurch läßt sich, zumindest zum Teil, die im Vergleich zu glottischen Karzinomen höhere Metastasierungsrate supraglottischer Karzinome erklären.

Metastasierung bei supraglottischen Karzinomen

Die Lymphe der supraglottischen Region wird vor allem in die Level II, III und IV, also die *jugulären Lymphknoten*, drainiert. Nur in ca. 5 % der Fälle findet sich eine Metastasierung in die submandibulären Lymphknoten. Hierauf beruhen die Überlegungen, bei supraglottischen Karzinomen nur eine selektive Neck Dissection der Level II, III und IV auszuführen, insbesondere wenn klinisch keine Metastasierung zu erwarten ist. Der Anteil der nachweisbaren Metastasierung bei Diagnosestellung hängt von der genauen Lokalisation des Primärtumors ab. So finden sich in ca. 40 % der suprahyoidalen Tumoren und der Marginalkarzinome regionäre Metastasierungen. Karzinome der Taschenfalten weisen dagegen nur in ca. 15 % der Fälle eine regionäre Metastasierung auf. Bei entsprechender histologischer Aufarbeitung finden sich noch in etwa 25–30 % der Fälle okkulte Metastasierungen bei klinischem „N0"-Befund.

> Betrachtet man alle Stadien supraglottischer Karzinome, so beträgt der Anteil der Patienten mit einer regionären Metastasierung etwa 40 %. Der Anteil der Patienten, der eine beidseitige Metastasierung aufweist, liegt bei ca. 25 %.

Metastasierung bei glottischen Karzinomen

Im Vergleich zu supraglottischen Karzinomen weisen glottische Karzinome nur selten eine regionäre Metastasierung auf. Der Lymphabfluß erfolgt ebenfalls primär in die Level II, III und IV, also die jugulären Lymphknoten. Besonders für Karzinome der vorderen Kommissur ist der häufig nachweisbare *prälaryngeale Lymphknoten* noch von Bedeutung, da dieser teilweise die Lymphe der vorderen Kehlkopfabschnitte aufnimmt. Die Häufigkeit der regionären Metastasierung ist abhängig von der Ausdehnung des Primärtumors.

> T1-Karzinome der Glottis weisen in weniger als 5 % der Fälle eine Metastasierung in die Halslymphknoten auf. Der Anteil der Metastasierung steigt von ca. 10 % (T2), 20–30 % (T3) bis auf ca. 35 % bei T4-Tumoren. Beidseitige Metastasierungen sind selten.

Metastasierung bei subglottischen Karzinomen

Die Häufigkeit der lymphatischen Metastasierung bei subglottischen Karzinomen ist nur schwer einzuschätzen. Zwar ist der Befall der zervikalen Halslymphknoten eher selten (ca. 20%), doch ist das gehäufte Auftreten von parastomalen Absiedlungen und auch die Mitbeteiligung *paratrachealer Lymphknoten* ein Indiz für den besonderen Charakter der Metastasierung dieser Tumoren.

Fernmetastasierung

> Bei ca. 10% der Patienten mit supraglottischen Karzinomen und ca. 5% der Personen mit glottischen Karzinomen muß trotz lokoregionärer Kontrolle des Tumors mit dem Auftreten von Fernmetastasen innerhalb der Nachbeobachtungszeit gerechnet werden. Die überwiegende Mehrzahl der Fernmetastasen entwickelt sich im Bereich der Lunge.

Seltener finden sich Fernmetastasen im Mediastinum, der Leber und dem Knochensystem. Bei weiteren Fortschritten bei der lokoregionären Kontrolle der Tumoren ergibt sich hier eine wichtige Aufgabe für die in der Nachsorge tätigen Ärzte. Durch regelmäßige Kontrollen (Rö-Thorax, Oberbauchsonographie) sollten Fernmetastasierungen frühzeitig erkannt werden. Durch die Weiterentwicklungen der Metastasenchirurgie (Thoraxchirurgie) ist es heute durchaus möglich, in vielen Fällen, auch bei Fernmetastasierungen, diesen Patienten noch eine sinnvolle Behandlung zukommen zu lassen.

5.6 Zweitkarzinome

Eine weitere wichtige Aufgabe im Rahmen der Nachkontrolle ist die Erfassung von Zweitkarzinomen. Die Angaben zum Auftreten von weiteren Karzinomen in einem Zeitraum von ca. 10 Jahren nach der Diagnose des Kehlkopfkarzinoms schwanken zwischen 10 und 30%. Die meisten Zweitkarzinome werden in der Lunge gefunden. Die Häufigkeit von Zweitkarzinomen ist bei supraglottischen Karzinomen höher als bei glottischen.

6 Diagnostik

6.1 Symptome

Weiterhin ist das wichtigste Symptom bei Kehlkopfkarzinomen die *Heiserkeit*. Die allgemeine Erkenntnis, daß jede über einen Zeitraum von mehr als 3 Wochen bestehende Heiserkeit fachärztlich abzuklären ist, hat zu einer deutlichen Erhöhung des Anteils von Frühstadien am Gesamtkollektiv geführt. Diese Aussage gilt jedoch im wesentlichen nur für die glottischen Karzinome. Hier zeigen bereits präkanzeröse Veränderungen der Stimmlippen klinisch erfaßbare Heiserkeitsbefunde.

> Bei supraglottischen Karzinomen ist Heiserkeit jedoch eher ein Spätsymptom. In diesen Fällen ist es entweder zu einer Infiltration der Aryregion oder zu einer Beteiligung der Stimmlippe am Tumorgeschehen gekommen.

Ein wichtiges Symptom sind *Schluckstörungen*, die von den Patienten unterschiedlich empfunden werden. So berichten einige Personen über das Gefühl eines „rauhen Halses", andere geben Schmerzen beim Schlucken an oder bemerken ein Kratzen im Hals. Diese Symptome finden sich eher bei supraglottischen Karzinomen. In Abhängigkeit von der genauen Tumorlokalisation treten diese Schluckprobleme in einem frühen oder späten Stadium der Erkrankung auf.

Weitere Symptome sind *Hustenreiz, Blutauswurf, Ohrenschmerzen* und diffus ausstrahlende Schmerzzustände am Hals. *Atemnot* oder *Dyspnoe* sind in der Regel als Spätsymptome zu werten, z. B. wenn es bereits zu einer fortgeschrittenen Fixierung der Stimmlippen gekommen ist. Ausgedehnte Schluckstörungen sind meistens ein Indiz für eine Mitbeteiligung des Hypopharynx am Krankheitsgeschehen.

Nicht selten bemerkt der Patient vor allem bei supraglottischen Karzinomen zuerst eine *Schwellung am Hals*, die ihn zum Arzt führt. Insbesondere Halslymphknotenvergrößerungen entlang der Vena jugularis interna erfordern eine genaue Untersuchung des oberen Aerodigestivtraktes.

Hat der Patient den Weg zum Arzt gefunden, so muß im weiteren Verlauf eine zusätzliche Zeitverzögerung durch konsequente Durchführung diagnostischer und therapeutischer Maßnahmen vermieden werden.

6.2
Diagnostik des Primärtumors

Weite Teile von Glottis und Supraglottis sind unter Zuhilfenahme von Hilfsmitteln am wachen Patienten ambulant einzusehen. Die Inspektion der subglottischen Region ist dagegen nur begrenzt möglich und erfordert häufig weitergehende endoskopische Verfahren. Eine weitergehende diagnostische Untersuchung mit Hilfe bildgebender Verfahren oder im Rahmen einer endoskopischen Untersuchung in Narkose wird immer dann erforderlich sein, wenn Symptome persistieren oder wenn inspektorische Befunde unklar sind. Dies kann z. B. der Fall bei einer asymmetrischen Verdickung einer Taschenfalte sein, ohne Zeichen eines Epitheldefektes.

6.2.1
Inspektion

Die Standarduntersuchungstechnik für den Kehlkopf ist die *Spiegeluntersuchung*. Gerade im Hinblick auf die spezielle Diagnostik von malignen und prämalignen Erkrankungen des Kehlkopfes hat sich heute jedoch die *lupenlaryngo-*

skopische Untersuchung als Methode der Wahl für diese Fragestellungen herauskristallisiert. In Kombination mit stroboskopischen Techniken ist es so möglich, bereits bei der Inspektion die Oberflächenstruktur des Stimmlippenepithels sehr genau beurteilen zu können. So lassen sich mit Hilfe der *Videostroboskopie* subtile Veränderungen der Schleimhautbewegungen an den Stimmlippen registrieren. Nicht zuletzt bieten diese Verfahren auch die Möglichkeit, eine exakte Dokumentation der Befunde durchzuführen.

Ist der Kehlkopf über den üblichen Weg nicht zu inspizieren, so bietet sich noch die Möglichkeit der flexiblen Laryngoskopie. Im eigentlichen Sinne handelt es sich dabei um ein endoskopisches Verfahren, da es mit entsprechender Oberflächenanästhesie problemlos ambulant durchgeführt werden kann, soll es hier besprochen werden. Eine exakte Beurteilung der Schleimhautbeschaffenheit ist aufgrund der fehlenden Vergrößerung zwar nicht möglich, doch erlaubt dieses Verfahren zumindest die Bewertung der Stimmlippenbeweglichkeit. Die im Rahmen der flexiblen Endoskopie erhobenen Befunde werden aufgrund des „*Weitwinkel*"-Blickes oft als relativ zu klein eingestuft.

All diesen Untersuchungen kommt bei der Diagnostik von Kehlkopfkarzinomen die wichtige Bedeutung zu, die *Beweglichkeit der Stimmlippen* zu beurteilen. Da dieser Faktor weder bei bildgebenden Verfahren, noch bei der endoskopischen Untersuchung in Narkose zu erfassen ist, kommt der Inspektion entscheidende Bedeutung bei der Einschätzung der Karzinome zu. Die Stimmlippenbeweglichkeit entscheidet mit über die Zuordnung des Tumors in der T-Kategorie. Ferner ist die Einschätzung der Stimmlippenbeweglichkeit ein entscheidender Faktor bei der klinischen Beurteilung der Karzinome. So sind z.B. bei einer beidseitigen Beeinträchtigung der Stimmlippenbeweglichkeit durch ein supraglottisches Karzinom die chirurgischen Möglichkeiten zum Kehlkopferhalt deutlich erschwert.

Auch wenn die inspektorischen Verfahren bei der Diagnostik von Larynxkarzinomen technisch problemlos durchführbar waren, so wird man nicht umhinkönnen, eine weitere Diagnostik in Form von Bildgebung und Endoskopie in Narkose anzuschließen. Dies ist erforderlich, um die heute vorhandenen differenzierten Behandlungsmöglichkeiten optimal auf den Einzelfall abstimmen zu können.

6.2.2
Bildgebung

Bildgebende Verfahren bei Kehlkopfkarzinomen verfolgen den Zweck, klinisch nicht erfaßbare Ausdehnungen des Tumors zu erkennen. Dabei geht es vor allem um die Infiltration des präepiglottischen Raumes und um die Beurteilung der paraglottischen Region.

Die *Ultraschalldiagnostik* spielt dabei eine untergeordnete Rolle. Bei der Anwendung des Ultraschalles von außen stellt sich häufig das Problem der Verkalkung des Schildknorpels, so daß innere Kehlkopfanteile nicht zu erfassen sind. Darstellen läßt sich ein Tumordurchbruch in den präepiglottischen Raum und ein Einwachsen von Tumor in den Hypopharynx. Auch konventionelle *Röntgenaufnahmen* des Kehlkopfskelettes sind heute nicht mehr ausreichend. Die Methode der Wahl sind die *Computertomographie* (CT) bzw. die *Kernspintomographie* (MRT). Welches Verfahren bevorzugt eingesetzt werden sollte ist augenblicklich noch unklar. Zum Nachweis der Ausdehnung kleinerer Karzinome, z. B. der Stimmlippen, hat sich die Kernspintomographie bewährt. Sie erlaubt insbesondere die genaue Beurteilung von Muskelinfiltrationen durch den Tumor. Ein Durchbruch des Tumors in das präepiglottische Fett kann sowohl mit dem CT als auch mit dem MRT nachgewiesen werden. Eine Tumorinvasion in den Schildknorpel, insbesondere im Anfangsstadium, ist mit dem CT aber auch mit dem MRT nur bedingt möglich. Die Kernspintomographie bietet die Möglichkeit, die Schichten ebenso in sagittaler Richtung zu fahren. Dies ermöglicht eine bessere Beurteilbarkeit der Tumorausdehnung, z. B. im paraglottischen Raum. Weitere bildgebende Methoden, wie z. B. die Positronen Emissions Tomographie (PET) und die „single photon emission computed tomography" (SPECT) finden z. Zt. keine Anwendung bei der Untersuchung von Kehlkopfkarzinomen.

6.2.3
Endoskopie

Der Goldstandard zur Durchführung des diagnostischen Staging bleibt die endoskopische Untersuchung des Kehlkopfes in Narkose unter Zuhilfenahme eines Mikroskopes. Dieses als *Mikrolaryngoskopie* in der heutigen Form von Kleinsasser [12] eingeführte diagnostische Verfahren ermöglicht einerseits unter mikroskopischer Kontrolle die exakte Beurteilung der Schleimhautoberfläche, andererseits kann durch Palpation der anatomischen Regionen z. B. eine submuköse Ausdehnung des Tumors abgeschätzt werden. Heute steht eine Reihe von unterschiedlichen Laryngoskopen zur Verfügung, unter anderem auch Spreizlaryngoskope, die besonders zur Einstellung supraglottischer Regionen geeignet sind. Die visuelle Kontrolle der Kehlkopfoberfläche kann durch die zusätzliche Verwendung von Endoskopen (starr) noch erweitert werden. So läßt sich z. B. der Ventrikel mit Hilfe einer 90°-Optik einsehen, oder die subglottische Region kann mit 0°-Optiken inspiziert werden. Die entscheidende Maßnahme im Rahmen der endoskopischen Untersuchung ist dann aber die Probengewinnung. Je nach Ausdehnung des pathologischen Befundes wird eine *Probeexzision*, seltener eine *Exzisionsbiopsie* gewonnen. Exzisionsbiopsien bieten sich dann an, wenn der zu untersuchende auffällige Befund sehr klein ist.

Eine weitere Möglichkeit der Kehlkopfdiagnostik stellt die sog. Kontaktendoskopie dar [1]. Nach der Anfärbung des Epithels mit Methylenblau können die oberen Epithelschichten der Glottis in vivo im Rahmen einer Laryngoskopie mit Hilfe eines direkt auf das Epithel aufgesetzten Endoskopes vergrößert dargestellt werden. Neben der Beurteilung, z. B. der Kern-Zytoplasma-Relation, können auch Mikrogefäßmuster registriert werden.

6.3
Diagnostik der Metastasierung

6.3.1
Palpation

Die palpatorische Untersuchung des Halses umfaßt auch bei Patienten mit Karzinomen des Kehlkopfes alle Regionen des Halses. Findet sich ein vergrößerter Lymphknoten, so wird seine genaue Lokalisation, seine Größe und seine Konsistenz beurteilt. Bei größeren Halslymphknoten wird geprüft, inwieweit diese mit umgebenden Strukturen fixiert verwachsen sind.

> Allgemein kann man davon ausgehen, daß bei günstigen anatomischen Verhältnissen (schlanker Hals), Halslymphknoten ab einer Größe von 1 cm palpatorisch zu erfassen sind. Derbe Konsistenz und Unverschieblichkeit der vergrößerten Halslymphknoten weisen auf eine metastatische Besiedlung des Lymphknotens hin. Die palpatorische Erfassung vergrößerter Halslymphknoten ist jedoch unsicher und subjektiv, so daß weitere bildgebende Verfahren eingesetzt werden.

6.3.2
Bildgebung

In Europa hat sich die *B-Scan-Sonographie zur Erfassung des Halslymphknotenstatus* bei malignen Erkrankungen durchgesetzt. Die Vorteile dieses Verfahrens sind die einfache Verfügbarkeit und das sehr gute Auflösungsvermögen. Alternativ zur Sonographie können die Computertomographie bzw. die Kernspintomographie zur Untersuchung der Halsweichteile eingesetzt werden. Diese Verfahren haben gegenüber der Sonographie den Vorteil, daß auch eine Metastasierung in den retropharyngealen Raum zu erfassen ist.

Die eigentliche Schwierigkeit bei der Beurteilung der Halslymphknoten ist jedoch weniger das Auffinden, sondern vielmehr die Bewertung einer Halslymphknotenvergrößerung. Gerade bei den supraglottischen Karzinomen findet sich häufig ein sog. „No"-Befund. Das heißt, daß aufgrund der klinischen Untersuchung kein Hinweis auf eine Metastasierung besteht; bei der anschließenden histologischen Aufarbeitung des Neck-Dissection-Präparates findet sich dann in ca. 30 % der Fälle doch eine okkulte Metastasierung. Ziel der bildgebenden Untersuchungen muß es sein, Aussagen zur Besiedlung von Halslymphknoten mit einer Größe unter 1 cm treffen zu können. Die bekannten Kriterien, wie z.B. der Nachweis zentraler Nekrosen bei der CT-Untersuchung, finden sich jedoch bei Metastasierungen in kleinen Lymphknoten in der Regel nicht.

> So besteht augenblicklich eine Diskrepanz zwischen dem Auflösungsvermögen verschiedener bildgebender Methoden, die mühelos Halslymphknoten mit einem Durchmesser von 5 mm erkennen, und der Möglichkeit eine spezifische Aussage zur Frage der Ursache der Vergrößerung geben zu können.

Da nach Untersuchungen von Don et al. [6] ca. 60 % der metastatisch befallenen Halslymphknoten kleiner als 1 cm sind, ergibt sich hier eine diagnostische Lücke. Auch neuere Untersuchungsmethoden wie die PET bzw. SPECT konnten die Spezifität der Aussagen nicht erhöhen.

6.3.3
Spezielle diagnostische Verfahren

Es wurden Anstrengungen unternommen, die Beurteilung vergrößerter Halslymphknoten durch *ultraschallgestützte Feinnadelpunktionen* zu verbessern. Dieses Verfahren erwies sich aber letztendlich nicht als praktikabel. Zum Teil durchgesetzt hat sich die *intraoperative Schnellschnittdiagnostik* von Halslymphknoten. Bei diesem kombiniert diagnostisch-therapeutischen Verfahren werden präoperativ geortete vergrößerte Halslymphknoten über einen begrenzten Zugang freigelegt und mit Hilfe der Schnellschnittdiagnostik untersucht. Finden sich keine metastatischen Absiedlungen, so wird der Eingriff abgebrochen, bei positivem Befund wird der Eingriff zur Neck Dissection erweitert.

7
Therapie

7.1
Behandlungsprinzipien

Grundsätzlich gibt es 2 unterschiedliche Behandlungsansätze bei Karzinomen des Kehlkopfes: die primäre *Bestrahlungstherapie* und die primär *chirurgische Behandlung*. Eine allgemeine Aussage zur Überlegenheit der einen oder anderen Methode ist zur Zeit nicht möglich. Dies liegt einerseits an fehlenden Studien, andererseits kommt beim Karzinom des Kehlkopfes neben dem rein onkologischen Aspekt vor allem der Beeinflussung des Funktionszustandes des Kehlkopfes bei der jeweiligen Therapie eine wichtige Bedeutung zu. Während im anglo-amerikanischen Raum oft die primäre Bestrahlungsbehandlung den Vorzug erhält, wird in Europa, wenn möglich, ein funktionserhaltendes chirurgisches Behandlungskonzept favorisiert. Die Entscheidung für oder gegen eine Methode wird vor allem von der persönlichen Einstellung und Erfahrung des Behandlers mitbestimmt. Um die einzelnen Aspekte der gängigen Behandlungskonzepte verdeutlichen zu können, müssen diese anhand der unterschiedlichen Untergruppen von Kehlkopfkarzinomen besprochen werden.

7.1.1
Chirurgische Therapie

Fortschritte bei der chirurgischen Behandlung von Kehlkopfkarzinomen, wie z. B. die mikroskopisch gestützte transorale Tumorresektion mit und ohne CO_2-Laser haben im Vergleich zu den früher eingesetzten radikalchirurgischen Techniken zu einer verbesserten postoperativen Funktion bei vergleichbaren onkologischen Resultaten geführt [7, 23, 24, 26, 27].

7.1.2
Radiotherapie

Primär durchgeführte Bestrahlungsbehandlung
Die *primär durchgeführte Bestrahlungsbehandlung* führt bei einer vollständigen Remission des Kehlkopfkarzinoms in der Regel zu einer besseren Funktion als nach chirurgischen Behandlungsmaßnahmen. Insbesondere bei lokal fortgeschrittenen Tumoren sind die lokoregionären Kontrollraten geringer als bei chirurgischen Verfahren, so daß in diesen Fällen dann eine sog. „Salvage Surgery" (Rettungschirurgie) erforderlich wird. Diese muß dann aufgrund der Vorbestrahlung häufig als Laryngektomie ausgeführt werden. In diesen Fällen stellt sich die Frage, ob nicht eine funktionserhaltende Teilresektion von innen oder von außen primär die bessere Alternative ist.

Generell sollte man bei jüngeren Patienten von einer primären Bestrahlung, wenn möglich, Abstand nehmen, da ansonsten die Gefahr der Entwicklung eines *radiogenen Karzinoms* im Laufe der Zeit besteht. Die Ansprechraten der Bestrahlungsbehandlung hängen auch bei kleineren Tumoren (T1-Stimmlippen) von der Masse des Tumors ab [22].

> Die Bestrahlungsbehandlung sollte immer dann in Erwägung gezogen werden, wenn chirurgisch nur eine Laryngektomie in Frage kommt. So ist z. B. bei tapetenartig gewachsenen Karzinomen im Kehlkopf die primäre Bestrahlung sinnvoll.

Durch die Weiterentwicklung der simultanen Radiochemotherapie ergeben sich auch bei fortgeschrittenen Karzinomen des Kehlkopfes Ansätze für neue Behandlungskonzepte.

Die primäre Bestrahlung des regionären Lymphabflußgebietes wird immer dann in Frage kommen, wenn bereits am Primärtumor eine Radiatio eingesetzt wurde.

Postoperative Bestrahlung
In Abhängigkeit von Lage, Größe und histologischer Differenzierung der Karzinome wird eine postoperative Bestrahlung durchgeführt. Verbesserungen der onkologischen Ergebnisse ergeben sich dadurch für fortgeschrittene Karzinome

der Supraglottis (T3 und T4) sowie für T4-Karzinome der Glottis. Auch bei einer nachgewiesenen regionären Metastasierung wird von den meisten Therapeuten eine postoperative Bestrahlung der Lymphwege empfohlen. Unklar ist, ob bei kleineren Karzinomen des Kehlkopfes eine postoperative Bestrahlung therapeutisch sinnvoll ist.

7.1.3
Chemotherapie

Der Einsatz der Chemotherapie erfolgt heute bei Karzinomen der Kopf- und Halsregion vor allem im Rahmen der simultanen Radiochemotherapie, z. B. mit Cisplatin und 5-FU (29). Bei Kehlkopfkarzinomen, die chirurgisch nur unter Entfernung des Kehlkopfes therapierbar sind, stellt sich die Frage, ob primär eine simultane Radiochemotherapie durchgeführt wird. Kommt es zu keiner vollen Remission kann eine „Salvage Surgery" angeschlossen werden. Der Einsatz neuer Chemotherapeutika (Paclitaxel) wird nach den ersten Studienergebnissen den Stellenwert der simultanen Radiochemotherapie bei fortgeschrittenen Karzinomen noch erhöhen [5].

Der palliative Einsatz der Chemotherapie bei ansonsten „ausbehandelten" Karzinomen ermöglicht eine Verzögerung der Tumorprogression. Auch hier bieten sich durch den Einsatz von Paclitaxel erweiterte Möglichkeiten.

7.1.4
Weitere Therapieformen

Photodynamische Therapie
Durch den Einsatz photosensibler Farbstoffe in Kombination mit Laserlicht ist es möglich, selektiv Tumorzellen zu schädigen. Dieses Verfahren bietet sich vor allem für Krebsvorstufen und Karzinome mit nur geringer Tiefeninfiltration an. Die zusammenfassende Beurteilung der bisher publizierten Ergebnisse zeigt, daß mit dieser Behandlungsmethode eine Ansprechrate von 80–95% zu erzielen ist [4]. Der Vorteil der photodynamischen Behandlung liegt im funktionserhaltenden Prinzip des Verfahrens. Direkte Vergleiche mit etablierten Methoden werden über die Zukunft des Verfahrens entscheiden.

7.2
Behandlung supraglottischer Karzinome

Transorale Resektion
Methode der Wahl ist die transorale Tumorresektion mit oder ohne CO^2-Laser unter Zuhilfenahme des Operationsmikroskopes. Hierzu muß der Tumor mit dem Laryngoskop ausreichend zu exponieren sein, so daß eine vollständige Tumorentfernung über den transoralen Weg möglich ist. Das Ausmaß der Resektion sollte erwarten lassen, daß Sprech- und Schluckfunktion postoperativ ausreichend erhalten bleiben.

Der Einsatz des CO^2-Lasers für die transorale Resektion hat sich außerordentlich bewährt, da hiermit ein blutungsarmes Operieren ermöglicht wird und auch größere supraglottische Karzinome übersichtlich operiert werden können [23, 26, 27] (Abb. 6). Größere Tumoren, z. B. der Epiglottis, werden in mehreren Teilen entfernt. Hierzu kann es auch erforderlich sein, den nicht tumorbefallenen suprahyoidalen Epiglottisanteil zunächst zu entfernen, um einen Zugang zum Tumor zu erreichen. Zentrale Karzinome der Epiglottis werden dann in der Mitte durchtrennt, um die Tiefenausdehnung der Tumoren abschätzen zu können. Anschließend werden, je nach Größe des Tumors, noch weitere Schnitte durch den Tumor gelegt, bis eine übersichtliche Darstellung der Karzinomgrenzen möglich ist. Bei guter Einstellbarkeit können so auch ausgedehnte supraglottische Karzinome unter Einschluß von Schildknorpelanteilen entfernt werden.

Die *Grenzen der transoralen Resektion* finden sich in den Fällen, in denen die Tumoren auf transoralem Weg nicht darzustellen sind. Besonders kritisch muß auch die transorale Resektion von Karzinomen der vorderen Kommissur und des Petiolus betrachtet werden. Hier besteht die Gefahr, daß der Tumor unbemerkt weit nach anterior durchgebrochen ist und nicht vollständig entfernt werden kann. Die einseitige Entfernung des Arytaenoidknorpels führt in der Regel zu keinen funktionellen Störungen. Auch nach dorsal wachsende Ventrikelkarzinome sind nur bedingt für eine transorale Entfernung geeignet. Besteht die Gefahr, daß der Tumor nach dorsal aus dem Kehlkopf hinauswächst, wird dessen Entfernung über den transoralen Weg unübersichtlich.

Aus Sicherheitsgründen kann die prophylaktische Durchführung einer *Tracheotomie* erforderlich sein. Alternativ besteht auch die Möglichkeit, den Patienten für den Zeitraum von ca. 2 Tagen zu beatmen, bis die Schwellung im Kehlkopf rückläufig ist.

Teilresektionen von außen
Seit der Etablierung der transoralen Techniken sind die klassischen Techniken der Kehlkopfteilresektion bei supraglottischen Karzinomen in den Hintergrund getreten.

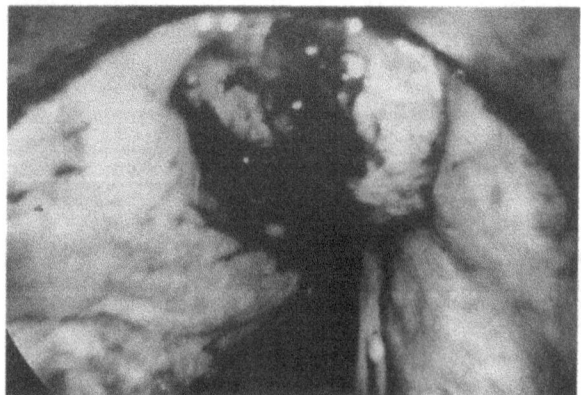

Abb. 6.
Supraglottisches Karzinom T2. Mikrolaryngoskopie-Befund. Zentraler Tumor der laryngealen Epiglottisfläche mit teilweise ulzerierter Oberfläche. Der Tumor dehnt sich auch auf die linke Taschenfaltenregion aus. Als Behandlung bietet sich die transorale Laserresektion des Tumors an

Supraglottische Laryngektomie. Bei dieser auch *supraglottische Horizontalresektion nach Alonso* genannten Operation werden alle supraglottischen Strukturen unter Mitnahme des Zungenbeines reseziert. Die Absetzungslinie zur Glottis erfolgt entlang der embryologisch definierten Grenze von Glottis und Supraglottis. Eine Kontraindikation zur Durchführung einer supraglottischen Teilresektion ergibt sich bei Einschränkungen der Stimmlippenbeweglichkeit. Die onkologischen Resultate nach supraglottischen Teilresektionen von außen werden im Hinblick auf die lokale Tumorkontrolle mit über 90% angegeben [9]. Der Anteil der Patienten, die postoperativ dekanüliert werden können liegt ebenfalls bei über 90%. Etwa 5–10% der Patienten aspirieren dauerhaft, so daß sich in diesen Fällen die Frage nach einer Laryngektomie stellt.

Dreiviertellaryngektomie. Dehnt sich das supraglottische Karzinom auf eine Stimmlippe bzw. auf die Aryregion einseitig aus, so ist die Erweiterung der supraglottischen Laryngektomie zur *Dreiviertellaryngektomie* möglich. Dabei erfolgt auf der tumorbefallenen Kehlkopfseite die Entfernung von Arytaenoidgelenk, Stimmlippe und Teilen des Ringknorpels. Vom Patienten erfordert dieser Eingriff noch größere Motivation zur Wiedererlangung der Schluckfunktion. Die Stimmfunktion ist nach diesen Eingriffen etwas schlechter als bei der supraglottischen Laryngektomie.

Laryngektomien

Die Indikationsstellung zur Laryngektomie ist sehr stark von der subjektiven Einstellung des Behandlers abhängig. Insgesamt wird die Laryngektomie heute an vielen Kliniken deutlich seltener durchgeführt als früher. Das liegt zum einen an den verbesserten Operationsmethoden über den transoralen Weg oder den Teilresektionen von außen, zum anderen stellt sich heute oftmals die Frage nach der simultanen Radiochemotherapie als Alternative zur Laryngektomie. Auch die Einstellung des Patienten zu den unterschiedlichen Behandlungsmaßnahmen nimmt Einfluß. Will man also allgemeingültige Aussagen zur Indikationsstellung einer Laryngektomie abgeben, so wird man scheitern.

- Eine relativ klare Indikation zur Laryngektomie ergibt sich bei Patienten mit Tumoren, die keiner Teilresektion mehr zugänglich sind und bei denen aus internistischen Gründen keine Radiochemotherapie möglich ist.
- Eine weitere Indikation ergibt sich nach fehlgeschlagener Radiochemotherapie im Sinne einer Rettungschirurgie bei primär ausgedehnten supraglottischen Karzinomen.
- Bei allen Patienten, deren Tumoren sich prinzipiell noch für eine supraglottische Teilresektion oder eine Dreiviertelresektion eignen, kann auch eine Laryngektomie durchgeführt werden. Bei komplikationslosem Verlauf ist zumindest die Schluckfunktion nach Laryngektomie in der Regel sehr schnell wiederhergestellt.
- In einigen Fällen wird die Laryngektomie auch aus funktionellen Gründen indiziert, wenn es z.B. nach Teilresektionen zu nicht beherrschbaren langandauernden Aspirationen kommt. Die Indikationsstellung zur Laryngektomie wird ganz entscheidend davon bestimmt, welches Vertrauen der Thera-

peut in die alternativen Behandlungsmethoden (Teilresektionen, Radiochemotherapie) setzt.

Chemo- und Radiotherapie
Primäre Bestrahlungsbehandlung supraglottischer Karzinome. Beim Vergleich der Behandlungsergebnisse von primärer Bestrahlungs- und chirurgischer Therapie hinsichtlich der lokalen Tumorkontrolle zeigen bisherige Studien günstigere Resultate für die chirurgischen Behandlungsmethoden. So bleibt die primäre Bestrahlungsbehandlung vor allem für die Fälle reserviert, die einer operativen Behandlung aus internistischen Gründen nicht zugänglich sind. Ansonsten wird man versuchen, bei allen Patienten, die chirurgisch unter weitgehendem Erhalt der Funktionen zu behandeln sind, eine primär operative Behandlung des Primärtumors anzustreben.

Postoperative Bestrahlungsbehandlung

> Supraglottische Karzinome der Kategorie T3 und T4 sollten einer postoperativen Bestrahlung unterzogen werden.

Bei Tumoren der Kategorie T2 und T1 hängt die Entscheidung, ob eine Nachbestrahlung durchzuführen ist, in erster Linie vom Halslymphknotenstatus ab. Liegt ein pNo-Befund vor, so kann bei T1- und T2-Tumoren auch auf die Bestrahlung verzichtet werden. Lage und genaue Ausdehnung des Tumors haben jedoch auch Einfluß auf diese Entscheidung. Inwiefern Patienten mit besonderen histologischen Befunden, wie z.B. einer Lymphangiosis carcinomatosa oder einem Kapseldurchbruch von einer postoperativen simultanen Radiochemotherapie profitieren können, ist noch nicht sicher zu beurteilen und Gegenstand laufender Studien.

Primäre simultane Radiochemotherapie. Die primäre simultane Radiochemotherapie ist eine alternative Behandlungsmethode bei Kehlkopfkarzinomen, die ansonsten nur mit starken Funktionseinschränkungen chirurgisch zu behandeln wären. *Nebenwirkungen* dieser Behandlungsmethode sind eine ausgeprägte *Mukositis* und evtl. eine *Panzytopenie*. Durch die Anlage einer perkutanen endoskopischen Gastrostomie (PEG) kann die Ernährung des Patienten trotz Mukositis sichergestellt werden. Bei kritischen Abfällen der Blutzellzahl stehen mittlerweile potente Medikamente zur Erhöhung der Zellzahlen zur Verfügung (GMCSF).

> Bei der Festlegung der Behandlungsstrategie wird nicht nur ein Aspekt, z.B. die Primärtumorausdehnung des Tumors berücksichtigt, sondern auch das Ausmaß der regionären Metastasierung und die Gesamtsituation des Patienten. So wird man bei einem N3-Befund mit Karotisinfiltration und einem kleinen Karzinom der aryepiglottischen Falten aufgrund der fortgeschritte-

> nen Metastasierung primär vermutlich ein simultane Radiochemotherapie
> einleiten, ohne den ansonsten kleinen Tumor chirurgisch zu entfernen. Auch
> bei vorbestehenden Lungenerkrankungen wird man aufgrund der zu erwar-
> tenden Aspirationsgefahr von komplexen Teilresektionen Abstand nehmen.

7.3
Behandlung glottischer Karzinome

Im Gegensatz zu den supraglottischen Karzinomen hängt das Behandlungskonzept sehr stark von der Primärtumorausdehnung, also dem T-Stadium, ab.

Behandlung von Präkanzerosen
Epithelveränderungen vom Grad III (Carcinoma in situ, schwere Dysplasie) müssen behandelt werden. Die Behandlung erfolgt in der Regel chirurgisch. Oft wird bereits bei der Probengewinnung durch Exzisionsbiopsie der pathologische Bezirk entfernt. Befinden sich Epithelveränderungen auf beiden Stimmlippen, so werden diese mit einem Intervall von ca. 6 Wochen abgetragen. Die chirurgische Abtragung kann verläßlich und schonend im Sinne eines „Stimmlippen-Strips" *mit konventionellen Instrumenten* (Zängelchen und Schere) im Rahmen der Mikrolaryngoskopie durchgeführt werden. Der *Einsatz des CO^2-Lasers* ist prinzipiell für diese Indikation möglich [26], doch ergibt sich hierbei der Nachteil, daß die pathohistologische Untersuchung erschwert ist. Gerade bei Präkanzerosen ist jedoch eine exakte histologische Beurteilung erforderlich, da neben präkanzerösen Veränderungen auch bereits invasives Wachstum vorliegen kann. Aus diesem Grund sollte die histologische Untersuchung des Präparates in Serienschnitten erfolgen.

Eine Strahlenbehandlung erscheint bei Präkanzerosen als Übertherapie. **!** Bei korrekter Durchführung eines „Stimmlippen-Strips" ist nicht mit einer Verschlechterung der Stimmfunktion zu rechnen, so daß funktionelle Gründe zur Durchführung einer Bestrahlung entfallen. Außerdem wird man immer bestrebt sein, bei Präkanzerosen eine vollständige histologische Untersuchung der Veränderung zu erhalten, was nur durch eine chirurgische Exzision möglich ist.

Glottiskarzinome T1
Für diese Tumoren gibt es prinzipiell 2 Behandlungsmöglichkeiten: die primäre Bestrahlung und die chirurgische Therapie. Die Stimmfunktion ist nach Durchführung einer primären Bestrahlungstherapie etwas besser als nach chirurgischen Behandlungen. Allerdings ist zu berücksichtigen, daß die Stimmfunktion nach Teilresektionen von außen mit den Ergebnissen der Strahlentherapie verglichen wurden. Die Stimmfunktion nach transoraler Entfernung von T1-Karzinomen mit dem Laser oder mit konventionellen Instrumenten ist in der Regel gut und dürfte sich nicht merklich von den Ergebnissen der Strahlentherapie unterscheiden.

! Das *Hauptargument gegen eine Bestrahlung* betrifft die Erkennung von Rezidiven. Zwar können auch mit der Strahlentherapie über 90% der Patienten mit T1-Stimmlippenkarzinomen geheilt werden; entwickelt sich jedoch in Ausnahmefällen doch ein Rezidiv, ist die Diagnostik erschwert. Oft kann in diesen Fällen dann nur eine Laryngektomie durchgeführt werden.

Mitunter ergibt sich auch für T1-Glottiskarzinome noch eine Indikation zur *Teilresektion von außen:*

In Fällen, in denen die laryngoskopische Einstellung des Tumors nicht möglich bzw. die Ausdehnung des Karzinoms nach anterior oder in den Ventrikel nicht sicher zu übersehen ist, kann eine Teilresektion von außen indiziert sein. Durch die Weiterentwicklung der transoralen Techniken ist die Zahl dieser Eingriffe bei T1-Tumoren deutlich gesunken.

Falls eine Teilresektion von außen indiziert ist, wird diese als *Thyreotomie mit Chordektomie* ausgeführt. Nach der medianen Eröffnung des Schildknorpels gilt auch bei diesem Eingriff der Grundsatz, die pathologische Veränderung knapp im Gesunden zu umschneiden (Abb. 7 und 8). Unter Zuhilfenahme des Operationsmikroskopes wird der Tumor entfernt und je nach Resektionsdefekt eine

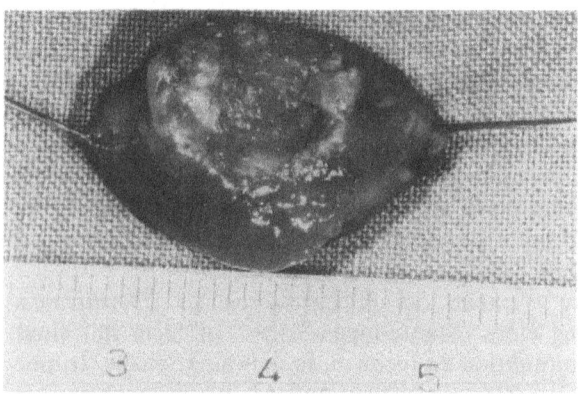

Abb. 7.
Op-Päparat nach Chordektomie. Tumorpräparat bei T2 Karzinom der rechten Stimmlippe. Zugang über Thyreotomie und Chordektomie, da die endoskopische Einstellung unzureichend war

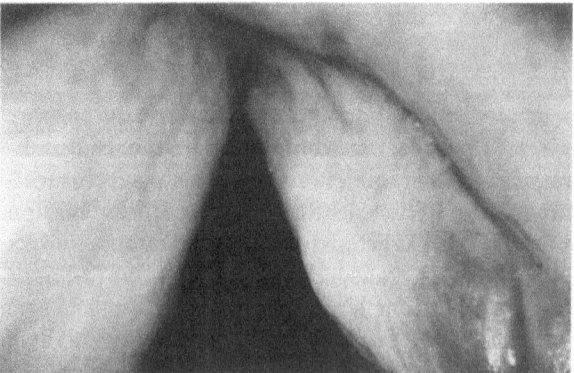

Abb. 8.
Zustand nach Chordektomie und Taschenfaltenrekonstruktion. Mikrolaryngoskopie-Befund bei Zustand nach T2 Stimmlippenkarzinom links. Tumorentfernung mit Thyreotomie und Chordektomie. Ersatz der fehlenden Stimmlippe links mit Taschenfaltenlappen. Zustand 6 Monate nach der Operation

Rekonstruktion der Stimmlippe ausgeführt. Hierzu kann Gewebe aus der Taschenfaltenregion nach kaudal verlagert werden. Berücksichtigt man dieses Vorgehen, so ist die Stimmfunktion dieser Patienten in der Regel gut und im Einzelfall kann sie der Stimmfunktion nach vollständiger transoraler Entfernung einer Stimmlippe sogar überlegen sein.

Bei der Behandlung von Karzinomen der Kategorie 1b hängt die Behandlung von der Ausdehnung des Karzinoms im Bereich der vorderen Kommissur und auf die Gegenseite ab. Eine transorale Resektion des Tumors, unter Umständen in einem zweizeitigen Vorgehen, ist möglich, wenn die vordere Kommissur gut einzustellen ist. Bestehen jedoch Unklarheiten im Hinblick auf eine Knorpelinfiltration anterior, so sollte die Teilresektion von außen herangezogen werden. Aus der Gruppe der vertikalen Kehlkopfteilresektionen wird dann in der Regel eine *frontolaterale Teilresektion (Leroux-Robert)* durchgeführt. Bei diesem Eingriff wird je nach Lage des Tumors ein mehr oder weniger großes Schildknorpelfragment anterior entnommen. In diesem Fragment ist der Knorpel aus der vorderen Kommissur enthalten, der direkt dem Tumor anliegt. Die Ergebnisse der Strahlentherapie von T1b-Tumoren sind schlechter als nach operativer Behandlung.

> Die Behandlung von Karzinomen der vorderen Kommissur bleibt für viele Therapeuten eine Domäne der Teilresektion von außen.

Es hat sich gezeigt, daß aufgrund der schlechten Exponierbarkeit dieser Region und der häufig nachweisbaren Knorpelinfiltration laryngoskopische Entfernungen in dieser Region erschwert sind.

Glottiskarzinome T2
Auch für diese Tumoren kann das Vorgehen differenziert gewählt werden. Bei guter Zugänglichkeit und bei einer einseitigen Lokalisation dieser Tumoren sind transorale Resektionen sinnvoll. Bei einem Befall der vorderen Kommissur ergibt sich die bereits bei T1b-Tumoren angesprochene Problematik, und auch hier sollte im Zweifelsfall die onkologisch *sicherere Methode von außen* gewählt werden. Die heute eingesetzten Teilresektionen von außen beruhen auf der Hemilaryngektomie (nach Gluck und Soerensen), die allerdings in ihrer ursprünglichen Form nicht mehr eingesetzt wird. Zur Anwendung kommen verschiedene *Methoden der frontolateralen Teilresektion*, die sich vor allem im Hinblick auf die resezierten Schildknorpelfragmente unterscheiden. Auch bei der häufig eingesetzten Hemilaryngektomie nach Ogura werden je nach Tumorausdehnung die resezierten Schildknorpelanteile variiert. Zur Entfernung ausgedehnter insbesondere beidseitiger Stimmlippenkarzinome sind Techniken entwickelt worden, bei denen nur noch Reste des Kehlkopfes zur Erhaltung der Stimmfunktion belassen werden. Bei den *subtotalen Laryngektomien* werden weite Teile des Kehlkopfes entfernt und mit dem Restkehlkopf eine Sprechfistel gebildet. Die Patienten benötigen in der Regel weiterhin eine Kanüle, behalten jedoch eine gute Stimme und aspirieren nur selten. Bei der Technik nach Mozolewsky [19] werden hierzu die Aryknorpel belassen und die Schleimhaut anterior vernäht. Eine

weitere Methode wurde von Pearson [20] eingeführt: Er beläßt einseitig die Stimmlippe und den Aryknorpel und bildet daneben eine Sprechfistel.

Eine große Zahl von Techniken ist beschrieben, bei denen Kehlkopf- bzw. Trachealreste direkt an das Zungenbein angelagert werden. Von Majer [16] wurde die Krikohyoidopexie beschrieben und von Piquet [21] ist eine Kriko-Hyoido-Epiglottopexie bekannt. Bei all diesen Eingriffen sollte zumindest ein Aryknorpel funktionstüchtig erhalten bleiben. Zu erwähnen ist noch der Begriff der erweiterten Teilresektion. Dabei handelt es sich um eine Vielzahl von Techniken, bei denen die Knorpelresektionen, z. B. im frontolateralen Bereich, ausgedehnt wurden.

Alternativ zu den hier angesprochenen komplexen Teilresektionen kommt eine Laryngektomie in Frage. Die Entscheidung zu der einen oder andern Methode wird auch von der Motivation und dem Allgemeinzustand des Patienten mitbeeinflußt.

> Die Mehrzahl der Tumoren aus der Kategorie T2 lassen sich jedoch transoral oder durch überschaubare Teilresektionen behandeln. Die Strahlentherapie von T2-Tumoren ist möglich, steht jedoch bei diesen Tumoren gegenüber operativen Verfahren im Hintergrund.

Glottiskarzinome T3 und T4

Diese Gruppe von Karzinomen bildet eine sehr inhomogene Gruppe, so daß es schwierig ist, ein klares Behandlungskonzept aufzuzeigen. Darunter befinden sich Karzinome, die durchaus einer endoskopischen transoralen Resektion zugänglich sind. Insbesondere nach Entfernung der Taschenfalte ergibt sich ein weiter Zugang auf die Stimmlippe, und auch tief infiltrierende Karzinome lassen sich so übersichtlich resezieren. Allgemein wird bei diesen Tumoren jedoch eher ein Zustand erreicht, bei dem Unklarheit über die genaue Tumorausdehnung besteht. Als Alternative bieten sich dann die bereits besprochenen Verfahren der Teilresektionen an. Von einigen Autoren wird insbesondere bei T4-Tumoren die Durchführung der Laryngektomie als obligat empfohlen. *Transglottisch gewachsene Tumore* und Karzinome, die weit nach dorsal in den *Hypopharynx* infiltrieren, können häufig nur durch eine Laryngektomie sicher entfernt werden. Als Alternative zur Laryngektomie bietet sich auch hier die simultane Radiochemotherapie an. Kommt es zu keiner Vollremission, muß im weiteren Verlauf eine Laryngektomie durchgeführt werden.

Die Möglichkeiten der *Kehlkopftransplantation* sind noch nicht endgültig absehbar [10]. Augenblicklich scheinen sich nur Indikationen bei traumatisch bedingtem Verlust des Kehlkopfes abzuzeichnen, da die Immunsuppression bei Tumorpatienten Probleme aufwirft.

Behandlung von flächigen Tumoren

Finden sich glottisch und supraglottisch flächige Ausdehnungen eines Karzinoms, so ist die chirurgische Entfernung dieser multizentrisch lokalisierten Herde sehr schwierig. Je nach Ausdehnung der Veränderung ist chirurgisch an die Durchführung einer Laryngektomie zu denken. Alternativ bietet sich auch die primäre Bestrahlung und anschließend engmaschige Kontrolle des Befundes an.

Postoperative Bestrahlung

Eine postoperative Bestrahlung wird bei T3- und T4-Karzinomen der Glottis empfohlen. Bei regionärer Metastasierung wird generell die postoperative Bestrahlung durchgeführt.

Zur Frage der Nachbestrahlung nach Kehlkopfteilresektionen werden unterschiedliche Ansichten geäußert. Wenn bei der Operation keine freiliegenden Knorpelzonen belassen werden, ergeben sich nach unseren Erfahrungen selten Komplikationen bei der postoperativen Bestrahlung, so daß wir auch nach ausgedehnten Kehlkopfteilresektionen postoperative Bestrahlungen durchführen.

7.4
Behandlung subglottischer Karzinome

Subglottische Karzinome sind bei Diagnosestellung häufig relativ groß. Als chirurgische Behandlungsmöglichkeit kommt eine *Teilresektion* des Kehlkopfes in Frage, wobei meistens auch Teile der Trachea entfernt werden müssen. Alternativ wird eine *Laryngektomie* durchgeführt. Bei der Kehlkopfentfernung ist es jedoch auch häufig nicht möglich, nach kaudal einen genügenden Sicherheitsabstand einzuhalten. Bei der chirurgischen Behandlung sollte auch immer die Entfernung der paratrachealen Lymphknoten erfolgen, da die subglottischen Karzinome *nach kaudal metastasieren*. Entsprechend wie bei den glottischen und supraglottischen Karzinomen, kommt auch hier die Durchführung einer Radiochemotherapie in Frage, insbesondere, wenn Bedenken bestehen, bei einer Laryngektomie kaudal eine In-sano-Resektion zu erreichen.

Betrachtet man die Entwicklung der Behandlungsmöglichkeiten bei Kehlkopfkarzinomen, so zeigt sich eine Entwicklung hin zu differenzierten Behandlungsverfahren mit stärkerer Betonung des Funktionserhaltes. So ist zu erklären, daß es in vielen Kliniken zu einer deutlichen Reduktion der Zahl von Laryngektomien kommt und gleichzeitig ausgedehnte Teilresektionen sowie die simultane Radiochemotherapie an Gewicht gewinnen.

7.5
Behandlung der Metastasierung

Bei der Therapie der regionären Lymphabflußwege stellt sich zunächst die Frage, inwieweit diese erforderlich ist. Aufgrund der bei Diagnosestellung relativ häufig nachweisbaren bzw. okkulten Metastasierung wird von vielen Autoren eine Behandlung des Halses *bei supraglottischen Karzinomen* als obligat angesehen. Dagegen wird bei Karzinomen der Glottis nur in fortgeschrittenen Tumorstadien bzw. bei klinischen Hinweisen auf eine Metastasierung eine Behandlung des Lymphabflusses angeschlossen.

Die Auswahl der Behandlungsmethode richtet sich ganz entscheidend nach dem Verfahren, das zur Therapie des Primärtumors eingesetzt wurde. Erfolgt primär eine Bestrahlungsbehandlung des Primärtumors liegt es auf der Hand, auch die regionären Lymphabflußwege zu bestrahlen. Dagegen bei einer supraglottischen Teilresektion von außen wird man zumindest beidseitig eine Entfernung der jugulären Lymphknoten vornehmen.

Neck Dissection
Die klassische chirurgische Behandlungsform der regionären Metastasierung ist die Neck Dissection.

> Die Indikation zur Behandlung besteht bei allen Kehlkopfkarzinomen, die klinisch Hinweise auf eine Metastasierung aufweisen.

Sogenannte „No-Hälse" werden meistens auch behandelt, wenn es sich um T2–4-Tumoren der Supraglottis oder T3–4-Karzinome der Glottis handelt. Bei supraglottischen Karzinomen wird die Neck Dissection in der Regel beidseitig ausgeführt. Bei glottischen Karzinomen ist bei streng einseitiger Lage auch die einseitige Entfernung der Halslymphknoten möglich. Findet sich dort jedoch eine regionäre Metastasierung, so ist die Gegenseite ebenfalls zu behandeln.

Die Ausgestaltung der Neck Dissection hat sich in den vergangenen Jahren deutlich verändert. Während früher nur zwischen einer radikalen und einer funktionellen Form der Neck Dissection differenziert wurde, wird heute auch die zu entfernende Lymphknotengruppe variiert. Im Sinne einer sog. *selektiven Neck Dissection* werden beim Kehlkopfkarzinom nur die Halslymphknoten im Bereich der mittleren und oberen jugulären Gruppe entfernt. Ergeben sich dabei keine Hinweise auf eine regionäre Metastasierung werden keine weiteren Halslymphknoten entfernt. Auch bei der Durchführung der Neck Dissection bei manifesten Metastasen wird keine standardmäßige Entfernung von Strukturen vorgenommen, sondern die Resektionen werden immer auf den konkreten Fall adaptiert.

Bestrahlung
- Bei einer *primären Strahlentherapie* des Primärtumors wird bei entsprechender Indikation auch eine Bestrahlung des regionären Lymphabflusses durchgeführt. Die Indikationen entsprechen den Kriterien, die bei der Neck Dissection angeführt sind.
- Finden sich bei der histologischen Untersuchung des Neck-dissection-Präparates Metastasen, so ist in der Regel eine *postoperative Nachbestrahlung* indiziert. Unklar ist noch, inwiefern bei fortgeschrittener Metastasierung mit

Kapseldurchbruch die postoperative Radiochemotherapie für den Patienten nützlich ist.

7.6
Behandlungsergebnisse, Komplikationen und Prognosefaktoren

Behandlungsergebnisse
Die *Prognose* der Patienten mit Karzinomen des Kehlkopfes wird bei einer Betrachtung aller Stadien heute mit etwa 67 % angegeben (Fünfjahresüberlebensrate). Sie hat sich damit in den letzten 20 Jahren um ca. 10 % verbessert. Dies ist vor allem eine Folge der besseren lokoregionären Kontrolle. In den einzelnen Gruppen von Kehlkopfkarzinomen sind die Prognosen sehr unterschiedlich. Während für T1-Karzinome Fünfjahresüberlebensraten bis zu 100 % angegeben werden, sinkt dieser Wert bei Patienten mit metastasierenden supraglottischen Karzinomen der Kategorie T3/T4 bis auf 35 % ab. Die Literaturangaben zur Prognose einzelner Patientengruppen mit Kehlkopfkarzinomen sind nur schwer miteinander zu vergleichen, da in vielen Studien selektionsbedingt keine vergleichbaren Patientengruppen vorliegen. Als sicher gilt jedoch, daß die entscheidende Verschlechterung bei der Prognose mit dem *Auftreten von manifesten Metastasen* verbunden ist.

Tracheostomarezidiv
Ein häufiges Problem, insbesondere bei subglottisch gewachsenen Karzinomen, stellen die Rezidive am Tracheostoma dar. In der Mehrzahl der Fälle wird heute ein klinisch nicht erkanntes submuköses Tumorwachstum als Ursache angenommen. Das dichte Lymphgefäßnetz in diesem Bereich begünstigt die Ausbreitung von Karzinomzellen in diesem Abschnitt. Im Einzelfall ist nicht zu klären, ob es sich um ein lokales oder regionäres Rezidiv handelt. Eine Häufung dieses Befundes nach präoperativer Tracheotomie ist ebenfalls bekannt.

Komplikationen
Neben den unweigerlich z. B. mit einer Laryngektomie verbunden Folgen ergibt sich eine Reihe von Komplikationen der Therapien, die oft erst im Laufe der Jahre auftreten.
Als Folge von *Teilresektionen* kann es zu mehr oder minder ausgeprägten *Aspirationszuständen* kommen, die Pneumonien hervorrufen können. Aus diesem Grund sind bei diesen Patienten regelmäßige Rö-Thorax-Untersuchungen erforderlich.
Als Folge einer *Laryngektomie* kann es zu einer *Stenose des Pharynxschlauches* kommen, die man dann durch Dehnung versucht wieder zu erweitern. Vor allem nach supraglottischen Laryngektomien resultiert häufig eine chronischer *Schwellungszustand im Gesicht*. Je nach Ausdehnung der Teilresektionen ist in vielen Fällen *keine Dekanülierung* der Patienten möglich. Unumgängliche Folge vieler chirurgischer Verfahren ist eine mehr oder weniger starke *Einschränkung der Stimmfunktion*.

Bei primärer *Bestrahlung* bzw. bei postoperativ applizierten Strahlen kann es zur Ausbildung einer *Radiochondronekrose* von Kehlkopfknorpelanteilen kommen. Mit Hilfe der hyperbaren Sauerstoffbehandlung und entsprechender antibiotischer Therapie kann diese Komplikation in der Regel beherrscht werden. Mundtrockenheit und chronische Schleimhautaffektionen sind ebenfalls Folge der Bestrahlungsbehandlung.

Prognosefaktoren

> Die Primärtumorausdehnung (T-Stadium) und der Grad der regionären Metastasierung (N-Stadium) sind die wichtigsten klinischen Faktoren, die einen Einfluß auf die Prognose der Patienten haben.

Insbesondere bei abgelaufener regionärer Metastasierung sinkt die Prognose deutlich. Die histologische Differenzierung des Tumors hat einen gewissen Einfluß auf die Prognose, der jedoch im Einzelfall schwer zu beziffern ist. Bei nachgewiesener *Lymphangiosis carcinomatosa* oder histologisch gesichertem *Kapseldurchbruch* sinkt die Prognose ebenfalls. Augenblickliche Anstrengungen konzentrieren sich darauf, durch die biologische Charakterisierung des Tumors prognostische Aussagen treffen zu können. In gewissen Grenzen ist es so beispielsweise möglich, durch die Bestimmung der Ausprägung der Adhäsionsmoleküle im Tumor Vorhersagen zum Metastasierungspotential treffen zu können. Weitere biologische Faktoren, die sich mit der Prognose der Erkrankung korrelieren lassen sind: Proliferationsmarker, der DNA Gehalt der Tumorzellen und Komponenten des Matrix-Metalloproteinasen-Systems.

7.7
Adjuvante Therapien

Perkutane endoskopische Gastrostomie (PEG)
Mit der Entwicklung neuer Behandlungskonzepte, wie z. B. erweiterter Teilresektionen und der Radiochemotherapie, steigt auch der Bedarf an begleitenden Maßnahmen. Oft ist die Nahrungsaufnahme nur langsam bzw. nicht mehr möglich, so daß die Anlage einer PEG für den Patienten sehr nützlich ist. Abgesehen davon, daß sie für die Allgemeinheit nicht zu erkennen ist, fällt der störende Reiz, der durch konventionelle nasale Magensonden auftritt weg. Die PEG erlaubt vielen Patienten, sich auch über einen längeren Zeitraum mit dem Schlucktraining zu befassen, ohne an Gewicht zu verlieren. Unbedingt erforderlich ist die PEG-Anlage bei Patienten, die eine simultane Radiochemotherapie erhalten, da die unweigerlich stark auftretende Mukositis eine orale Nahrungsaufnahme nahezu unmöglich macht.

8
Rehabilitation, Nachsorge und Prävention

Rehabilitation
Nach der Behandlung des Kehlkopfkarzinoms schließt sich in der Regel eine Spezialkur zur Rehabilitation an. Der größte Rehabilitationsbedarf ergibt sich nach der *Laryngektomie*. Oft wird versucht, bereits bei der Operation die Rehabilitation zu berücksichtigen. Verschiedene Verfahren unter Zuhilfenahme von Dünndarm- und Unterarmtransplantaten sind zur Wiederherstellung eines Kehlkopfersatzes entwickelt worden. Am häufigsten kommt jedoch die *Stimmprothese* zur Anwendung, die ebenfalls bei der Laryngektomie bereits eingesetzt werden kann. Mit diesem Kurzschlußventil ist es dem Patienten relativ schnell möglich, nach der Operation zu sprechen. Erlernt der Patient die Ösophagusersatzsprache, so wird er ca. 6 Monate benötigen, um diese in ausreichender Qualität beherrschen zu können. Einige Patienten bevorzugen die Verwendung eines *Sprechgenerators*, der außen an den Hals gehalten wird. Nach der Entfernung des Kehlkopfes ist die Kontaktaufnahme mit dem Bundesverband der Kehlkopflosen sinnvoll. Über diese Organisation sind verschiedene hilfreiche Informationen erhältlich. Zur Rehabilitation nach Neck Dissection sind krankengymnastische Maßnahmen und Lymphdrainagen sinnvoll (s. auch den Beitrag von Plath in Bd. 8 von HNO-Praxis heute).

Nachsorge
Diese gemeinsam von Klinik und niedergelassenen Ärzten betriebene Aufgabe hat in erster Linie den Zweck, Rezidive oder Zweitkarzinome frühzeitig zu erkennen. Die Intervalle, zu denen Untersuchungen stattfinden, sollten nach abgelaufener Ersttherapie betragen: im ersten Jahr 6–12 Wochen, im 2. und 3. Jahr 12 Wochen und ab dem 4. Jahr 6 Monate. Bei den Kontrolluntersuchungen erfolgt eine HNO-ärztliche Untersuchung der Primärtumorregion, in der Regel durch Lupenendoskopie. Bei unklaren Befunden schließt sich sofort die Durchführung einer Kontrollaryngoskopie in Narkose an. Diese Kontrollaryngoskopie sollte nach Kehlkopfteilresektionen auch bei fehlendem klinischen Rezidivverdacht ca. 6 Monate nach Ersttherapie erfolgen. Bei jeder Kontrolluntersuchung wird der Hals palpiert und ggf. eine sonographische Untersuchung ausgeführt. In 6monatigen Abständen sind Röntgenaufnahmen der Lunge und Sonographien des Oberbauches sinnvoll.
   Besonders enge Untersuchungsintervalle sind erforderlich, wenn bewußt auf eine Behandlung des Lymphabflusses (Wait-and-see-Technik) verzichtet wurde. In diesen Fällen sind engmaschige ultrasonographische Kontrollen notwendig.

Prävention
Solange noch keine eindeutigen genetischen Faktoren bekannt sind, besteht die einzige Möglichkeit der Prävention darin, die auslösenden exogenen Faktoren zu reduzieren. Bei der Exposition von Personen mit Asbest sind hier bereits Fortschritte erzielt worden. Die wichtigsten privaten Faktoren Nikotin und

Alkohol lassen sich jedoch nur über gesamtgesellschaftliche Meinungsbildung beeinflussen. Dahin zielen augenblicklich angestoßene Überlegungen, ein Werbeverbot für bestimmte Genußmittel einzuführen.

9
Fazit

Karzinome des Kehlkopfes können bei entsprechender Asbestbelastung als Berufskrankheit anerkannt werden.

Zur primären klinischen Diagnostik und zur Verlaufsbeobachtung bietet die lupenlaryngoskopische Untersuchung Vorteile. Sie erlaubt eine genauere Beurteilung von Schleimhautveränderungen im Kehlkopf. In Verbindung mit der Stroboskopie können die Bewegungen der Kehlkopfkomponenten und Störungen der Bewegung dokumentiert und analysiert werden.

In den letzten Jahren ist es zu einer Verbesserung der lokoregionären Kontrolle bei Patienten mit Kehlkopfkarzinomen gekommen. Im Gegenzug gewinnt die Erkennung von Fernmetastasen an Bedeutung. Je nach Art und Ausmaß der Fernmetastasierung sind heute auch kurative Behandlungsansätze, z. B. bei solitären Lungenmetastasen, möglich. Im Rahmen der Nachkontrolle ist der Erkennung von Zweitkarzinomen große Bedeutung beizumessen. Am häufigsten treten die Zweitkarzinome in der Lunge auf.

Die Laryngektomie verliert als Behandlungsmaßnahme an Bedeutung, und Teilresektionen von innen und außen sowie die simultane Radiochemotherapie kommen häufiger zum Einsatz. Gerade nach einer simultanen Radiochemotherapie muß der Erkennung von Rezidiven besondere Aufmerksamkeit gewidmet werden, damit im Einzelfall noch eine Rettungschirurgie (Salvage Surgery) durchgeführt werden kann.

Die Behandlung der Halsmetastasierung wird differenziert gehandhabt. Durch die selektive Entfernung der Halslymphknoten im Hauptabflußgebiet des Tumors wird die Ausdehnung der Neck Dissection begrenzt.

Literatur

1. Andrea M, Dias O, Santos A (1995) Contact endoscopy during microlaryngeal surgery: a new technique for endoscopic examination of the larynx. Ann Otol Rhinol Laryngol 104: 333–339
2. Becker N, Wahrendorf J (1997) Krebsatlas der BRD 1981–1990 3. Auflage Springer Berlin
3. Berger J, Chang-Claude J, Möhner M, Wichmann HE (1996) Larynxkarzinom und Asbestexposition: Eine Bewertung aus epidemiologischer Sicht. Zentralbl Arbeitsmed 46:166–186
4. Biel MA (1998) Photodynamic therapy and the treatment of head and neck neoplasia. Laryngoscope 108:1259–1268
5. Chougule P, Wanebo H, Akerley W, McRae R, Nigri P, Leone L, Safran H, Ready N, Koness RJ, Radie-Keane K, Cole B (1997) Concurrent paclitaxel, carboplatin and radiotherapy in advanced head and neck cancers: a phase II study preliminary results. Semin Oncol 24:19–57
6. Don DM, Anzai Y, Lufkin RB, Fu JS, Calcaterra RC (1995) Evaluation of cervical lymph node metastases in squamous cell carcinoma of the head and neck. Laryngoscope 105:669–674
7. Glanz H, Kimmich T, Eichhorn T, Kleinsasser O (1989) Behandlungsergebnisse bei 584 Kehlkopfkarzinomen an der Hals-Nasen-Ohrenklinik der Universität Marburg. HNO 37:1–10

8. Haberman PJ, Haberman RS (1992) Laryngeal adenocarcinoma, not otherwise specified, treated with carbon dioxide laser excision and postoperative radiotherapy. Ann Otol Rhinol Laryngol 101:920
9. Herranez-Gonzalez J, Gavilan J, Martinez-Vidal J, Gavilan C (1996) Supraglottic laryngectomy: functional and oncologic results. Ann Otol Rhinol Larygol 105:18-22
10. Herberhold C (1992) Transplantation von Larynx und Trachea beim Menschen. Arch. Oto-Rhino-Laryngol, Suppl I 247-255
11. Jahnke V (1995) Bösartige Tumoren des Larynx. In: Naumann NN, Helms J, Herberhold C (Hrsg) Oto-Rhino-Laryngologie in Klinik und Praxis, Bd 3 Hals. Thieme, Stuttgart New York
12. Kleinsasser O (1991) Mikrolaryngoskopie und endolaryngeale Mikrochirurgie, 3. Aufl. Schattauer, Stuttgart
13. Kleinsasser O (1987) Tumoren des Larynx und des Hypopharynx. Thieme, Stuttgart
14. Maier H, Gewelke U, Dietz A, Heller WD (1992) Risk factors of cancer of the larynx. Results of the Heidelberg case-control study. Otolaryngol Head Neck Surg 107:577-582
15. Maier H, Sennewald E, Fischer G, Heller WD, Weidauer H (1994) Chronic alcohol consuption – The key risk factor for pharyngeal cancer. Otolaryngol Head Neck Surg 110:168-173
16. Majer EH, Rieder W (1958) Über eine Modifikation der Laryngektomie unter Erhaltung der Luftwege. Arch Ohrenheilk 173:442
17. Miller AH (1976) Premalignant laryngeal lesions, carcinoma in situ, superficial carcinoma: Definition and management. In: Alberti PW, Bryce DP (Eds) Workshops from the Centennial Conference on Laryngeal Cancer. New York Appleton-Century-Crofts 167-169
18. Morrison MD (1988) Is chronic gastroesophageal reflux a causative factor in glottic carcinoma? Otolaryngol Head Neck Surg 99:370
19. Mozolewski ES, Zietek E, Wysocki R, Jach K, Jasem (1975) Arytenoid vocal shunt in laryngectomized patients. Laryngoscope 853-861
20. Pearson BW (1981) Subtotal laryngectomy. Laryngoscope 91:1904-1912
21. Piquet JJ Darras J (1982) La chirurgie reconstructive laryngee. J franc oto-rhinolaryng 31:589-591
22. Reddy SP, Mohideen N, Marra S, Marks JE (1998) Effect of tumor bulk on local control and survival of patients with T1 glottic cancer. Radiother Oncol 47:161-166
23. Rudert H (1991) Larynx- und Hypopharynxkarzinome – Endoskopische Chirurgie mit dem Laser: Möglichkeiten und Grenzen. Arch. Oto-Rhino-Laryngol, Suppl I 3-18
24. Rudert H, Werner JA (1996) Laseranwendungen in der HNO-Heilkunde, Kopf- und Halschirurgie. In: Ganz H, Schätzle W (Hrsg) HNO Praxis Heute, Bd 16, Springer, Berlin Heidelberg, 183-218
25. Spitz MR, Fueger JJ, Halabi S, Schantz S, Sample D, Hsu TC (1993) Mutagen sensitivity in upper aerodigestive tract cancer: A case-control analysis. Cancer Epidemiol Biomarkers Prev 2:329
26. Steiner W, Iro H, Gewalt K, Sauerbrei W (1990) Ergebnisse der endolaryngeal lasermikrochirurgisch behandelten Krebsfrühstadien der Glottis. In: Steiner W, Reck R, Dühmke E (Hrsg) Funktionserhaltende Therapie des frühen Larynxkarzinoms. Thieme, Stuttgart 130-140
27. Steiner W (1993) Results of curative laser microsurgery of laryngeal carcinomas. Am J Otolaryngol 14:116-121
28. Tuyns AJ, Esteve J, Raymond L. Berino F, Benhamon E, Blanchet F, Boffetta P, Crosignani P, del Moral A, Lehmann W (1988) Cancer of the larynx/hypopharynx, tobacco and alcohol. Int J Cancer 41:483-491
29. Wendt TG, Grabenbauer GG, Rodel CM, Thiel HJ, Aydin H, Rohloff R, Wustrow TP, Ior H, Popella C, Schalhorn A (1998) Simultaneous radiochemotherapy versus radiotherapy alone in advanced head and neck cancer: a randomized multicenter study. J Clin Oncol 16:1318-1324
30. Werner JA, Schünke M, Lippert BM, Koeleman-Schmidt H, Gottschlich S, Tillmann B (1995) Das laryngeale Gefäßsystem des Menschen. Eine morphologische und lymphographische Untersuchung unter klinischen Gesichtspunkten. HNO 43:25-31
31. Zatonski W, Becher H, Lissowska J, Wahrendorf J (1991) Tobacco, alcohol and diet in the etiology of laryngeal cancer: a population-based case-control study. Cancer Causes Control 2:3-10

KAPITEL 6

Literatursuche heute – aber wie? 6

M. REISS und G. REISS

Dem Andenken an Dr. D. Tölle (1936–1994)

1	Einleitung	138
2	Multimedia/Computer in der Medizin	138
3	Literaturrecherche	139
4	Datenbanken	141
4.1	Arten von Datenbanken	142
4.2	Wichtige Literaturdatenbanken	142
5	Theoretische Aspekte der Datenbankrecherche	144
5.1	Informations-Retrieval-Systeme	144
5.2	Stopwords	144
5.3	Basic Index	145
5.4	Schlüsselwort- oder Keyword-Suche	145
5.5	Indexierung, Thesaurus	145
5.6	Indexierungskonsistenz	147
5.7	Schlagwort- bzw. Freitextsuche	147
5.8	Trunkierung – Maskierung	147
5.9	Boolesche Verknüpfungen	148
5.10	Güteparameter	149
6	Zugriffsmöglichkeiten auf Datenbanken	149
6.1	Online-Zugriff	149
6.2	CD-ROM	150
6.3	Vor- und Nachteile der einzelnen Suchstrategien	150
7	Informationsvermittlungsstellen (IVS)	151
8	Literaturrecherche anhand der MEDLINE-Datenbank	152
8.1	CD-ROM-Recherche	152
8.2	Internet-Recherche	152
8.3	PubMed	154
9	HNO-spezifische Literaturrecherche	158
10	Literaturbeschaffung	159
11	Referenzmanager	160

11.1	Zur Arbeitsweise von Referenzmanagern	161
11.2	Vor- und Nachteile von Referenzmanagern	163
12	Fazit	163
	Literatur	163

1
Einleitung

Die Halbwertszeit medizinischen Wissens verkürzt sich immer mehr. Der Druck auf den Einzelnen wächst, immer auf dem neuesten Stand der wissenschaftlichen Erkenntnisse zu sein. Dies hat zur Folge, daß neue Methoden der gezielten und effektiven Informationsgewinnung ihren Einzug in die Medizin nehmen [11, 16, 17, 30]. Jeder Arzt ist verpflichtet, sich weiterzubilden. Lehrbücher oder Handbücher bieten zwar Grundlagenwissen, neuere Erkenntnisse können jedoch nicht berücksichtigt werden [5]. Viele Ärzte „halten" sich deshalb eine Fachzeitschrift oder nutzen die jeweils erreichbare Fachbibliothek. Aufgrund des zunehmenden Wissensanspruchs bzw. der Entwicklung der Medizin ist das jedoch nicht mehr ausreichend [2, 31, 36].

2
Multimedia/Computer in der Medizin

Die stürmische Entwicklung im Multimediabereich hat dazu geführt, daß computergestützte Anwendungsmöglichkeiten auch im Bibliothekswesen Einzug gehalten haben [23].

> Unter Multimedia versteht man die Eigenschaft eines Endgerätes, Ton, Schrift sowie bewegte und unbewegte Bilder darstellen zu können [7]. Moderne Personalcomputer (PC) haben diese Möglichkeit, wenn sie entsprechend ausgestattet sind.

Benutzt man beispielsweise ein IBM-kompatibles Betriebssystem wie Windows, so ist mindestens ein 486er Prozessor zu empfehlen. Wenn man sich dagegen im Internet aufwendigere Graphiken betrachten möchte, ist ein Pentium-Prozessor besser [2, 36]. Man ist zwar nicht auf den modernsten und schnellsten PC mit Windows 95 oder 98 angewiesen, die zunehmende Prozessorauslastung durch neue Programme (z. B. Microsoft Office 97) verlangt aber geradezu einen *leistungsstarken Computer* mit einer Taktfrequenz von mindestens 133 MHz, mit einem Arbeitsspeicher von mindestens 16 MB und einer Festplattenkapazität von über 2 GB. Des weiteren ist ein CD-ROM-Laufwerk (8fach oder höher) als obligat zu betrachten. Das Modem, welches für einen Internetzugang erforderlich ist, sollte eine Mindestübertragungsgeschwindigkeit von 14 400 Bits pro Sekunde aufweisen. Grundsätzlich sollte man sich nach seinem jeweils aktuellen Bedarf richten. Einen „Computer für's Leben" gibt es aufgrund der rasanten Entwicklung im Multimediabereich sowieso nicht. Manche Neuerungen haben nur wenige Monate bestand. Ähnliches gilt für die Peripheriegeräte und die entsprechende Software [24, 28]. Auch die im folgenden Text angegebenen Internetadressen (URL) können sich wie Telefonnummern ändern.

Wenn man eine große Daten- bzw. Literatursammlung hat, sollte man immer daran denken, daß ein *Computer kein Tresor* ist. Die Erstellung von Sicherungskopien wichtiger Dateien (Backup) ist daher unbedingt erforderlich.

3
Literaturrecherche

Der Zugriff zur wissenschaftlichen Literatur ist in den letzten Jahren durch die moderne Datenverarbeitung in ungeahnter Weise verbessert worden [7, 11, 17]. In der Tabelle 1 sind die wichtigsten fachspezifischen Begriffe zusammengestellt. Sucht man bestimmte Literatur zu einem Thema, so müssen bei der Fülle der Daten verschiedene Aspekte berücksichtigen werden [22, 23, 32]:

- Definition der *Fragestellung*: „Was genau will ich wissen?". Die Suche nach einem bestimmten Thema muß genau definiert werden, damit die Recherche in einem bestimmten Rahmen bleibt und nicht zu umfangreich wird. Das ist insbesondere bei der Recherche durch „Broker" oder bei einer kostenintensiven Online-Recherche wichtig [2].
- Festlegung von *Umfang* und *Tiefe* der Fragestellung. „Wie genau will ich es wissen?" Hier spielt insbesondere auch der Zeitraum der Recherche eine

Tabelle 1. Wichtige Begriffe bei der Datenbankrecherche

Boolesche Operatoren	Mit Hilfe von Booleschen (logischen) Operatoren können Datenmengen logisch verknüpft werden: z. B. mit AND, OR, NOT, NEAR
Broker	„Professionelle Searcher", Informationsvermittler bzw. Makler führen hauptberuflich eine Literaturrecherche durch
Controlled Terms	Schlagwörter, die vom Hersteller einer Datenbank einem Zeitschriftenartikel zugeordnet werden. Nachteil: bei jedem Datenbankhersteller verschiedene controlled terms
Daisychain	Mehrere CD-ROM-Laufwerke sind zusammengestellt, so daß es möglich ist, auf mehrere Jahrgänge einer Datenbank gleichzeitig zurückzugreifen (sog. Multiplayer)
Datenbank	System zur Speicherung, Beschreibung und Wiedergewinnung von umfangreichen Datenmengen
DIMDI	Deutsches Institut für Medizinische Dokumentation und Information
http://www.dimdi.de/ Download	Mit diesem Befehl können die gefundenen Dokumente von der CD-ROM oder aus dem Internet auf Diskette oder Festplatte überspielt werden

Tabelle 1 (Fortsetzung)

EMBASE	Excerpta Medica Database
Fields	Dokumente sind in einzelne Felder unterteilt: z. B. Titel, Autor, Adresse, Zeitschrift
Freitextsuche	Suche nach Begriffen, die im Abstract, im Titel, im Autorenfeld usw. vorkommen
Host	Betreiber und Anbieter einer Datenbank
Hostanbieter	Datenzwischenhändler z.B. DIMDI in Deutschland
Hypertext	Optische Hervorhebung von Begriffen im Text (Internet), die mit einer Maus angeklickt werden können
Index	Enthält alle Begriffe, nach denen im Freitext gesucht werden kann (vgl. Thesaurus)
Index Medicus	Gedruckte Version von MEDLINE
MEDLARS	Medical Literature Analysis and Retrieval System, ein Datenbank- und Informationssystem der NLM
MEDLINE	MEDlars onLine ist die elektronische Datenbank der NLM
MeSH	Medical Subject Headings – die von der National Library of Medicine für MEDLINE vergebenen controlled terms
NLM	United States National Library of Medicine
Online-Ordering	Bestellung der Originalaufsätze (Internet), die dann zu unterschiedlichen Lieferzeiten realisiert werden kann (Post, Fax, Eil oder E-Mail)
Record	Dokument
Referenzmanager	Auf bibliographische Daten spezialisiertes Datenbankmanagementprogramm für das Wiederauffinden von Daten
Retrieval	Recherche, Suche nach Dokumenten
Selective Dissemination of Information (SDI)	Dauerauftrag zu einem bestimmten Rechercheprofil, der durch eine Informationsvermittlungsstelle in bestimmten Zeitabständen aktualisiert wird
SilverPlatter	Anbieter von mehr als 80 verschiedenen Datenbanken auf CD-ROM
„tags"	Bestimmte Abkürzungen zur Kennzeichnung eines Datenbankfelds wie Titel, Erscheinungsjahr usw.
WinSPIRS	SilverPlatter Information Retrieval System for Windows (Computerprogramm, welches verschiedene Suchwerkzeuge zur Literatursuche in Datenbanken auf CD-ROM der Firma SilverPlatter bietet)
Stop word	Wörter, die so häufig in der Datenbank vorkommen, daß nicht nach ihnen gesucht werden kann (z. B. and, or, the)
Thesaurus	Hierarchisch gegliederte Struktur, in der alle relevanten Begriffe einer Datenbank dargestellt werden. Durch die Suche im Thesaurus gelangt man zu den controlled terms
Trunkierung	Ermöglicht die Suche nur nach dem Wortstamm durch Eingabe von Trunkierungszeichen (z. B.*)
URL	Uniform Resource Locator = Internet-Adresse

Rolle. Möchte man nur die Arbeiten der letzten Jahre oder möchte man einen größeren Zeitraum berücksichtigen?
- Auswahl der richtigen *Datenbank*. MEDLINE ist hierbei wohl die am meisten genutzte Datenbank [37].
- Die speziellen *Suchmöglichkeiten* kennenlernen. Jede Datenbank hat ihre Besonderheiten, wobei sich zusätzlich noch Unterschiede hinsichtlich Online-Zugriff und CD-ROM-Datenbanken ergeben.
- Definition der „controlled terms" (beispielsweise über die Suche im Freitext, im Thesaurus oder im Index).
- Verknüpfung der „controlled terms" mit Booleschen Operatoren.
- Modifikation der Suchbegriffe (z. B. Eingrenzen nach Publikationssprache oder -land).
- Bei zu vielen Suchbegriffen weitere Bearbeitung bzw. Selektion.
- Ansehen der gefundenen Treffer und evtl. weitere Auswahl bzw. Kontrolle.
- Abspeichern der gefundenen Literatur (Ausdrucken oder Speichern auf Diskette).
- Literaturbeschaffung (Bibliothek, Fernleihe, Fax, Sonderdrucke).

4 Datenbanken

Eine Datenbank ist ein System zur Speicherung, Beschreibung und Wiedergewinnung von umfangreichen Datenmengen und besteht aus zwei Komponenten, einmal dem Datenspeicher (Datensammlung) und dem Kontrollprogramm bzw. Anwendungsprogramm (Datenbankmanagementsystem) [5, 13, 39, 41].

Datenbanken erhalten große Mengen an Informationen, die nur mit einem Großrechner komfortabel verwaltet werden können [3]. Hierbei handelt es sich in der Regel um sog. Online-Datenbanken.

Online bedeutet, daß ein Computer mit einem anderen verbunden ist, so daß ein verzögerungsfreier Kommunikationsverkehr möglich ist, wie dies heute durch das Internet ausgezeichnet verwirklicht wird [19].

Zwei Computer sind dagegen offline, wenn zwischen ihnen augenblicklich keine Verbindung besteht. Klar davon zu unterscheiden sind die CD-ROM-Datenbanken [9, 13, 24].
Ein Datenbankhersteller hat grundsätzlich zwei Möglichkeiten, die Daten seiner Datenbank dem Endbenutzer zugänglich zu machen: Entweder er läßt die Datenbank auf CD-ROM vertreiben, oder er schließt einen Vertrag mit einem Datenbankbetreiber („host computer service") ab. Der Großrechner des Datenbankbetreibers kann wesentlich mehr Daten verwalten als eine CD-ROM-Da-

tenbank, darüber hinaus besteht auch die Möglichkeit, daß mehrere Datenbanken gleichzeitig angeboten werden [41].

Natürlich wäre es insgesamt benutzerfreundlicher, wenn man das gesamte Wissen der Menschheit in einer Datenbank vereinigen könnte. Die Aufsplitterung in verschiedene Datenbanken erscheint unnötig und umständlich. Eine solche „Universaldatenbank" ist jedoch technisch nicht realisierbar. Das ist nicht nur auf Kapazitätsgründe zurückzuführen, sondern die Anforderungen der einzelnen Fachrichtungen an eine Datenbank sind sehr unterschiedlich. Während beispielsweise der Chemiker an den Materialeigenschaften von bestimmten Stoffen interessiert ist, spielt beim Mediziner vor allem die Wirkung dieser Stoffe (z.B. Karzinogenität) eine besondere Rolle. Eine medizinische Volltextdatenbank ist dagegen anders als eine chemische Faktendatenbank aufgebaut [22, 23].

4.1
Arten von Datenbanken

Es gibt verschiedene Arten von Datenbanken, die in der Medizin eine Rolle spielen. An erster Stelle stehen Literatur- oder bibliographische Datenbanken, z.B. MEDLINE [12]. Eine besondere Untergruppe sind die Katalogdatenbanken (z.B. CATLINE), die nicht die Daten aller auf einem bestimmten Gebiet erschienen Publikationen enthalten, sondern lediglich die in einer bestimmten Bibliothek vorhandenen [21]. Verweisdatenbanken enthalten zwar Sekundärinformationen bzw. Verweise, sie sind aber keine Literaturdatenbanken, da sie auf nichtbibliographische Primärinformationen verweisen [17].

4.2
Wichtige Literaturdatenbanken

MEDLINE ist zweifellos die international wichtigste medizinische Datenbank [1, 27]. Sie enthält ca. 9 Millionen Literaturhinweise auf medizinisch relevante Aufsätze, die seit 1964/1966 erschienen sind. Seit über hundert Jahren wird in den USA von der National Library of Medicine die weltweit erscheinende Zeitschriftenliteratur auf dem Gebiet der Medizin ausgewertet bzw. „indexiert" (MEDLARS). Im gedruckten Index Medicus werden die einzelnen Publikationen unter den jeweiligen Schlüsselwörtern aufgeführt. Seit Mitte der sechziger Jahre wird der Index Medicus computergestützt angefertigt. MEDLINE ist aber nur eine von 40 Datenbanken der NLM [12, 23].

EMBASE ist ebenfalls eine Datenbank aus dem gesamten Bereich der Medizin, berücksichtigt aber im Gegensatz zu MEDLINE nicht die Psychologie, die Zahn- und die Veterinärmedizin. EMBASE entspricht inhaltlich den von Elsevier herausgegebenen Excerpta Medica. Zwischen MEDLINE und EMBASE besteht eine inhaltliche Überschneidung von 60–80%. EMBASE ist die Datenbank für spezifisch deutsche oder europäische Themen und auch für pharmakologisch/toxikologische Fragestellungen. Nachteilig ist jedoch, daß im Gegensatz zu MEDLINE kein kostenfreier Zugriff im Internet besteht [17, 23, 37].

Die Datenbank „BIOSIS Previews" ist die wichtigste Datenbank auf dem gesamten Gebiet der Biologie, wobei aber rund die Hälfte der Dokumente aus der Human- oder Tiermedizin, der Pharmakologie, der Umweltforschung der Biochemie oder aus der Land- und Forstwirtschaft kommt [23, 24].

Die SCISEARCH-Datenbanken enthalten alle Zitate des gedruckten Science Citation Index (SCI). Es handelt sich hierbei um die weltweit größte interdisziplinäre Literaturdatenbank, die neben den medizinischen Fachrichtungen auch naturwissenschaftliche Bereiche abdeckt. Es ist die einzige Datenbank, in der auch nach Zitationen einer Arbeit (Literaturverzeichnis) gesucht werden kann [23].

Tabelle 2. Datenbanken der Medizin (Auswahl)

AIDS-Database	Health News Daily
AIDS Information and Education Worldwide	Health Periodicals Database
	Health-Plan CD
AIDSLINE	Health Planning & Administration
Alcohol and Alcohol Problems Science Database	Healthlawyer
	Health and Psychosocial Instruments
Alcohol Information for Clinicians And Educators Database Allied & Aliernative Medicine	Health Care Literature Information Network
	Helminthological Abstracts
	History of Medicine
American Medical Association Journals Online	HSEline
	Human Nutrition
AMIA Communications Network	International Nuclear Information System
Anatomist	Kosmet
Bacteriology Abstracts	Labor/Stats
BGA-Pressedienst	Life Science Collection
Biomedical Engineering Citation Index	Lilacs
British Medical Association's Press Cutting Database	MAXX-Maximum Access to Diagnosis and Therapy
Cancer-CD	MediConf
CANCERLIT	Medikat
CAB: Human Nutrition	Meditec
CAB: Medical Parasitology and Mycology	Medline
Catline	MEDTEXT
CD-Plus Health	Menthal Health Abstracts
Combined Health Information on Scientific Projects	MERCK – Index Online
	Microbiol Information Network Europe (MINE)
Conference Papers Index	Nursing and Allied Health
Current Contents on Disc	Occupational Safety and Health
Dermal Absorption	Oncogenes & Growth Factors Abstracts
Diagnosis	Physician Data Query (PDQ)
EMBASE	Pediatrics in Review and Report of the Communittee on Infectious Diseases
EMBASE ALERT	
EMFORENSIC	
Emergindex System	Phytomed
F-D-C-Reports	Popline
Food, Science and Technology Abstracts (FSTA)	Public Health and Tropical Medicine/AIDS
	Rehabdata
Forensic Science Database	RUSSMED Medical Books
GENTEC	Smoking and Health
HEALTH	SOMED
Health Devices Alerts	The National Report on Computers & Health
Health Devices Sourcebook	

Die „Current Contents on Disc" ist auch eine interdisziplinäre Datenbank, die sich in mehrere Teilgebiete aufsplittert. Für die Medizin sind die Rubriken „Life Science" und „Clinical Medicine" von Bedeutung. Die Datenbank wird nicht nur laufend aktualisiert, sondern gibt auch die genaue Adressen der Autoren für eine evtl. Sonderdruckbestellung an [6]. In der Tabelle 2 sind die wichtigsten Datenbanken in der Medizin zusammengestellt. Es wird deutlich, daß MEDLINE nur eine von vielen Datenbanken ist [12, 23].

5
Theoretische Aspekte der Datenbankrecherche

5.1
Informations-Retrieval-Systeme

Informations-Retrieval-Systeme (IRS) sind in der Lage, innerhalb einer Datensammlung auf eine gesuchte Textinformation gezielt zurückzugreifen [5]. Sogenannte relationale Datenbanksysteme eignen sich dagegen beispielsweise für Informationen, die sich in Tabellenform anlegen lassen, z. B. für Patientenstammdaten [16]. Diese relationalen Systeme sind für Textmaterial, wie es in einer bibliographischen Datenbank anfällt, nicht geeignet [41].

Zu den von einem Retrievalprogramm angewendeten Methoden gehört beispielsweise die interne Erstellung einer „Umkehrdatei". Diese ermöglicht dem Computer, schnell auf eine gewünschte Textinformation zuzugreifen, ohne erst den gesamten Datenbestand durchzugehen. Man kann eine Umkehrdatei mit dem Stichwortverzeichnis eines Buches vergleichen. Die wichtigsten Begriffe dieses Buches werden „wortweise" indexiert, damit der Leser nicht das ganze Buch durchsuchen muß, um ein bestimmte Seite zu finden [22].

5.2
Stopwords

Ähnlich wie bei der Erstellung eines Stichwortverzeichnisses in einem Buch, ist es auch bei der Erstellung einer Datenbank nicht sinnvoll, allgemeine und sehr häufige Wörter („and","the","show","she" usw.) im Index aufzunehmen, da eine Suche nach diesen Begriffen nutzlos ist. Solche Wörter werden als „stopwords" oder auch „noise words" bezeichnet (24).

Zunächst werden alle Wörter der Datenbank wortweise indexiert. Danach werden alle Begriffe entfernt, die auf einer Stopwortliste stehen. Schließlich werden die Begriffe aus allen Datensätzen in eine gemeinsame Indexdatei geschrieben und dort beispielsweise nach dem Alphabet geordnet. In der Indexdatei findet sich der Tally (Anzahl der Datensätze in der Datenbank, die den Suchbegriff enthalten) sowie die Adressen der Begriffe [26]. Sucht der Anwender nach einem Datensatz, der zwei bestimmte Begriffe gemeinsam enthalten soll (FIND „Antibiotika" AND „Otitis"), so kann das Retrievalsystem durch „Nachschlagen" in dem Gesamtindex blitzschnell anhand der Adressen feststellen, daß der einzige

Datensatz, in dem „Antibiotika" und „Otitis" gemeinsam vorkommen, der Datensatz Nummer „X" ist [15].

5.3
Basic Index

Nicht alle Felder der Datenbank sind für den Retrievalprozeß „interessant". Beispielsweise enthalten viele Datenbanken ein Feld, welches das Eingabedatum der Dokumentationseinheit enthält. Da es nicht sinnvoll ist, nach dieser Information zu suchen, werden die in diesen Feldern enthaltenen Informationen grundsätzlich nicht in den Volltextindex übernommen [10]. Alle Felder, die hingegen „suchbare" Informationen enthalten (Titel, Abstract, usw.), bilden den Hauptindex bzw. „basic index". Die entsprechenden Felder sind durch „tags" gekennzeichnet (s. Abschnitt 8.3), die bei jeder Datenbank bzw. jedem Anbieter unterschiedlich sind [23]. Eine Suche im „basic index", also eine Suche nach Begriffen, die im Abstract, im Titel, im Autorenfeld usw. vorkommen, nennt man Volltext- oder besser Freitextsuche [26].

5.4
Schlüsselwort- oder Keyword-Suche

Der Datenbankhersteller verläßt sich bei bibliographischen Datenbanken nicht allein auf die im Abstract und Titel vorkommenden Begriffe, sondern indexiert die Publikationen zusätzlich mit einigen sogenannten Schlüssel- bzw. Schlagwörtern (keywords) aus einer speziellen Indexierungssprache [14, 21]. Sogenannte Indexer lesen dazu die zu indexierende Publikation und vergeben die passenden Schlagwörter bzw. Deskriptoren. Damit soll erreicht werden, daß der Anwender auch nach Wörtern suchen kann, die der Autor nicht extra im Titel und Abstract erwähnt hat [10]. Eine solche Suche heißt Schlagwort-, Schlüsselwort- oder Keyword-Suche. Bei der Medline-Datenbank werden die Schlüsselwörter als MeSH bezeichnet [15, 21].

5.5
Indexierung, Thesaurus

Die für eine Schlagwortsuche vom Indexer vergebenen Schlagwörter bzw. Deskriptoren können aus einem der folgenden drei Vokabulartypen stammen [10]:

- *Unkontrolliertes Vokabular:* Der Indexer ist bei der Wahl der Deskriptoren an keine Vorgaben gebunden. Es existieren also auch Synonyme, z. B. könnte der Indexer verschiedene Artikel, die alle dasselbe Thema behandeln, mit „Nervus vestibulocochlearis" oder „VIII. Hirnnerv" indexieren. Diese Form der Indexierung spielt in Datenbanken heute keine Rolle mehr.
- *Semikontrolliertes Vokabular:* Es handelt sich um ein unkontrolliertes Vokabular, das nur durch einige allgemeine Regeln eingeschränkt wird.

- *Kontrolliertes Vokabular:* Der Indexer verwendet eine Liste bestimmter Begriffe, aus denen er die passenden Schlagwörter auswählt. Diese Liste nennt man Thesaurus. Beispielsweise verwendet die Datenbank MEDLINE ein kontrolliertes Vokabular, nämlich den MeSH-Thesaurus [14, 15, 21].

Ein *Thesaurus* (von griechisch thesauros = Schatzkammer) ist allgemein eine „Schlagwortliste", die in der Regel ein Fachgebiet abdeckt und bei der die Begriffe untereinander in Beziehung stehen können [17]. Man kann einen linearen Thesaurus von einem (poly)hierarchischen Thesaurus (zum Beispiel MeSH) unterscheiden [16, 23].

Während ein *linearer Thesaurus* ein Sammelsurium von gleichrangigen Begriffen darstellt, sind in einem *(poly)hierarchischen Thesaurus* die Begriffe in einer „Baumstruktur" organisiert [40]. Dadurch besteht bei der Indexierung ebenso wie bei der Formulierung der Suchanfrage die Möglichkeit, durch Auswahl eines übergeordneten Begriffes wie „Otitis" („dicker Ast") untergeordnete Begriffe wie „Otitis externa", „Otitis media", „Mastoiditis", „Otitis Media with Effusion", „Otitis Media, Suppurative" (nachgeordnete „Ästchen") miteinzubeziehen.

Lautet die Suchanfrage also „Otitis", so werden beim Vergleichsprozeß auch alle Informationseinheiten aufgefunden, die als Indexierungsbegriffe „Otitis media" oder „Otitis externa" enthalten:

Inflammation of the ear, which may be marked by pain, fever, abnormalities of hearing, hearing loss, tinnitus, and vertigo. Inflammation of the external ear is OTITIS EXTERNA; of the middle ear, OTITIS MEDIA; of the inner ear, LABYRINTHITIS. (From Dorland, 27th ed)

- MeSH Tree Location
  Otorhinolaryngologic Diseases
  Ear Diseases
  Otitis
  Otitis Externa
  Otitis Media
  Mastoiditis
  Otitis Media with Effusion
  Otitis Media, Suppurative

Diese Begriffe müssen im hierarchischen Thesaurus als „der Otitis nachgeordnet" festgelegt sein. Die Möglichkeit, bei der Suche untergeordnete Begriffe „mitzunehmen", wird auch als „explode"-Funktion oder „down"-Suche bezeichnet.

Ein Thesaurus wie der MeSH enthält neben dem Vorzugsbegriff („preferred term") eine Liste von zugehörigen Synonymen („entry terms"), so daß beim Retrieval auch ein *Zugang über einen Alternativbegriff* möglich ist [13, 22]. Gibt der

Benutzer als Suchbegriff ein in dieser Liste vorhandenes Synonym ein (z. B. „bleeding"), so wird dieser automatisch in den Vorzugsbegriff des kontrollierten Vokabulars übersetzt („hemorrhage"), so daß alle mit diesem Begriff indexierten Informationseinheiten aufgefunden werden. Der Thesaurus wird jährlich überarbeitet und ergänzt.

Da jeder Datenbankhersteller seinen eigenen Thesaurus verwendet, muß der Benutzer beim Wechseln der Datenbank auch den kontrollierten Suchbegriff wechseln. Um diese Schwierigkeiten in Zukunft aus dem Weg zu räumen, wurde von der NLM das "unified medical language system" (UMLS) initiiert [13].

5.6
Indexierungskonsistenz

Die manuelle Indexierung mit Vergabe der MeSH-Deskriptoren ist nicht nur aufwendig, sondern auch recht unregelmäßig. In einer Studie, die anhand von Veröffentlichungen, die irrtümlich mehrfach von verschiedenen Indexern bearbeitet worden sind, die Vergabepraxis von MeSH-keywords überprüfte, fand sich eine Übereinstimmung der wichtigsten Schlüsselwörter („major mainheadings") nur in 61,1 % der Fälle [1, 10]. Dies wirkt sich natürlich negativ auf die Rechercheausbeute aus. Bessere Ergebnisse können erreicht werden, wenn man die Indexer mit Expertensystemen unterstützt oder die Indexierung vollständig automatisiert (z. B. SCISEARCH [7]).

5.7
Schlagwort- bzw. Freitextsuche

Die Vor- und Nachteile der Schlagwort- bzw. Freitextsuche liegen auf der Hand. Bei der Freitextsuche muß man über keinerlei Kenntnisse des Thesaurus verfügen, sondern kann Suchbegriffe eingeben, die einem gerade einfallen. Dafür muß man aber beachten, daß möglicherweise „records" übersehen werden, da die Autoren Synonyme verwendet haben können [11,14,22]. Bei der Schlagwortsuche ist dagegen eine gewisse Kenntnis des Thesaurus notwendig; sie ermöglicht aber ein spezifischeres und sensitiveres Suchen [37].

5.8
Trunkierung – Maskierung

Bei der *Volltextsuche* muß man fast immer verschiedene grammatikalische Formen berücksichtigen. Andererseits kann es sein, daß man an verschiedenen Wortzusammensetzungen interessiert ist. Deshalb ist es nützlich, daß man auch nach dem *Wortstamm* suchen kann. Hierbei trennt man die Endung ab und hängt ein sog. Jokerzeichen an. Bei MEDLINE verwendet man beispielsweise ein Sternchen (z. B. antib*), wobei bei der Internetrecherche nur die ersten 150 möglichen Ergebnisse berücksichtigt werden. Dagegen bezeichnet man den Vorgang, bestimmte Buchstaben oder Zeichen eines Suchbegriffes durch unspezifische

Platzhalter zu ersetzen, als Maskierung (z. B. M?ller findet Muller, Miller oder Moller) [22–24].

5.9
Boolesche Verknüpfungen

Mitte des 18. Jahrhunderts machte sich der englische Mathematiker George Boole (1815–1864) in seiner Arbeit „Investigation of the Law of Thought" daran, „die fundamentalen Gesetze der Operationen des Geistes zu untersuchen, mittels derer wir zu denken vermögen". Das Ergebnis seiner Bemühungen, die Gesetze der Logik zu formalisieren, ist die sogenannte „Boolesche Algebra", die unter anderem Operationen (AND, OR, NOT) erlaubt, mit denen Beziehungen zwischen Mengen dargestellt werden können [11, 22, 23]. Diese Operationen besitzen für die Recherche in heutigen Datenbanken eine große praktische Bedeutung. In der Praxis läßt sich eine Fragestellung an eine Literaturdatenbank (z. B. Wirkung von Antibiotika auf Pseudomonas aeruginosa bei einer Otitis) in mehrere „Konzepte" aufteilen, hier also in die Konzepte „Pseudomonas aeruginosa" und „Antibiotika". Mehrere Konzepte lassen sich in nahezu jeder Retrievalsprache mit den Booleschen Operatoren UND (AND) sowie ODER (OR) verknüpfen.

AND zwischen zwei Konzepten entspricht der Schnittmenge; „Pseudomonas aeruginosa" AND „Antibiotika" würde also alle Publikationen finden, die sowohl den Begriff „Pseudomonas aeruginosa", als auch den Begriff „Antibiotika" enthalten. Mit einem AND-Operator engt man die Suche ein und reduziert meist die Anzahl der Treffer.

OR zwischen zwei Konzepten entspricht der Vereinigungsmenge: „Pseudomonas aeruginosa" OR „Antibiotika" findet alle Artikel, die die Begriffe „Pseudomonas aeruginosa" oder „Antibiotika" oder aber auch beide Wörter zusammen enthalten. Die Anzahl der Treffer wird also größer, man erweitert die Suche [23].

Natürlich kann man auch mehrere Operatoren in einer Suche verwenden, beispielsweise „Antibiotika" OR „Otitis" AND „Pseudomonas aeruginosa". Hierbei ist zu beachten, daß immer die AND-vor-OR-Regel gilt, d. h. ein logisches UND wird stets vor dem ODER ausgeführt. Zuerst werden also alle Artikel gesucht, die die Worte „Otitis" und „Pseudomonas aeruginosa" enthalten, die resultierende Menge wird dann mit allen „Antibiotika"-Artikeln „vereinigt" [40].

Um die Reihenfolge der Abarbeitung zu beeinflussen, verwendet man Klammern: („Antibiotika" OR „Otitis") AND „Pseudomonas aeruginosa". Hier werden also zunächst alle Artikel aufgesucht, die „Antibiotika" oder „Otitis" enthalten; die gefundenen Zitate werden dann auf die Artikel „eingeengt", die auch das Konzept „Pseudomonas aeruginosa" enthalten.

Außer den „logischen" Operatoren gibt es noch positionelle Operatoren, die für die Volltextsuche eingesetzt werden können. Beispiele sind: X WITH Y (X und Y stehen im gleichen Feld), X NEAR Y (X und Y hintereinander in einem bestimmten Abstand), X SAME Y (X und Y im gleichen Absatz), (X und Y = beliebige Begriffe aus dem Volltext einer Datenbank). Je nach

Retrievalsprache werden hier allerdings z. T. auch völlig andere Operatoren benutzt. Im PubMed (s. Abschnitt 8.3) spielen sie beispielsweise keine Rolle [23, 34, 37].

5.10
Güteparameter

Man spricht im Zusammenhang mit dem Wiederfinden gesuchter Dokumente oft von „Ausbeute" und „Präzision". Diese werden folgendermaßen definiert [16, 24]:

- *Ausbeute (Recall)* ist die Anzahl der gefundenen relevanten Dokumentationseinheiten geteilt durch Gesamtanzahl der relevanten Dokumentationseinheiten in der Datenbasis. Je mehr relevante Dokumentationseinheiten in bezug auf die insgesamt in der Datensammlung vorhandenen relevanten Dokumentationseinheiten aufgefunden werden, desto größer wird die Ausbeute.
- *Präzision (Precision)* ist die Anzahl der gefundenen relevanten Dokumentationseinheiten geteilt durch Gesamtanzahl der gefundenen Dokumentationseinheiten. Die Präzision ist um so höher, je mehr Dokumentationseinheiten von den gefundenen Dokumentationseinheiten tatsächlich relevant sind bzw. den Erwartungen der Suche entsprechen.

Vergleichbar mit den aus der Biomathematik bekannten Größen „Sensitivität" und „Spezifität" ist es nicht möglich, beide Parameter gleichzeitig zu maximieren.

Vielmehr geht eine Vergrößerung der Ausbeute immer zu Lasten der Präzision [13]. Bei der Volltextsuche mit einem sehr speziellen Suchbegriff kann man zwar eine optimale Präzision erreichen, es können aber viele relevante Dokumentationseinheiten übersehen werden, was in einer niedrigen Ausbeute resultiert [23].

6
Zugriffsmöglichkeiten auf Datenbanken

Auf Literaturdatenbanken läßt sich, wie in Abschnitt 4 bereits erwähnt, grundsätzlich auf zweierlei Arten zugreifen: Der Online-Zugriff (Internet) und die Abfrage von CD-ROM-Datenbanken [5, 12, 15, 37, 41].

6.1
Online-Zugriff

Die bekanntesten Anbieter sind DIMDI in Köln, DATASTAR in Bern, DIALOG in den USA oder STN INTERNATIONAL in Karlsruhe, Columbus bzw. Tokio. Mit dem Anbieter muß man einen Vertrag abschließen und kann dann auf viele Datenbanken zugreifen. Die Auswahl eines Hosts hängt von verschiedenen Aspekten ab: Datenbankspektrum, Kostenstruktur, Retrievalsprache und die Verbindungsgebühr (Entfernung vom Datenbankbetreiber). Aufgrund der komplexen Suchsprache kann man ausgezeichnete Resultate erzielen, jedoch wird eine gewisse Einarbeitung bzw. ein Lernprozeß benötigt [23, 39, 41].

6.2
CD-ROM

Dem Endbenutzer stehen hierbei verschiedene Datenträger (CD-ROM, auch Disketten) am Personal Computer direkt zur Verfügung. Im Gegensatz zum Online-Zugriff ist die Benutzung einfacher und kann rasch erlernt werden [24]. Wichtige Datenbanken werden auch auf CD-ROM publiziert und sind dem Benutzer in Bibliotheken oder Instituten zugänglich. MEDLINE ist beispielsweise seit 1988 in Deutschland auf CD-ROM erhältlich. CD-ROM's werden nicht gekauft, sondern sie werden für einen bestimmten Zeitraum gemietet (Lizenz). Ein CD-ROM ist zwar für Einzelpersonen zu teuer (kompletter MEDLINE-Datensatz von Silverplatter ca. $ 2000 im Jahr), kann aber für Krankenhäuser oder Institute eine hervorragende Alternative zu Online-Recherchen sein [9, 15, 21, 24].

6.3
Vor und Nachteile der einzelnen Suchstrategien

Der *Online-Zugriff* auf Datenbanken bietet eine Reihe von Vorteilen: Die gewünschte Datenbank steht in einem Suchvorgang mit allen ihren Jahrgängen zur Verfügung [36, 37]. Erstreckt sich die Recherche über mehrere Jahre, so nimmt das Wechseln der CD-ROM's viel Zeit in Anspruch, auch wenn sog. Multiplayer den Zugriff auf mehrere CD-ROM's gleichzeitig erlauben. Außerdem sind nicht alle Datenbanken seit Beginn ihres Bestehens auch auf CD-ROM gespeichert und erhältlich [24]. Mit der Online-Suche kann in mehreren Datenbanken gleichzeitig gesucht werden und man kann sich die geeignetste Datenbank heraussuchen. Ein einmal entworfenes Suchprofil kann auch gespeichert werden, und man kann es dann automatisch ablaufen lassen. Gefundene Literaturstellen können im Volltext online bestellt werden, wobei beispielsweise eine Zusendung per FAX innerhalb von 24 h möglich ist [13, 23]. Im Gegensatz zur Recherche mit CD-ROM ist die Online-Literatursuche professioneller und komplexer entwickelt, was für den Benutzer aber wieder eine größere Einarbeitungsphase bedeutet.

> Online-Recherchen sind potentiell aktueller, da sie theoretisch täglich aktualisiert werden können, während eine CD-ROM immer hinterherhinkt [3, 36] Online-Recherchen können allerdings relativ kostenintensiv sein.

Neben den jährlichen Fixkosten, die für einen Anschluß an einen Host entstehen, setzen sich die entstehenden Kosten aus vielen Teilbeträgen zusammen, deren Höhe erst nach einem Suchvorgang exakt feststeht. Es ist daher zu überlegen, ob man sich eine CD-ROM-Datenbank kauft, die man dann unbegrenzt nutzen kann, oder ob man sich für einen Anschluß an einen Host entscheidet, was u. a. billiger sein kann, wenn man häufig in verschiedenen Datenbanken sucht.

Bei größeren Recherchen sollte man sich für die CD-ROM entscheiden. Man kann umfangreiche Datensammlungen abspeichern. Es ist besonders attraktiv, wenn man in zu einer mit einer öffentlichen CD-ROM-Station ausgestatteten Bibliothek geht, dort alle Zitate, die man benötigt, abfragt und auf Disketten abspeichert. Zu Hause kann man dann die Datensammlung mit Hilfe eines Referenzmanagers weiter bearbeiten (s. Abschnitt 11). Bei CD-ROM-Datenbanken ist die Retrieval einfach zu erlernen und die Umgebung benutzerfreundlich [15] (s. Abschnitt 11).

7
Informationsvermittlungsstellen (IVS)

Die Möglichkeit, sich an professionelle Informationsvermittler zu wenden, ist eine meist kostspielige Alternative zur eigenen Recherche. Es gibt verschiedene Arten von Informationsvermittlern: Freiberufliche Makler, öffentliche bzw. staatliche IVS an Universitäten oder Rechenzentren, Angestellte von Datenbankbetreibern (z. B. DIMDI oder Deutsche Zentralbibliothek für Medizin in Köln: http://www.rrz.uni-koeln.de/zentral/zbib-med/abteilung/ivs/index.html) und IVS einiger großer Konzerne bzw. Firmen [16, 17].

> Ein prinzipielles Problem bei der Nutzung eines Informationsvermittlers besteht darin, daß auch der qualifizierteste Makler weniger über das Spezialthema des Forschers weiß. Das führt zu einer Minderung der Qualität des Rechercheergebnisses, so daß jeder Forscher bzw. interessierte Arzt über Grundkenntnisse der Datenbankrecherche verfügen sollte.

Ein weiterer Nachteil ist, daß der Forscher zeitlich und organisatorisch von einem Dritten abhängig ist. Die Benutzung eines Brokers kann dagegen denjenigen empfohlen werden, die nur selten eine Recherche durchführen lassen. Das gilt beispielsweise auch für Studenten, die nur einmal eine *Recherche für ihre Dissertation* durchführen lassen. Neben der genauen Eingrenzung des Suchthemas ist auch die Definition der Schlagwörter („keywords") wichtig. Außerdem sollten bereits bekannte Publikationen über das Thema (sog. Prototyppublikationen) vorgelegt werden. Neben den inhaltlichen Einschränkungen zu einem Thema spielen auch die formalen Einschränkungen eine Rolle. Dazu zählen die Zeitspanne, die Anzahl der Zitate und die Sprache [20, 22, 31].

8
Literaturrecherche anhand der MEDLINE-Datenbank

8.1
CD-ROM-Recherche

MEDLINE wird in verschiedenen Varianten auf CD-ROM angeboten und ist auch bei nahezu allen großen Hosts online abrufbar. Seit dem 26 Juni 1997 gestattet das NLM und seit Oktober 1997 das DIMDI einen *kostenlosen Zugriff auch über das Internet*, so daß die Bedeutung von MEDLINE bedeutend zugenommen hat [37].

Das „SilverPlatter Information Retrieval System" für Windows *(WinSPIRS)* ist ein in medizinischen Bibliotheken weit verbreitetes Computerprogramm, welches die Wiedergewinnung gesuchter Daten aus einer SilverPlatter-Datenbank auf CD-ROM organisiert. Das Programm besitzt einen überschaubaren Satz an Kommandobefehlen, die der Benutzer relativ schnell erlernen kann (s. Tabelle 3). Ohne jegliche Vorkenntnisse ist WinSPIRS zwar prinzipiell beherrschbar, das Rechercheergebnis fällt aber mangels Grundkenntnissen entsprechend schlecht aus. Grundsätzlich sollte im kontrollierten Vokabular bzw. in den „keywords" (THESAURUS bzw. MeSH) gesucht werden. Man sollte nicht irgendwelche Begriffe eingeben, die einem gerade einfallen. Eine Volltextsuche ist dagegen vor allem in den Fällen erforderlich, wenn der gesuchte Begriff so spezifisch ist, daß er nicht Bestandteil des THESAURUS ist. In diesen Fällen ist nützlich, in dem *Volltextindex* zu suchen [9, 23].

8.2
Internet-Recherche

Eine MEDLINE-Recherche ist im Internet über verschiedene Anbieter möglich, wobei man einmal das „klassische" MEDLINE vom sogenannten PubMed unterscheidet [34]. Aufgrund des dezentralen Standpunktes beispielsweise zu Hause ist prinzipiell eine Benutzung zu jeder Tageszeit möglich. Man kann außerdem die Suche bis 1966 ohne „Unterbrechungen" ausdehnen, d.h. man muß nicht wie bei den CD-ROM-Datenbanken in mehreren Zeitabschnitten suchen. Das Internet-MEDLINE umfaßt nicht nur das eigentliche MEDLINE, sondern auch ein Pre-MEDLINE, in welchem neuere Dokumente aufgeführt werden, die erst noch für MEDLINE indexiert werden müssen. Diese wurden noch nicht vollständig entsprechend den „Vorgaben" von MEDLINE erfaßt und enthalten den Vermerk „In Process Citation". Damit ist die Datenbank jedoch viel aktueller als die auf CD-ROM [13, 36]. Die Suche über DIMDI (http://www.dimdi.de/) ermöglicht auch die Benutzung anderer Datenbanken (z.B. EMBASE), die dann aber gebührenpflichtig ist. Auf den Webseiten der Universitätsbibliotheken oder anderer Organisationen findet man ebenfalls Querverweise zu Medline. Eine Zusammenstellung verschiedener MEDLINE-Anbieter zeigt die Tabelle 4, die aber zum Teil gebührenpflichtig sind.

Tabelle 3. WinSPIRS Memotafel (CD-ROM-Recherche)

Funktionstasten		
F 1 Hilfe	F 4 Anzeige (Vollbild)	F 7 Neustart
F 2 Find	F 5 Volltext-Index	F 8 CD-ROM wechseln
F 3 Datenbank-Führer	F 6 Drucken	F 9 Thesaurus
F 10 Menü	Q uit – Beenden X change CD wechseln H istory – Suchprofil abspeichern D ownload – auf Diskette speichern (F 11)	

Boolesche Operatoren	
AND ANTIBIOTICS AND OTITIS Alle Dokumente, die beide Begriffe enthalten	**WITH** ANTIBIOTICS WITH OTITIS alle Dokumente, die beide Wörter in einem Feld aufweisen
OR ANTIBIOTICS OR OTITIS Alle Dokumente, die entweder ANTIBIOTICS oder OTITIS enthalten	**NOT** ANTIBIOTICS NOT OTITIS alle Dokumente, die ANTIBIOTICS, aber nicht OTITIS enthalten
NEAR ANTIBIOTICS NEAR OTITIS Alle Dokumente, in denen beide Wörter in einem Satz vorkommen	ANTIBIOTICS NEAR2 OTITIS alle Dokumente, in den beide Begriffe in einem Satz vorkommen und nur von höchstens einem Wort voneinander getrennt sind
IN Suche im Feld... **AU** – Autor **TI** – Titel **AB** – Abstrakt **MeSH** – kontrolliertes Vokabular	ANTIBIOTICS in MeSH alle Dokumente, die ANTIBIOTICS als MAINHEADING haben ANTIBIOTICS-Macrolide in MeSH alle Dokumente, die ANTIBIOTICS als MAINHEADING mit dem SUBHEADING MACROLIDE haben
* Trunkierung ? Maximal-Maskierung	ANTIB* sucht nach allen Dokumenten, in denen dieser Wortstamm vorkommen (z.B. antibiotics, antibiosis usw.) M?ller findet Miller, Moller, Muller aber nicht Mueller
#6 auf ein abgearbeitetes Suchkommando kann mit dem Nummernzeichen (#) und der Kommandonummer zurückgegriffen werden	(ENGLISH OR GERMAN) in LA oder LA = ENGLISH OR GERMAN alle Publikationen, die in englisch oder deutsch erschienen sind
AI = AB ist ein „Abstract Indicator". Ein mit AND verknüpfter Suchbefehl beschränkt die Suche nur auf Dokumente, die einen Abstract enthalten	PY> = 1990 alle seit 1990 erschienen Publikationen PY=1990–1997 beschränkt die Suche auf den angegebenen Zeitraum

Tabelle 4. Verschiedene Anbieter von Medline-Datenbanken

Anbieter	URL	Freier Zugang
Grateful Med	http://igm.nlm.nih.gov/	+
NLM's PubMed	http://www.ncbi.nlm.nih.gov/PubMed/	+
Ovid Technology	http://www.ovid.com	−
Dialog	http://www.krinof.com/products/dialog	−
PaperChase	http://www.paperchase.com/	−
Avicenna	http://www.avicenna.com	−
Community of Science	http://www.cos.com/	−
Healthgate	http://www.healthgate.com/HealthGate/MEDLINE/search.shtml	+
Helix	http://www.helix.com (PubMed)	+
DIMDI	http://www.dimdi.de/	+
JF Lehmann's-Buchhandlung	http://www.jfl.de/medline.html	+

8.3 PubMed

Das PubMed (http://www.ncbi.nlm.nih.gov/PubMed/) (Abb. 1) ist ein Projekt, das vom National Center for Biology des NML und verschiedenen biomedizinischen Zeitschriften entwickelt wurde. Vom Inhalt und vom Design ähnelt es den anderen Internet-MEDLINE- bzw. CD-ROM-Datenbanken, weist allerdings mehrere Besonderheiten auf [34, 36, 37]. So kann auf andere Datenbanken der NLM zurückgegriffen werden (z. B. AIDSLINE, HealthSTAR). Jedes Suchergebnis ermöglicht wiederum Querverweise zu anderen sog. „related articles". „Klickt" man diesen Befehl (Hypertext) an, erhält man ein Suchergebnis mit einer ganzen Reihe ähnlicher Aufsätze, die unter Berücksichtigung von Titel, Abstract und MeSH-terms algorithmisch miteinander verglichen und ausgewählt wurden. Man braucht beispielsweise nur einen bereits bekannten Aufsatz zu einem bestimmten Thema einzugeben bzw. nachzuweisen, und kann dann in der Regel je nach Thema 100–200 z. T. relevante Dokumente ohne größere Suche abrufen. Des weiteren ermöglicht PubMed Zugriffe zu anderen Recherchemöglichkeiten.

Hervorzuheben ist der Link „Clinical Queries", der eine diagnose- und therapiespezifische Suche (Therapie, Diagnose, Ätiologie und Prognose) verschiedener Krankheitsbilder gestattet. Des weiteren besteht ein Link „Clinical Alerts" (verschiedene Forschungsprojekte) und ein Link zum „Internet Grateful Med". Hierbei handelt es sich um ein Rechercheprogramm, das vom NLM 1986 entwickelt wurde und welches die Suche in verschiedenen NLM-Datenbanken (MEDLINE, AIDSLINE, AIDSDRUGS, AIDSTRIALS, BIOETHICSLINE, ChemID, DIRLINE, HealthSTAR, HISTLINE, HSRPROJ, OLDMEDLINE, POPLINE, SDILINE, SPACELINE, TOXLINE) gestattet, wobei die Suchoberfläche sich aber vom PubMed unterscheidet [18].

Grundsätzlich ist eine einfache („basic search") von einer verfeinerten Suche („advanced search"; MeSH-Browser) im PubMed möglich. Die „advanced search" gestattet eine Freitextsuche bzw. eine Feldsuche sowie eine Verknüpfung mit AND, OR oder NOT. Aber auch bei der „basic search" ist eine feldspezifische

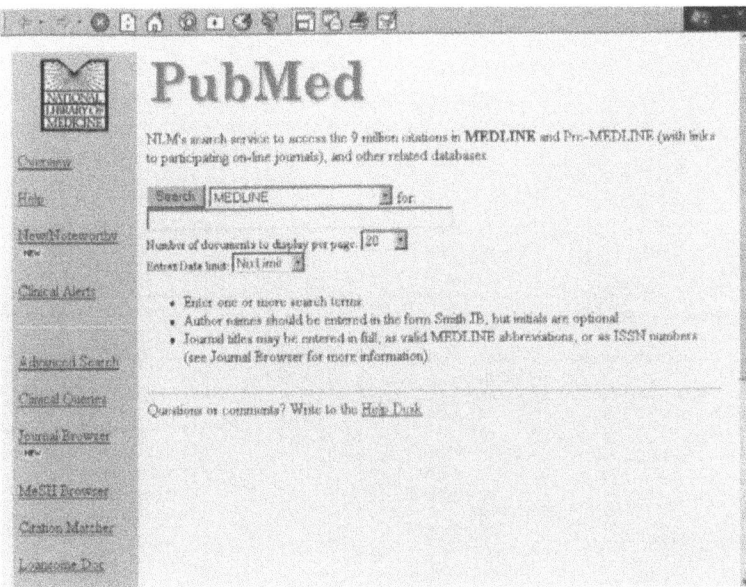

Abb. 1. Das PubMed-Eingabefenster

Suche möglich, wobei die entsprechende Feldabkürzung („tags" – s. Tabelle 5) in eckige Klammern gesetzt wird (z. B. German [LA] entspricht German in LA bei der SilverPlatter-MEDLINE-Recherche). Die doch sehr komplexen Suchmöglichkeiten im PubMed soll die Abb. 2 illustrieren. Mit dem MeSH-Browser kann das genaue Schlagwort bestimmt und damit das Rechercheergebnis eingegrenzt werden (Abb. 3).

Sucht man beispielsweise die Artikel mit der Wirkung von Antibiotika auf Pseudomonas aeruginosa bei einer Otitis, so muß man die Suchergebnisse Schritt für Schritt durch AND oder NOT verknüpfen.

Das Ergebnisfenster einer Recherche bietet folgende Links: Details (Zusammensetzung des Suchprofils: z. B. Otitis (MeSH) AND Antibiotics (MeSH); dadurch ist eine Kontrolle der bisherigen Suchschritte möglich); Display (Darstellungsform des Rechercheergebnisses: „Abstract report" = Kurzform als Standardeinstellung, „Citation report" = bibliographische Angaben mit Zusammenfassung und MeSH, Medline-report mit „tags"– wichtig bei Import in einen Referenzmanager – s. Abschnitt 11); „See related Articles", „Order" (Bestellmöglichkeiten), „Save" (Speicherfunktionen) und „Links" zu Volltextversionen von etwa 100 Zeitschriften (allerdings keine HNO-Zeitschrift), die aber meist nur mit einem Paßwort abgerufen bzw. gelesen werden können [34, 37].

Wenn man das Rechercheergebnis direkt mit dem Internetbrowser abspeichert, so ist darauf zu achten, daß man es zur Weiterverarbeitung beispielsweise für einen Referenzmanager im „txt"- und nicht im „html"-Format speichert [33].

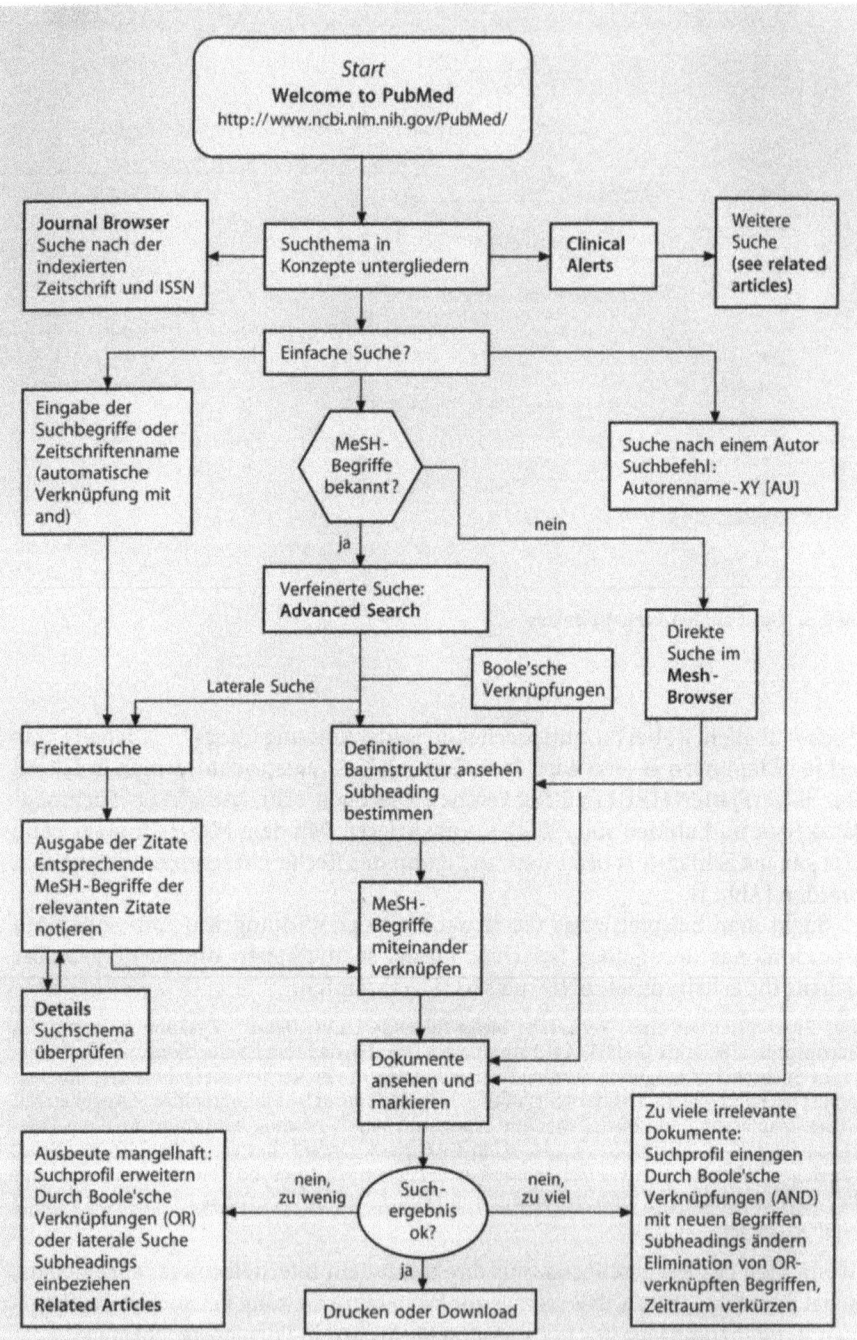

Abb. 2. Ablauf einer PubMed-Recherche. Das Suchschema entspricht zum Teil auch dem bei der CD-ROM-Recherche. Die fettgedruckten Wörter sind die ensprechenden Links

Literatursuche heute – aber wie? 157

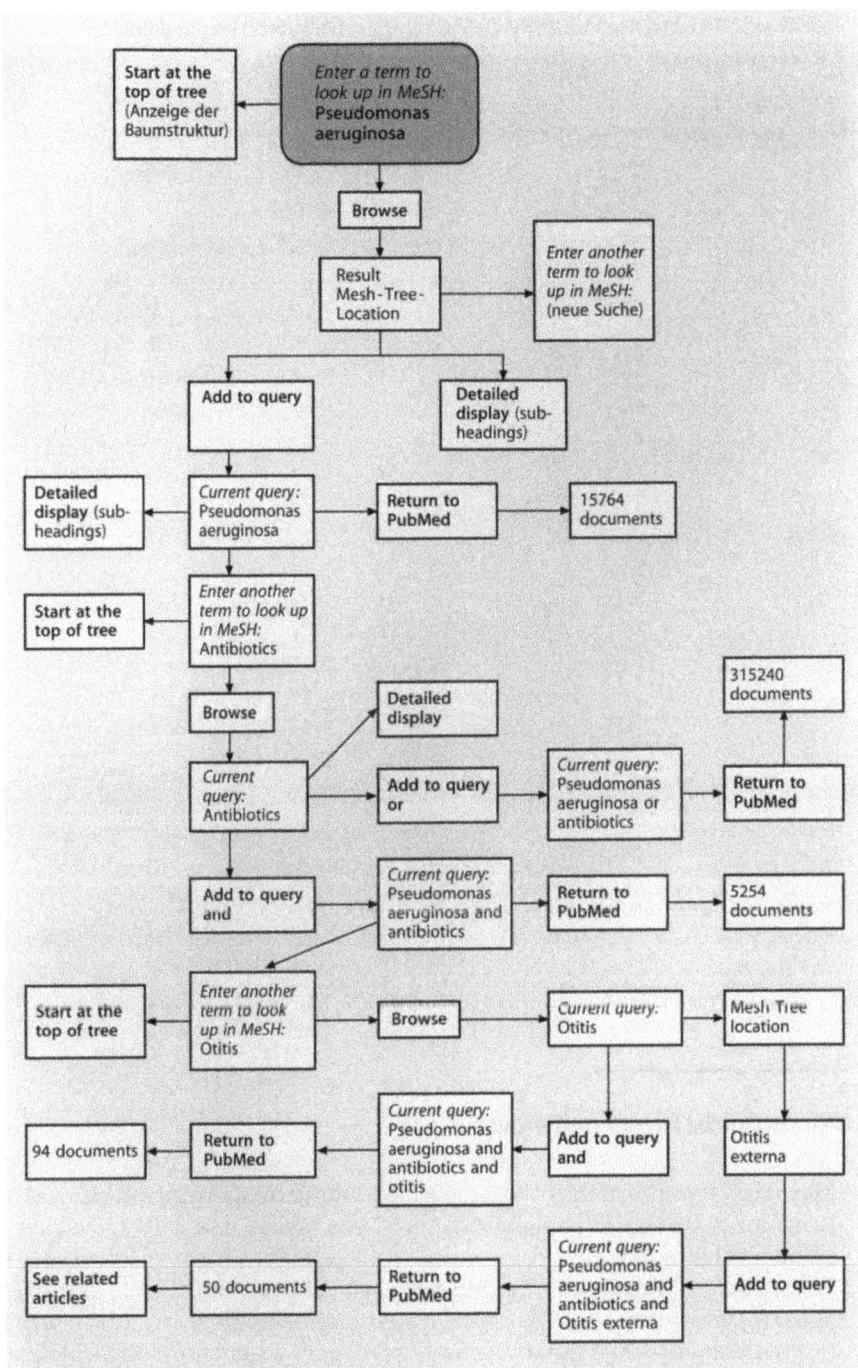

Abb. 3. Benutzung des MeSH-Browsers (PubMed). Es sind die sehr komplexen Suchmöglichkeiten der Internet-MEDLINE-Recherche erkennbar

Tabelle 5. Die wichtigsten MEDLINE-Datenbankfelder bei SilverPlatter und PubMed

Abkürzungen („tags")		Erläuterungen
SilverPlatter	PubMed	
AB	AB	Inhaltliche Kurzfassung des Artikels
AD	AD	Adresse des Erstautors
AN	UI	MEDLINE-Identifikationsnummer
AU	AU	Autorennamen
CM	CM	Nachfolgender Kommentar zu Artikel in gleicher Zeitschrift (comment in: …)
CN	ID	Kennzeichnung der Projektzuschüsse
CP	CP	Erscheinungsland der Zeitschrift
GS	GS	Gensymbol: international verwendete Abkürzung für Gene, die in der Publikation beschrieben werden
ISSN	ISSN	Internationaler Zeitschriftencode
LA	LA	Sprache des Originalartikels
MESH	MH	Sammlung von Begriffen, die genau definiert sind (Thesaurus)
PS	PS	Name der betreffenden Person, um die es in einer Biographie, Würdigung bzw. Nachruf geht
PT	PT	Publikationstyp: Journal, Article usw.
PY	DP	Publikationsjahr bzw. -datum
RN (NM)	RN	Nummer (Name) chemischer Substanzen
SO	SO	Quellenangabe (Zeitschrift, Jahr usw.)
TI	TI	Titel der Publikation
TO	TT	Nicht-englischer Titel in Originalsprache
DU	EM	Datum (Jahr und Monat bzw. Tag) der Eingabe des Dokuments in Datenbank

9
HNO-spezifische Literaturrecherche

Man muß berücksichtigen, daß nicht alle, sondern nur ausgewählte Zeitschriften in MEDLINE aufgeführt sind. Es gibt viele Zeitschriften, die überhaupt nicht indexiert sind, d. h. sie sind nicht in Referateorganen oder Datenbanken aufgenommen [10]. Beispielsweise gibt es nach SERLINE (Zeitschriftenverzeichnis, das die von der NLM registrierten Zeitschriften enthält; nicht vergleichbar mit MEDLINE-Datenbestand) derzeit insgesamt 32 Zeitschriften der Otorhinolaryngologie. Davon sind 20 (62,5%) Zeitschriften in Datenbanken „gelistet".

Das leider Ende 1996 eingestellte *Zentralblatt für Hals-Nasen-Ohrenheilkunde – Plastische Chirurgie an Kopf und Hals* (Springer) wertete etwa 1000 Zeitschriften aus, wobei nicht nur HNO-Fachzeitschriften, sondern auch für die HNO relevante Beiträge anderer medizinischer Zeitschriften berücksichtigt wurden. Diese Zeitschriften waren in den modernen Datenbanken zum Teil nicht indexiert. Wenn es auch mühsam war, sich in diesem Zentralblatt unter verschiedenen Stichwörtern durchzuarbeiten, hatte man doch immer einen Zugriff zur gesamten Weltliteratur in Form von kompetenten Referaten. Leider wurde dieses Zentralblatt nicht – wie beispielsweise beim Index Medicus – auf elektronische Datenträger umgestellt. Eine MEDLINE-Version mit Zeitschriften der Otorhinolaryngologie, d. h. beispielsweise eine mit RADLINE vergleichbare CD-ROM-Datenbank radiologischer Zeitschriften oder Cardiology MEDLINE [9, 21], gibt es nicht.

Die MedNets Databank (http://www.internets.com/mednets/sent.htm) erlaubt beispielsweise die Suche in verschiedenen Zeitschriften oder Datenbanken der Otorhinolaryngologie (Archives of Otolaryngology, BiblioSleep Database, Clinical Trials by Disease Categories, Columbia Presbyterian ENT Database, Head and Neck Cancers, ENT Grand Rounds Archive, Baylor College of Medicine, Merck Manual, Otolaryngology- Head and Neck Surgery Journal Archives). Daneben gibt es noch einen direkten Link (Eingabefenster) zum PubMed. Über die Homepage der Deutschen Gesellschaft für HNO können ebenfalls verschiedene HNO-relevante Zeitschriften und interessante Verlage abgerufen werden (http://www.hno.org/link/journal.htm).

10
Literaturbeschaffung

Die nicht im eigenen Besitz befindlichen Bücher, Zeitschriftenaufsätze oder Buchbeiträge muß man sich in lokalen (Krankenhaus-, Instituts- oder Universitätsbibliotheken) oder in ortsfremden Bibliotheken ausleihen. Für den Mediziner können neben den Universitätsbibliotheken auch Staats-, Landes- und Forschungsbibliotheken wie beispielsweise die der Max-Planck-Institute für die Literaturbeschaffung (z. B. http://www.mpimf-heidelberg.mpg.de/) hilfreich sein [11, 16, 20, 31].

Der Leihverkehr in den Bibliotheken beschränkt sich heutzutage bei Zeitschriftenartikeln fast vollständig auf die Anfertigung von Kopien [11]. Die Möglichkeit, einen Zeitschriftenaufsatz zu kopieren, schlägt sich auch in der Zahl der Sonderdruckanforderungen deutschsprachiger Aufsätze nieder. Dagegen sind die Sonderdruckanforderungen, v. a. englischsprachiger Aufsätze aus den sog. Entwicklungsländern, relativ hoch [8]. Die Suche der einzelnen Aufsätze wird heute durch die elektronische Version von Current-Contents erheblich vereinfacht, so daß das umständliche Heraussuchen von Adressen bzw. Irrtümer entfallen [6]. In den Medline-Datenbanken, in denen seit 1988 auch die (allerdings meist nicht vollständigen) Adressen angegeben werden, ist die E-Mail-Adresse, soweit vorhanden, mit angegeben [14]. Man kann auch bei älteren Arbeiten versuchen, einen Sonderdruck oder eine Kopie bei dem Autor anzufordern. Eine Bestellung über eine Bibliothek oder beispielsweise über das DIMDI (Deutsches Institut für Medizinische Dokumentation und Information- http://www.dimdi.de/), über die Deutsche Zentralbibliothek für Medizin in Köln (http://www.rrz.uni-koeln.de/zentral/zbib-med/service/direktv.html) oder eine andere Universitätsbibliothek (beispielsweise infverm@rcs.urz.tu-dresden.de) ist aber sicherer [11, 17].

> Man kopiert die Artikel, die besonders wichtig für die eigene Arbeit erscheinen, um sie am Arbeitsplatz verfügbar zu machen. Das Kopieren birgt jedoch eine Gefahr. Da es so bequem und billig ist, werden oft zu viele Aufsätze kopiert. Dieser „Sammelrausch" vergeudet Papier und Geld, denn nicht immer ist es sichergestellt, daß man die Kopien überhaupt auswertet [11].

Verschiedene Verlage bieten auch den vollständigen Text von Zeitschriften oder sogar Büchern in elektronischer Form an, wobei sowohl CD-ROM (z. B. Laryngoscope) als auch Internet (http://www.multimedica.de; http://link.springer.de) in Frage kommen. Allerdings sind beide Alternativen nicht kostenlos [35]. Im Internet benötigt man beispielsweise für den Zugriff meist ein Abonnement bzw. Paßwort. Daneben ist noch eine spezielle Software erforderlich (z. B. Acrobat Reader), die man sich aus dem Internet herunterladen kann und mit der man die entsprechenden Seiten der Artikel lesen bzw. ausdrucken kann [13, 36].

11
Referenzmanager

Das Ergebnis einer Literaturrecherche in Form einer Download-Datei kann man in ein normales Textverarbeitungsprogramm importieren und manuell weiterverarbeiten. Jeder, der des öfteren Literaturdaten recherchiert, hat jedoch bald eine ganze Anzahl von Download-Dateien zusammen und kann sehr schnell den Überblick verlieren [25, 31]. Es ist daher nützlich die Download-Daten in ein *Literaturverwaltungsprogramm* aufzunehmen. Die einzelnen Informationsbausteine, d.h. Autor, Erscheinungsjahr, Titel, Zeitschrift, Bandnummer, Heftnummer und Seiten, werden automatisch in die jeweiligen Datenbankfelder importiert und können dann weiter verwendet werden. Ähnlich wie bei der Literaturrecherche von CD-ROM kann dann mit dem Literaturverwaltungsprogramm eine komplexe Recherche durchgeführt werden, d. h. man kann seinen privaten INDEX MEDICUS zusammenstellen. Man braucht beispielsweise nur nach dem Autor zu suchen, oder man gibt bestimmte Schlagworte ein und erhält dann die entsprechenden bibliographischen Daten der Publikation und auch Informationen, wo man die Arbeit in seiner Literatursammlung finden kann [4, 28, 33]. Es wird immer wieder darauf hingewiesen, daß man als Arzt oftmals keine Zeit hat, eine Datenbank in einer Bibliothek zu nutzen [31]. Ein Referenzmanager stellt hierbei eine gewisse Alternative dar [29].

Natürlich kann man auch selbst Daten in einen Referenzmanager eingeben. Prinzipiell ist das Downloading von MEDLINE aber schneller als das manuelle Eintippen. Auch Bücher, Buchbeiträge und Dissertationen, die eine nicht unwichtige Rolle spielen, müssen in der Regel per Hand eingegeben werden [33].

Eine wichtige *Funktion eines Referenzmanagers* ist das automatische Erstellen einer Bibliographie. Die Zitierweise ist von Journal zu Journal unterschiedlich. Entscheidet sich der Autor für eine Publikation in einer anderen Zeitschrift, so müssen die Literaturstellen und die gesamte Bibliographie am Ende des Artikels umgestaltet werden. Das ist per Hand besonders zeitraubend. Ein weiterer Vorteil ist auch, daß in der Bibliographie keine Literaturstelle vergessen werden kann. Man muß jedoch beachten, daß nicht alle Referenzmanager die Bibliographieerstellung unterstützen [4, 28, 29]. Besonders geeignet sind beispielsweise EndNote, VCH-Biblio oder REFERENCE MANAGER (RefMan).

Literaturverwaltungsprogramme verfügen auch über verschiedene Ausgabemöglichkeiten. Die Daten können beispielsweise in Tabellenform oder auf Karteikarten ausgedruckt werden. Eine weitere wichtige Funktion ist die sogenannte Doublettenerkennung, bei der doppelt recherchierte Referenzen erkannt werden [29].

11.1
Zur Arbeitsweise von Referenzmanagern

> Ein *Datenmanager* ist nichts anderes als ein auf bibliographische Daten spezialisiertes Datenbankmanagementprogramm für das Wiederauffinden von Daten, d.h. ein Retrievalsystem [28, 33].

Man kann Programme mit einer starren, d.h. nicht veränderbaren *Datenbankstruktur* (z.B. EndNote oder RefMan) von solchen mit einer flexiblen Datenbankstruktur unterscheiden. (z.B. Turbo-Lit). Die *Eingabemaske* (Editierfenster) ist der Bildschirmlayout. Unter *Referenzen*, auch Records genannt, versteht man die einzelnen Literaturstellen. Unter Kategorien oder *Referenztypen* versteht man die einzelnen Dokumententypen. Die wichtigsten sind Zeitschriften, Buchbeiträge, Bücher, Dissertationen und Proceedings. Ein *Linkmodul* ist verantwortlich für den Import von Referenzen einer Download-Datei zu einem Referenzmanager. Da die Download-Datei je nach Datenbank und Anbieter sehr differieren kann, gibt es Linkmodule für die verschiedensten Datenbanken. Hierbei kann man vorgefertigte von flexiblen Linkmodulen (auch *Filter* genannt) unterscheiden, wobei bei letzteren die Download-Datei vom Benutzer selber festgelegt werden kann. Für die Bibliographieerstellung sind die sogenannten *Styles* erforderlich. Bei dem EndNote-Programm gibt es neben vielen anderen beispielsweise einen NATURE- oder einen N-Engl-J-Med-Style [28]. Bei der Manuskriptbearbeitung arbeitet der Referenzmanager mit einem Textverarbeitungsprogramm (z.B. Word 97) zusammen, um die *in-text-citations* eines Manuskriptes für die Bibliographieerstellung anzupassen bzw. heranzuziehen.

Bei der Aufbewahrung und Benutzung der Ergebnisse einer Literaturrecherche muß auch das *Copyright* der einzelnen Datenbanken beachtet werden. Der Benutzer einer Datenbank erwirbt mit einer Recherche nicht auch gleichzeitig das Recht, die heruntergeladenen Daten aufzuzeichnen und dauerhaft zu benutzen. Das gilt auch für die kostenintensiven Online-Recherchen.

> Es ist nicht gestattet, ganze Datenbanken zu kopieren und diese dann kommerziell weiter zu nutzen [29].

Die Auswahl eines Referenzmanagers hängt von verschiedenen Faktoren ab: Von der Benutzeroberfläche, von der Art und der Möglichkeit des Retrieval-Systems, von den Importmöglichkeiten und von den Exportmöglichkeiten, z. B. Bibliographieerstellung. Sehr wichtig ist, woher man die Literaturdaten bekommt und wozu man das Programm überhaupt benötigt [25, 28, 29]. Eine Auswahl bekannter Programme ist in der Tabelle 6 zusammengestellt. Die Programme werden laufend weiterentwickelt und verbessert. Es ist möglich, diese Programme als Demoversion zu testen. Mit etwas Zeitaufwand kann man sich die entsprechende Software aus dem Internet „herunterladen". Eine Zusammenstellung findet sich beispielsweise unter http://www-writing.berkeley.edu/chorus/eresearch/essays/known.html.

Stigleman [38] stellte die Funktionen von insgesamt 49 Referenzmanagern zusammen: 100% der Referenzmanager können Artikel, Buchbeiträge usw. aufnehmen, 92% können Ihre Daten in andere Datenbanken exportieren, 78% können von anderen Datenbanken Referenzen exportieren, 56% erstellen eine Referenzliste aus einem Manuskript und nur 20% können verschiedene Zitierweisen kreieren.

Tabelle 6. Einige wichtige Referenzmanager und ihre Besonderheiten

Referenzmanager	Besonderheiten
EndNote*	Datenbankeinträge können nicht auf Karteikarten oder in tabellarischer Form ausgedruckt werden; die neueste Version (3.0) erlaubt eine direkte Recherche im Internet, beispielsweise im PubMed
Reference Manager (RefMan)*	Neben dem Datenbankgrundmodul kann man bei diesem Programm verschiedene Module gesondert erwerben, mit der Version 8.5 ist ähnlich wie bei EndNote eine Internetrecherche möglich
Pro-Cite*	Gehört neben RefMan in den USA zu den meistgenutzten Literaturverwaltungssystemen, im Gegensatz zum EndNote ist die Erstellung einer Bibliographie jedoch viel schwieriger
VCH Biblio	Daten können z. B. auf Karteikarten ausgedruckt werden; eine gewisse Einarbeitungsphase wird benötigt; arbeitet in deutscher Sprache http://www.wiley-vch.de/cc/biblio1.html

* Siehe beispielsweise http://www.writing.berkeley.edu/chorus/eresearch/essays/ known.html.

11.2
Vor- und Nachteile von Referenzmanagern

Referenzmanager bedeuten für einen an einer rationellen Literaturverwaltung interessierten Arzt eine ganz erhebliche Arbeitserleichterung. Sie sind nicht nur für die Aufbewahrung und Ordnung von Download-Dateien wichtig, sondern auch bei der Anlage eines Literaturverzeichnisses von Nutzen. Eine Literaturstelle braucht nur einmal erstellt zu werden und kann dann beliebig oft benutzt werden [29]. Hat man eine große Anzahl von Zeitschriftenartikeln gesammelt, so kann man sie anhand der Referenznummer schnell finden. Ein Nachteil ist, daß eine einmal fehlerhaft eingegebene Referenz immer unverändert benutzt wird. Kontrolliert man nicht noch einmal die Angaben, so kann der Fehler längere Zeit unbemerkt bestehen bleiben [28].

Beachtet werden sollte der Anschaffungspreis (bei EndNote etwa $ 300), und die Einarbeitungszeit. Es ist also nicht sinnvoll, sich das Programm zu kaufen, wenn man es dann nur selten benutzt (z. B. für die Promotionsschrift).

12
Fazit

Die Recherche, die Beschaffung und die Aufbewahrung wissenschaftlicher Literatur bringt verschiedene Probleme mit sich. Elektronische Medien bieten eine erhebliche Arbeitserleichterung für den praktisch tätigen Arzt. Prinzipiell kann man zwei Suchmethoden unterscheiden: einmal über CD-ROM und andererseits über Online/Internet. Der Zugang auf Literaturdatenbanken, wie beispielsweise MEDLINE über Internet erlaubt eine Recherche von jedem beliebigen Ort aus, und elektronische Versionen der Zeitschriftenaufsätze ermöglichen einen schnellen und bequemen Zugriff auf aktuelles Wissen. Mit einem Literaturverwaltungsprogramm kann die entsprechende Literatur einfach registriert und geordnet werden.

Literatur

1. Adams CE, Lefebvre C, Chalmers I (1992) Difficulty with MEDLINE searches for randomised controlled trials. Lancet 340:915–916
2. Anderson PO (1994) How to get started with computerized literature searches. Am J Hosp Pharm 51:2303–2304, 2307
3. Beatty WK (1979) Searching the literature and computerized services in medicine. Guides and methods for the clinician. Ann Intern Med 91:326–332
4. Bick U (1990) Produkt des Monats: VCH Biblio 2.0 – Literaturverwaltung in Perfektion. Radiologe 30:394–395
5. Bick U (1992) Computergestützte Literatursuche in der Radiologie. Radiologe 32:423–425
6. Brahmi FA (1990) Current Contents on diskette and reference update. MD-Comput 7:55–58
7. Burnard P (1993) Computer reviews: glowing references. Nurs Stand 8:54

8. Cambray AM, Diaz EM (1988) Reprint of the scientific article: usefulness, obtainment and storage. Sante Publique Bucur 31:17–26
9. Cushing M, Jr (1992) Silverplatter literature searches. MD-Comput 9:178–180
10. Dickersin K, Scherer R, Lefebvre C (1994) Identifying relevant studies for systematic reviews. BMJ 309:1286–1291
11. Ebel HF, Bliefert C, Avenarius HJ (1993) Schreiben und Publizieren in der Medizin. VCH-Verlagsgesellschaft, Weinheim
12. Eich P (1988) Internationale Datenbanken, Abstract-, Zitations- und andere Dienste. Laryngol Rhinol Otol 67:603–605
13. Giedd JN, Smith KG (1997) Online access to journal abstracts and articles. J Child Adolesc Psychopharmacol 7:201–210
14. Greenhalgh T (1997) How to read a paper. The Medline database. BMJ 315:180–183
15. Hewison NS (1989) Evaluating CD-ROM versions of the MEDLINE database: a checklist. Bull Med Libr Assoc 77:332–336
16. Inke G (1960) Quellen medizinischer Literaturangaben und Methodik ihrer Bearbeitung. G. Fischer, Jena
17. Kaltenborn KF (1989) Literaturdatenbanken für universitäre Ausbildung, Weiterbildung und medizinische Forschung. Ein Erfahrungsbericht über den Einsatz der Datenbank Medline auf CD-ROM-Basis. Med Klin 84:339–343, 368
18. Kiley R (1997) Medical databases on the Internet: Part 1. J R Soc Med 90:610–611
19. Klemenz B, McSherry D, Grundke V (1997) Clinical problem solving by computer. J R Coll Physicians Lond 31:32–36
20. Klyscz T (Hrsg) (1992) Die medizinische Doktorarbeit. Leitfaden zur erfolgreichen Planung und Durchführung einer medizinischen Dissertation. Orbis Verlag, München
21. Knopp MV (1994) CD-ROM für radiologische Literaturrecherche. Radiologe 34:557–560
22. Koch HP, Hink R, Staska JE (1989) Wissenschaftliche Literatur- und Bibliothekskunde: Eine Einführung für Pharmazeuten, Mediziner und Biologen. Facultas-Universitätsverlag, Wien
23. König J, Dorda W, Erhart G (1996) Erfolgreiche Suche in medizinischen Datenbanken: Beispiele aus der Medizin, Pharmakologie, Toxikologie, Chemie, Biologie, Psychiatrie, Psychologie und Soziologie. Springer, Wien New York
24. Lehmler W (Hrsg) (1990) CD-ROM: Endnutzerrecherchen in Literaturdatenbanken. Deutsches Bibliotheksinstitut, Berlin
25. Lind G (1990) Download – und was dann? Zur Weiterverarbeitung von Literaturrecherchen von CD-ROM. In: Lehmler W (Hrsg) CD-ROM: Endnutzerrecherchen in Literaturdatenbanken, Deutsches Bibliotheksinstitut, Berlin, S 173–186
26. Ludwig L, Mixter JK, Emanuele MA (1988) User attitudes toward end-user literature searching. Bull Med Libr Assoc 76:7–13
27. McKibbon KA, Haynes RB, Dilks CJ, Ramsden MF, Ryan NC, Baker L, Flemming T, Fitzgerald D (1990) How good are clinical MEDLINE searches? A comparative study of clinical end-user and librarian searches. Comput Biomed Res 23:583–593
28. Miller P (1996) EndNote Plus 2 and EndLink 2. Trends Biochem Sci 21:316
29. Nicoll LH, Ouellette TH, Bird DC, Harper J, Kelley J (1996) Bibliography database managers. A comparative review. Comput Nurs 14:45–56
30. Pabst R, Strate J, Rothkötter H-J (1997) Die medizinische Dissertation: Sinnvolle Ergänzung oder Ablenkung vom Studium? Dtsch Ärztebl 94:2314–2318
31. Ptok M (1992) Computergestützte HNO-ärztliche Literatursuche und Literaturverwaltung – ein Erfahrungsbericht. HNO 40:202–205
32. Reiß M, Reiß G (1997) Zum Umgang mit wissenschaftlicher Literatur – Probleme des Zitierens. Wien Med Wochenschr 147:279–282
33. Reiß M, Reiß G (1998) Erfahrungen mit dem Referenzmanager EndNote-EndLink. Radiologe 38:779–782
34. Richardson ML (1998) MINDscape and PubMed: Web sites that can change the way we work. Acad Radiol 5:519–520
35. Schaeffer M (1998) Der Online-Dienst Multimedica. Zentralbl Gynäkol 120:135–136
36. Smith RP (1997) The internet and the physicians. MD Comput 14:341–348
37. Stewart MG, Moore AS (1998) Searching the medical literature. Otolaryngol Clin North Am 31:277–287

38. Stigleman S (1994) Bibliography formatting software: An updated buying guide for 1994. Database 17:53-65
39. Vahlensieck M (1988) Literatursuche in Datenbanken mittels Bildschirmtext (Btx). Radiologe 28:588-589
40. Warling B, Gilman LB (1991) Manual versus MEDLINE searches. Am J Psychiatry 148:686-687
41. Zass E (1982) Literaturrecherchen online-die neue Dimension in der Bewältigung der Informationslawine? Eine Einführung anhand von Beispielen. Naturwissenschaften 69:276-282

Die Fokuslehre aus heutiger Sicht des HNO-Arztes

D. Knöbber

1	Einleitung	167
2	Begriff Herderkrankung	168
3	Theorien zur Pathogenese	168
4	Fokusverdacht, wann?	169
5	Fokussuche	170
5.1	Fokussuche im HNO-Bereich	170
5.2	Fokussuche im MKG-Bereich	171
6	Erkrankungen, die eine Fokussuche implizieren	172
6.1	Dermatologie	172
6.2	Ophthalmologie	172
6.3	Rheumatische Erkrankungen	173
6.3.1	Infektiöse Endokarditis	173
6.3.2	Rheumatisches Fieber	174
6.3.3	Chorea	174
6.3.4	Andere Erkrankungen	174
7	Therapie	175
8	Zusammenfassung und Ausblick	176
	Literatur	177

1
Einleitung

Der Begriff „focus" bedeutet im Lateinischen ursprünglich Opferpfanne, Räucherbecken, dann synekdochisch Feuerstätte, Herd. Im Altertum steht „focus" auch metonymisch für Heim, Haus und Hof sowie für Familie. Dem Ausdruck „focus" wurden also schon immer mehrere Deutungen und Bedeutungen zugeteilt, so auch bis heute.

Während der Fokus in der Optik einen Brennpunkt definiert, wird in der Medizin ein Krankheitsherd beschrieben.

Der Begriff *Fokus* ist in der Bevölkerung allgemein bekannt, so daß er als zugkräftiger Titel eines Journals gewählt wurde, wobei die physikalische Definition der Fokussierung (Zusammenführen von divergierenden oder parallelen Strahlen in einem Punkt) Pate gestanden haben dürfte. Sogar ein neues Modell einer verbreiteten Automarke erhielt die Bezeichnung „Focus".

Besonders HNO-Ärzte werden von Patienten aus Praxen anderer Fachrichtungen mit der Fragestellung konsultiert: *Fokus im HNO-Bereich?*

In der älteren Literatur, in Übersichtsarbeiten und alten Handbüchern wird das Thema „Herderkrankungen" ausführlich besprochen [2]. Noch in den 50er und 60er Jahren wurden in Deutschland eigene Kongresse der Gesellschaft zum Studium der Herderkrankung und der Behandlung der Herde abgehalten. Seit den 80er Jahren dagegen findet man in wissenschaftlichen Zeitschriften und Lehrbüchern nur wenige Informationen zu Herdinfektionen, wobei aber andererseits das Problem der Herdsuche und Fokussanierung für den in Praxis und Klinik tätigen HNO-Arzt durch die expandierende Transplantationschirurgie eine zunehmende Fragestellung darstellt.

So erscheint es gerechtfertigt, die Fokuslehre aus heutiger Sicht des HNO-Arztes darzustellen.

2
Begriff Herderkrankung

Chini [4] definierte den Begriff Herderkrankung in den 50er Jahren so:

> "Eine Herderkrankung müßte dann als augenscheinlich autonom angenommen werden, wenn sie von einem latenten Infektionsherd verschiedener Lage im Organismus ausgelöst und dann als toxisch-infektiöser, chronischer, ständiger oder intermittierender Mechanismus unterhalten wird, der als Fernwirkung seine krankmachende Tätigkeit ausübt."

Die Problematik, die dem Fokusgedanken hier zugrunde liegt, wird schon in der Definition durch die Formulierung „müßte" deutlich, unterliegt doch die Gültigkeit einer Herderkrankung dem Beweis, also einem nachgewiesenen Zusammenhang zwischen Krankheitsherd und Fernwirkung, daß tatsächlich ein Fokus vorliegt. Dieser beweisende Zusammenhang kann aber im klinischen Alltag oft nicht erbracht werden.

Im Pschyrembel (258. Aufl., 1998) wird der Fokus definiert als Sitz eines lokalen Krankheitsprozesses, der über die direkte Umgebung hinaus pathologische Fernwirkungen auslösen kann.

3
Theorien zur Pathogenese

Die Hypothesen zur Erklärung der Pathogenese der Herderkrankung lassen sich in 2 Gruppen einteilen:

- Hypothesen, die einen unspezifischen Mechanismus annehmen (konstitutionell, neuro-vegetativ, endokrin),
- Hypothesen, die einen spezifischen Mechanismus postulieren (Wirkung von bestimmten Faktoren [Wirkstoffen] eines Herdes auf bestimmte andere Organe).

Als überholt und historisch anzusehen sind die Hypothesen mit *unspezifischem Mechanismus* von Speransky (neuro-dystrophische Theorie), Reilly (Irritationssyndrom) und Selye (Adaptationssyndrom).

Anhänger der Hypothese der *spezifischen Pathogenese* vertreten die bakteriämische Theorie (die Fokalinfektion verhalte sich wie eine abgeschwächte Sepsis), wodurch besonders an den HNO-Arzt der Ruf nach der Tonsillektomie laut wird. Aber auch für die Toxintheorie von Rosenow finden sich keine eindeutigen Beweise.

Bei allen Vorbehalten gegen ein Fokalgeschehen wurde lange Zeit favorisiert, daß Proteine von zerfallenden Bakterien (Heteroantigene) oder von nekrotischen Zellen (Autoantigene) die Bildung von Antikörpern bewirken, so daß es zur Entstehung von Antigen-Antikörper-Komplexen kommt. Diese entwickeln über den Blutweg eine Allgemeinwirkung und befallen Organe fernab des Krankheitsherdes, die dann erkranken, so daß ein Zusammenhang zwischen Fokus und erkranktem Organ nicht direkt ersichtlich wird.

Nach neuerer Meinung sind es Entzündungsmediatoren (z. B. CRP, Tumor-Nekrose-Faktor), die intermittierend von einem klinisch inapparenten, d. h. chronischen Krankheitsherd in die Blutbahn abgegeben werden und in bestimmten Organen (z. B. Myokard, Herzklappen) akute Entzündungen hervorrufen. Dabei können die Laborwerte zwischenzeitlich im Normbereich liegen, so daß ein normaler Entzündungsparameter, also ein einmal gemessener Laborwert, nicht aussagekräftig ist und nicht bedeutet, daß kein Fokus vorliegen könne.

Laborparameter sind bei der Suche nach einem Fokus daher wenig verläßliche Hilfen.

Zu fordernde Verlaufskontrollen sind weder aus Zeit- noch aus Kostengründen durchführbar.

4
Fokusverdacht, wann?

Dem in Praxis und Klinik tätigen HNO-Arzt stellt sich die Frage: Wann kann bei einer allgemeinen Erkrankung ein Fokus (Streuherd) vermutet werden, bzw. liegt eine fokaltoxische Sekundärerkrankung (Eckert-Möbius [8, 9]) vor? Kriterien sind:

- Tendenz zur Chronifizierung einer Erkrankung,
- intermittierende Rezidive, unterbrochen von Perioden allgemeinen Wohlbefindens,
- therapieresistentes Verhalten der Allgemein- oder Organerkrankung,
- bakterielle oder virale Entzündung im Kopf-Hals-Bereich vor oder parallel zur Allgemein- oder Organerkrankung.

Treffen für eine Erkrankung obige Kriterien zu, sollte nach einem Krankheitsherd, also Fokus besonders im HNO-Bereich sowie an den Zähnen gesucht werden. Dabei ist v. a. die sorgfältige Suche nach einer chronischen Entzündung von besonderer Bedeutung.

5
Fokussuche

5.1
Fokussuche im HNO-Bereich

Überwiegend werden Krankheitsherde im Kopf-Hals-Bereich gesehen, wobei hier besonders der HNO-Arzt zu ihrer Aufdeckung gefordert ist.

Neben der routinemäßigen Spiegeluntersuchung sollte neben den lymphatischen Organen des Waldeyerschen Rachenrings (Adenoide, Gaumen- und Zungengrund-Tonsillen) mit Inspektion, Palpation, Gewinnung von Exprimat aus den Tonsillen v. a. den Schleimhäuten des oberen Respirationstrakts besondere Aufmerksamkeit zuteil werden.

Bei der Frage nach einem Krankheitsherd im HNO-Bereich wurde in den 50er bis 70er Jahren die Konzentration überwiegend auf die Gaumentonsillen „fokussiert", so daß die Frage gleichzeitig *Tonsillektomie, ja oder nein*, bedeutete. Albrecht [1] weist auch auf die Möglichkeit von Zysten des Nasenrachenraums als Fokus hin.

Erkrankungen der Nase und der Nasennebenhöhlen wurden als möglicher Fokus von Naumann und Naumann [15] zusammengestellt; schon Eckert-Möbius [9] und Vogel [17] gaben den Nebenhöhlen einen großen Stellenwert im Fokalgeschehen. Wigand [18, 19] weist auf die Notwendigkeit der Endoskopie der Nase und des Nasenrachens bei der Fokussuche hin, die aussagekräftiger sein kann als das Röntgenübersichtsbild der Nasennebenhöhlen. Liegen klinische (Schleimfluß im Rachen, verstopfte Nase, frontale Cephalgien) oder radiologische Zeichen einer chronischen Sinusitis vor, sollte auch bei der Fragestellung nach einer Herderkrankung stets ein CT der NNH in koronarer Schicht erfolgen. So können auch diskrete Befunde im Siebbeinbereich oder eine isolierte Keilbeinhöhlenentzündung entdeckt werden, die dem Röntgenübersichtsbild entgehen.

Heute gehört auch die Ultraschalluntersuchung der großen Kopfspeicheldrüsen und des Halses (Entdeckung von Hals- und Schilddrüsenzysten, sowie auffälliger Lymphadenitis colli) zur obligaten HNO-ärztlichen Fokussuche.

Während akute Entzündungen im Kopf-Hals-Bereich (akute Angina tonsillaris, akute Sinusitiden) leicht zu erkennen sind und nicht nur von HNO-Ärzten diagnostiziert werden, sowie nach konservativer Therapie meistens folgenlos ausheilen, entziehen sich chronische Entzündungen oft der Routineuntersuchung, zumal wegen des inapparenten Verlaufes häufig nicht daran gedacht und dann auch nicht gezielt danach gesucht wird.

Bei Verdacht auf eine chronische Entzündung im Kopf-Hals-Bereich können zusätzliche Laboruntersuchungen vorgenommen werden (u. a. ASL-Titer, CRP,

BSG, Blutbild einschließlich Differentialblutbild), wobei deren Aussagefähigkeit aber eingeschränkt ist. Auch bei normalen Laborparametern kann ein Herdgeschehen vorliegen, wenn man davon ausgeht, daß von einem chronischen Entzündungsherd nur intermittierend Entzündungsfaktoren abgegeben werden.

Nur einem positiven Laborwert kommt eine eindeutige Aussage zu.

Natürlich steht die stets wichtige *Anamnese* (rezidivierende antibiotikapflichtige Entzündungen mit Fieber, prolongierter Schnupfen mit Wechsel von Konsistenz und Farbe des Nasensekrets, rezidivierendes Ohrenlaufen, rezidivierende Lymphknotenschwellungen) vor den diagnostischen Maßnahmen.

Bei einer chronischen Tonsillitis als Fokus sollte *dünnflüssiges eitriges Sekret* exprimiert werden können, nicht zu verwechseln mit dem stets vorhandenen eher bröckeligen Detritus (ähnlich Hüttenkäse).

Eine chronische NNH-Entzündung wird durch die typische Anamnese wahrscheinlich, kann aber nur mit Zusatzdiagnostik gesichert werden. Die Methode der Wahl stellt das CT in koronarer Schnittführung dar, das auch zur Op.-Planung erforderlich ist.

Die Bedeutung der NNH als Fokus wird deutlich durch die Häufigkeitsangaben im Krankengut von Eckert-Möbius [9] mit 10 % und Vogel [17] mit 12 %. Heute werden mit den differenzierten Aussagemöglichkeiten des CT chronische Entzündungen der NNH als Fokus die Tonsillen als Sitz des Krankheitsherdes in der Gewichtung übertreffen.

So wurde in der Poliklinik der Universitäts-HNO-Klinik Homburg/Saar im Jahre 1998 bei 3210 Konsilpatienten aus der Augen- und Hautklinik, Nephrologie, Medizinischen Klinik, Kardiologie, Neurologie und Kinderklinik in 912 Fällen die Frage nach einem Fokus im HNO-Bereich gestellt, wobei eine zunehmende Zahl aus der Kardiochirurgie zu verzeichnen war. Von 98 Patienten mit einem behandlungsbedürftigen HNO-Befund wurden 19 Patienten der Operation (Adenotomie, Tonsillektomie, NNH-Sanierung, ohrsanierende Operation bei Cholesteatom) zugeführt, während in den anderen Fällen die konservative Behandlung ausreichte.

Eingedenk der zunehmenden chronischen NNH-Erkrankungen, der Verlängerung des durchschnittlichen Lebensalters und den damit ansteigenden Op.-Zahlen in der Kardiochirurgie (z. B. Herzklappen) dürfte den NNH als Fokus eine immer größere Bedeutung zukommen.

5.2
Fokussuche im MKG-Bereich

Der Zusammenhang zwischen einem Krankheitsherd im Zahn-, Mund- und Kieferbereich und einer fokaltoxischen Folgeerkrankung wurde eingehender untersucht und wird in der Literatur nicht so angezweifelt wie ein Fokus im HNO-Bereich.

Als Fokus kommen avitale Zähne, Wurzelspitzengranulome, marginale Gingivitis und tiefe Karies in Betracht. Aber auch bei zahnlosem Kiefer sollte ein Orthopantomogramm (Panoramaaufnahme von Ober- und Unterkiefer) angefertigt werden, um einen retinierten Wurzelrest zu entdecken.

Neben Streptokokken treten Staphylokokken als *Hauptkeime entzündlicher Folgeerkrankungen* auf, wie auch Younesse et al. [20] beschreiben. Die Autoren weisen darauf hin, daß ein vernachlässigtes Gebiß bei den über 40jährigen recht häufig sei. Auch Seymour u. Steele [16] sehen einen Zusammenhang zwischen einem Anstieg von Herzerkrankungen und schadhaftem Gebiß, besonders bei Männern zwischen 40 und 50 Jahren. In der sorgfältigen Auswertung von 10 epidemiologischen Studien anderer Untersuchergruppen finden Seymour und Steele ihre Befunde bestätigt.

Laskin [12] gibt besonders die Region des dritten Molaren als Ort einer chronischen periodontalen Entzündung an (schlecht zu reinigende Region) und befürwortet darüber hinaus die Extraktion retinierter Molaren.

6
Erkrankungen, die eine Fokussuche implizieren

Der HNO-Arzt wird von mehreren Fachrichtungen angesprochen, in denen typische Erkrankungen auftreten, die auf eine Herderkrankung zurückgehen können und daher eine Fokussuche implizieren.

6.1
Dermatologie

In der Dermatologie wurden besonders die Psoriasis vulgaris, Pustulosis palmaris et plantaris und die Urtikaria (chronisch-rezidivierende, chronisch-kontinuierliche) als typische Herderkrankungen angesehen. Hier stehen die Tonsillen im Vordergrund.

Ein gesicherter Zusammenhang scheint nur zwischen chronischer Tonsillitis und *Pustulosis palmaris et plantaris* zu bestehen, wie auch Luckhaupt u. Karbe [13] festhalten, so daß dann die Tonsillektomie indiziert ist. Tritt die Psoriasis im Anschluß an eine akute eitrige Angina auf, kann auch hier eine Verbindung gesehen werden (fokaltoxisches Geschehen).

Nach Braun-Falco et al. [3] gehört die Fokussuche zum Standardprogramm der *Urtikariadiagnostik*, wobei bei 5–10 % der Patienten ein Fokalgeschehen zugrunde liegen soll.

6.2
Ophthalmologie

Aufgrund der engen anatomischen Beziehungen der Nasennebenhöhlen zu der Orbita ergibt sich bei Augenerkrankungen sofort die Frage nach einem Herdgeschehen in den Sinus, vor allem in den Siebbeinzellen. Umgekehrt ist dem HNO-Arzt die orbitale Komplikation einer akuten Sinusitis ethmoidalis mit möglicher Visusminderung bis hin zur Erblindung gut bekannt.

Folgende Augenerkrankungen könnten durch einen latenten Entzündungsherd verursacht werden: *Uveitis* (anterior, intermediär, posterior), Retinitis, Chorioretinitis, Vaskulitis, *Neuritis nervi optici*, wobei letztere Erkrankung in den USA die dritthäufigste Ursache der Erblindung darstellt.

Gerade der Augenarzt müßte daher bei Patienten mit obigen Erkrankungen den HNO-Arzt mit der Frage nach einem Fokus im Kopf-Hals-Bereich häufig ansprechen.

Nach neuerer Auffassung der Ophthalmologen [21] gilt aber die *Fokussuche* bei den aufgeführten Entzündungen als *veraltet* und *entbehrlich*. Dagegen wird die Suche nach zugrundeliegenden systemischen Krankheiten empfohlen (u. a. Borreliose, Toxoplasmose, Tuberkulose, Sarkoidose, Lues, HIV, CMV, M. Wegener).

Während sich also bei einer akuten Sinusitis die Entzündung per kontinuitatem in die Augenhöhle ausdehnen kann, scheint eine chronische NNH-Entzündung keinen Einfluß auf die Strukturen des Augeninhalts auszuüben (die akute Exazerbation andererseits ist wiederum wie die primär akute Sinusitis zu beurteilen).

6.3
Rheumatische Erkrankungen

6.3.1
Infektiöse Endokarditis

Diese Erkrankung wird durch Erreger der *Streptokokkus-viridans-Gruppe* hervorgerufen, die meistens aus dem Mund-Rachen-Bereich stammen. Ein berühmter Patient, der an infektiöser Endokarditis verstarb, war Gustav Mahler (1860–1911) [10].

Während der Erkrankungsgipfel früher im jungen Erwachsenenalter lag, hat sich diese Krankheit zum älteren Menschen hin verschoben (Altersgipfel bei 50- bis 60jährigen [5, 6]). Männer erkranken doppelt so häufig wie Frauen.

Im Verlauf der Endokarditis können Muskel- und Gelenkbeschwerden auftreten und es können Klappenfehler entstehen. In der Häufigkeit der Beteiligung abnehmend sind die Mitralklappe (75%), Aortenklappe (55%), Trikuspidalklappe (15%) und Pulmonalklappe (1%) betroffen.

Auch *Staphylokokken* können die Endokarditis hervorrufen, Streptokokken sollen mit 6% zur Mortalität beitragen. Das bedeutet für den HNO-Arzt, an den die Frage der Tonsillektomie bei infektiöser Endokarditis herangetragen wird, daß die Indikation zur Op. eng gestellt werden soll und nur bei positiver Anamnese (mehrere vorangegangene Tonsillitiden), auffälligen Tonsillen, evtl. unterstützt von pathologischen Laborparametern, die Frage eindeutig für die Operation entschieden werden kann.

> Bei Patienten mit Herzklappenveränderungen, die eine fieberhafte Erkrankung entwickeln, muß mit der Entstehung einer infektiösen Endokarditis gerechnet werden, wobei diese nicht zwangsläufig im Anschluß der Infektion auftreten muß.

Es kann auch ein langes beschwerdefreies Intervall eintreten, bis die Endokarditis apparent wird, was wieder die Theorie der Pathogenese durch Entzündungsmediatoren (chron. Tonsillitis, chron. NNH-Entzündung) unterstützt.

6.3.2
Rheumatisches Fieber

Bei dem rheumatischen Fieber handelt es sich um eine systemische Erkrankung, hervorgerufen durch eine Streptokokkeninfektion (meistens β-hämolysierende St.-Gruppe A). Während schmerzhafte Arthritiden meist flüchtig sind, können bleibende Schäden am Myokard und den Herzklappen entstehen. Typischerweise liegt eine Rachenentzündung zugrunde. Beide Geschlechter erkranken gleich häufig, jedes Alter kann betroffen sein. Der Altersgipfel liegt aber bei Kindern und Teenagern (5–15 Jahre).

Eine Abnahme der Schwere sowie Mortalität des rheumatischen Fiebers geht mit der Zunahme des Einsatzes von Antibiotika einher, wobei aber eine Abnahme bereits vor der antibiotischen Ära zu verzeichnen ist, was auf die Verbesserung der Lebensbedingungen (Hygiene, Ernährung) zurückgeführt wird. Nach Grundmann [11] soll durch häufige Antibiotikagaben ein rheumatisches Fieber kaschiert werden können, so daß sich eine Karditis subklinisch entwickeln kann, ohne lange Zeit bemerkt zu werden.

Hinweisend auf ein rheumatisches Fieber ist das *Erythema marginatum* am Rumpf und den Extremitäten, wobei das Ausmaß der Erythemringe mit blassem Zentrum keinen Anhalt für die Schwere der Erkrankung liefert [14].

6.3.3
Chorea

Die Chorea wird als ein Ausdruck des rheumatischen Fiebers angesehen, stellt aber eine Seltenheit dar. Sie tritt nach einem längeren Intervall im Anschluß an den Ausbruch des rheumatischen Fiebers auf, gewöhnlich im Alter zwischen 10 und 20 Jahren. Typisch sind unkontrollierte, ataktische Bewegungen, besonders der Hände mit Störung der Feinbeweglichkeit und Veränderung der Handschrift. Eine *Karditis* soll sich in etwa der Hälfte der an Chorea Erkrankten entwickeln.

6.3.4
Andere Erkrankungen

Auch andere Erkrankungen wie Rhythmusstörungen (z. B. Sinustachykardie), Myokarditis und Glomerulonephritis können als Folge von rezidivierenden Bakteriämien oder durch Entzündungsmediatoren, die von Zeit zu Zeit schubweise in die Blutbahn gelangen, auftreten, so daß der HNO-Arzt zur Frage eines Fokus Stellung nehmen soll. Während bei der Myokarditis oft negative Laborbefunde (ASL-Titer, CRP) vorliegen, kann die Erkrankung dennoch zur dilatativen Kardiomyopathie führen, so daß dann sogar eine Herztransplantation in Betracht kommen kann. 60 % der Herztransplantierten hatten eine Myokarditis in der Vorgeschichte, davon 80 % viral, 20 % bakteriell. Die Endokarditis dagegen läßt eher eine linksventrikuläre Herzinsuffizienz entstehen. Auch durch Entzündungsmediatoren einer chronischen Erkrankung kommt es zur Mitreaktion des Herzmuskels, so daß es nicht nur die Bakteriämie sein muß, die zur Herzerkrankung führt.

Von seiten der Kardiologen wird heute die Frage nach einem Fokus (Zähne, HNO-Bereich) hoch gewichtet, denn vor einer geplanten Operation (Herzklappenersatz, Herztransplantation) muß eine chronische Entzündung erkannt und beseitigt werden:

- bei *Patienten mit hohem Risiko:*
  - vor *Herzklappenersatz;* besiedelt sich eine künstliche Herzklappe z. B. mit Staphylokokken, sind Antibiotika unwirksam, die Herzklappe wird insuffizient und der Op.-Erfolg wäre damit zunichte. Eine Revisionsoperation ist aber mit einem Mortalitätsrisiko von 40 % behaftet;
  - vor *Herz-/Herz-Lungen-Transplantation;* diese Patienten stehen unter hoher Gabe von Immunsuppressiva, so daß eine postoperative Infektion fatal wäre;
  - ähnliches gilt auch für Patienten nach *Transplantation anderer Organe* (Leber, Niere, Knochenmark [Kinder und Erwachsene]);
- bei *Patienten mit mittlerem Risiko:*
  - Patienten, die im Rahmen einer großen Operation an die Herz-Lungen-Maschine angeschlossen werden müssen. Hier kann es durch eine Bakteriämie, ausgehend von einem chronischen Herd, zu einer Sepsis kommen, die lebensbedrohlich ist.

7
Therapie

Nach einer evtl. erforderlichen Zahnsanierung, die vom Zahnarzt oder Kieferchirurgen vorgenommen wird, steht für den HNO-Arzt zunächst die Frage der Tonsillen als Fokus und damit die Entscheidung, ob Tonsillektomie oder nicht, im Vordergrund [2]. In den letzten Jahren nimmt aber die chronische NNH-Entzündung in der Fokuslehre eine immer wichtigere Stellung ein.

Die *Indikation zur Tonsillektomie* sollte bei Fokusverdacht sehr eng gestellt werden. Liegt eine typische Tonsillenanamnese vor bei klinisch auffälligen Gaumenmandeln, kann die Entscheidung zur Operation klar getroffen werden. Bei Pustulosis palmaris et plantaris fällt die Indikation zur TE wegen des wahrscheinlichen Zusammenhangs leichter als bei der Psoriasis vulgaris, bei der die Op. zurückhaltend zu empfehlen ist.

Bei Herz- und rheumatischen Erkrankungen sollte die Op.-Indikation zur TE sorgfältig abgewogen werden. Tritt bei der Allgemein- oder Organerkrankung trotz monatelanger konservativer Therapie keine Besserung des Befindens ein und konnte ein anderer Krankheitsherd ausgeschlossen werden, kann die TE auch bei unauffälligen Tonsillen vorgenommen werden. Deutliche Besserungen z. B. einer Myokarditis oder die völlige Normalisierung der Befunde sind in Einzelfällen sicher jedem mit „Fokuspatienten" betrauten Arzt bekannt. Präoperativ muß der Patient aber darauf hingewiesen werden, daß eine Besserung der Erkrankung nicht zwangsläufig eintreten wird. Postoperativ muß sogar mit einem akuten Schub der Allgemeinerkrankung gerechnet werden. Die fokussanierende Operation muß daher *unter antibiotischem Schutz* vorgenommen werden.

Die Sanierung der NNH wird nach CT-Planung (NNH-CT koronar) mikroskopisch oder endoskopisch von endonasal durchgeführt. Die NNH-Operationen gewinnen zur Sanierung einer chronischen NNH-Entzündung immer mehr an Bedeutung durch die Zunahme der Organtransplantationen.

Der Bedeutung eines chronischen Krankheitsherdes (Fokus) wird auch in den *Leitlinien/Algorithmen der Deutschen Gesellschaft für Hals-Nasen-Ohren-Heilkunde, Kopf- und Hals-Chirurgie* bezüglich der Op.-Indikationen Rechnung getragen. Bei Verdacht auf Fokalintoxikation empfiehlt sich eine Tonsillektomie; evtl. erforderliche Zusatzeingriffe: Sanierung der oberen Luftwege (Septumplastik, Conchotomie, NNH-Op.).

Die Operationen zur Beseitigung eines möglichen Fokus (Tonsillektomie, NNH-Op., Ohr-Op.) im HNO-Bereich sowie auch die Zahnsanierung sollten unter antibiotischem Schutz erfolgen. Während lange Zeit Penicillin G üblicherweise verabreicht wurde, gilt heute nach der American Heart Association [7] *Amoxicillin* als Mittel der Wahl, bei Penicillinallergie werden *Clindamycin, Azithromycin oder Clarithromycin* empfohlen.

Standard-Prophylaxe: Erwachsene 2 g Amoxicillin oral eine Stunde vor dem Eingriff (Zahnsanierung, Op. an der Mundhöhle und dem Respirationstrakt), Kinder 50 mg/kg Körpergewicht. Ersatzweise kann die Dosis i. m. oder i. v. im gleichen präop. Zeitraum gegeben werden. Bei Clindamycin werden 600 mg i. v. (Erwachsene) und 20 mg/kg Körpergewicht (Kinder) 30 min vor dem Eingriff empfohlen.

Bei Risikopatienten soll 6 h nach der ersten Gabe nochmals 1 g Amoxicillin (Erwachsene) bei Kindern 25 mg/kg Körpergewicht oral gegeben werden.

8
Zusammenfassung und Ausblick

Die Fokuslehre wird von verschiedenen Fachdisziplinen unterschiedlich gewichtet. Während die Suche nach einem Fokus von Augenärzten und vielen Rheumatologen für veraltet und obsolet gehalten wird, kommt einem chronischen Krankheitsherd im Kopf-Hals-Bereich für Kardiologen und Transplantationsmediziner eine erhebliche Bedeutung zu.

Der alte, oft schon als überholt geltende Fokusgedanke hat also durch die Fortschritte der Medizin eine neue Bedeutung erhalten. Der Schwerpunkt der Fokussuche hat sich jetzt auf die *präoperative* Suche nach einem Herd verlagert, der postoperativ durch Exazerbation oder rezidivierende Abgabe von Entzündungsmediatoren den Operationserfolg zunichte machen und damit fatale Folgen haben würde. Damit hat die Fokussuche auch für den HNO-Arzt eine neue Berechtigung erhalten.

Während es für die Tonsillen als Fokus kaum beweiskräftige Zusammenhänge gibt, fällt den chronischen Nasennebenhöhlenentzündungen eine immer größer werdende Bedeutung zu. Daher sollte der HNO-Arzt auch sehr sorgfältig mit Endoskopen die oberen Atemwege inspizieren sowie ein NNH-CT in koronarer Schnittführung vor allem bei kardiologischen Patienten großzügig indizieren.

Die antibiotische Prophylaxe gilt bei Fokusoperationen als obligatorisch, wobei heute Amoxicillin, bei Penicillinallergie zuerst Clindamycin empfohlen wird.

Die Suche nach einem Krankheitsherd (Fokus) stellt also heute wieder eine besonders verantwortungsvolle Aufgabe für den HNO-Arzt dar.

Literatur

1. Albrecht R (1964) Geschwülste des Nasenrachens. In: Berendes J, Link R, Zöllner F (Hrsg) Hals-Nasen-Ohren-Heilkunde. Thieme, Stuttgart, S 544–547
2. Arslan M (1961) Die tonsillogene Fokalinfektion. In: Fiorretti A (Hrsg) Die Gaumenmandel. Thieme, Stuttgart, S 143–177
3. Braun-Falco O, Plewig G, Wolff HH (1995) Dermatologie und Venerologie. Springer, Berlin Heidelberg New York Tokyo
4. Chini V (1955) zitiert nach Arslan (1961)
5. Cosh JA, Lever JV (1984) Herz und rheumatische Erkrankungen; Rheumatisches Fieber und Chorea, Bd 1. Eular Verlag, Basel
6. Cosh JA, Lever JV (1984) Herz und rheumatische Erkrankungen; Infektiöse Endokarditis, Bd 2. Eular Verlag, Basel
7. Dajani AS (1997) Prevention of bacterial endocarditis. Recommendations by the American Heart Association. J Am Med Assoc 277:1794–1801
8. Eckert-Möbius A (1950) Die chronische Tonsillitis und ihre Verwicklungen. Barth, Leipzig
9. Eckert-Möbius A (1957) Die Prophylaxe der Herderkrankungen auf dem Gebiet des HNO-Arztes. Hüthig, Heidelberg
10. Graevenitz, A von (1998) Gustav Mahlers letzte Krankheit: Die infektiöse Endokarditis. HNO Informationen 1/98:19–20
11. Grundmann E (1981) Rheumatologie – Aspekte der Pathologie. In: Wirth W, Gerlach U (Hrsg) Colloquia rheumatologica 11, Aktuelle Rheumaprobleme. Werk-Verlag Dr. Banaschewski, München-Gräfelfing, S 13–22
12. Laskin DM (1998) A new focus on focal infection (Letter). J Oral Maxillofac Surg 56:813
13. Luckhaupt H, Karbe St (1985) Stellenwert der Tonsillektomie in der Behandlung dermatologischer Krankheitsbilder. Arch Oto Rhino Laryngol (Suppl II):213–214
14. Matheis H, Wagenhäuser FJ, Siegmeth W (1980) Richtlinien zur Therapie rheumatischer Erkrankungen. In: Matheis H, Wagenhäuser FJ (Hrsg) Compendia Rheumatologica. Eular Verlag, Basel, S 65–67
15. Naumann HH, Naumann WH (1977) Kurze Pathophysiologie der Nase und ihrer Nebenhöhlen. In: Berendes J, Link R, Zöllner F (Hrsg) Hals-Nasen-Ohren-Heilkunde in Praxis und Klinik, Obere und untere Luftwege I, S 10.44–10.45

16. Seymour RA, Steele JG (1998) Is there a link between periodontal disease and coronary heart disease? Brit Dent J 184:33–38
17. Vogel K (1950) Nasennebenhöhlen und Ohr als Quelle der Herdinfektionen. Arch Ohr Nas Kehlk Heilk 156:350–355
18. Wigand ME (1981) Fokalsanierung im Kopf-Hals-Bereich. Fortschr Med 99:845–848
19. Wigand ME, Iro H (1996) Mundhöhle und Rachen aus der Sicht des HNO-Arztes. In: Hahn EG, Riemann JF (Hrsg) Klinische Gastroenterologie, 3. Aufl. Thieme, Stuttgart, S 474–498
20. Younessi OJ, Walker DM, Ellis P, Dwyer DE (1998) Fatal Staphylococcus aureus infective endocarditis. The dental implications. Oral Surg Oral Med Oral Pathol Oral Radiolol Endosc 85:168–172
21. Zierhut M (1993) Uveitis: Differentialdiagnose, Bd 1. Kohlhammer, Stuttgart

Fragensammlung zur Selbstkontrolle

Zusammengestellt von H. GANZ

Zur Beachtung: Es können mehrere Lösungen – oder gar keine – richtig sein

1. Welche der nachstehenden statements sind falsch?
   Im Antibiotikazeitalter sind an Häufigkeit sehr stark zurückgegangen die otogenen
   a) Meningitiden
   b) Hirnabszesse
   c) Sinusphlebitiden
   d) Pyramidenspitzeneiterungen

2. Häufigste Ursache des otogenen Hirnabszesses ist
   a) eine Labyrinthitis
   b) eine akute Otitis media
   c) eine laterobasale Fraktur
   d) ein infiziertes Cholesteatom

3. Der otogene Hirnabszeß liegt in der Regel
   a) in der Tiefe des Marklagers
   b) an der Dura (Subduralabszeß)
   c) dicht unter der Rindenoberfläche
   d) im Thalamus

4. Todesursachen beim unbehandelten Hirnabszeß sind
   a) Ventrikeleinbruch
   b) Ausbruch in den Primärherd
   c) Sepsis
   d) Hirndruck mit Einklemmung

5. Ordne die nachstehenden Symptome des Hirnabszesses nach der Häufigkeit
   a) Stauungspapille
   b) Erbrechen
   c) Kopfschmerzen
   d) Druckpuls

6. Wichtigste diagnostische Maßnahme beim Hirnabszeß ist heute

   a) EEG
   b) Liquoruntersuchung
   c) CT und MRT
   d) Abszeßpunktion

7. Die am meisten angewendete Therapie des Hirnabszesses ist heutzutage

   a) Exstirpation
   b) Punktion und Spülung
   c) offene Drainage
   d) konservative Therapie

8. Welche der nachstehenden prognostischen statements beim otorhinogenen Hirnabszeß treffen heutzutage zu?

   a) Letalität über alles ca. 30%
   b) Kleinhirnabzesse sind prognostisch günstiger
   c) zusätzliche Komplikationen wie Meningitis machen keinen Unterschied
   d) Defektheilungen (Epilepsie) sind nach Punktion/Instillation am häufigsten

9. Nasenpolypen treten auf

   a) nur bei Allergikern
   b) bei Aspirinintoleranz
   c) vermehrt bei Gaumenspaltenträgern
   d) besonders häufig bei Kindern

10. Als Erreger der akuten rhinogenen Sinusitis kommen in Frage

    a) Anaerobier
    b) Pseudomonas
    c) Chlamydien
    d) Pneumokokken

11. Doxycyclin ist in der Behandlung der akuten Sinusitis heute

    a) obsolet
    b) bei Kindern Mittel der Wahl
    c) in der Stillperiode einsetzbar
    d) beim Erwachsenen nach wie vor einsetzbar

12. Fluorchinolone der 3. Generation sind charakterisiert durch

    a) gute Wirkung auch auf grampositive Kokken
    b) guten Anaerobiereffekt
    c) schlechtere Pseudomonaswirkung als Ciprofloxacin
    d) Einmaldosierung täglich möglich

13. Die Kieferhöhlenfensterung vom unteren Nasengang ist heute

    a) obsolet
    b) nach wie vor sinnvoll
    c) komplikationsträchtig
    d) dem Belegarzt verboten

14. Die Nasennebenhöhlenpolyposis läßt sich auf Dauer heilen durch

    a) radikale endonasale Nebenhöhlenoperation
    b) Abtragung mit dem Laser
    c) Kortikoidtherapie
    d) Akupunktur

15. Nebenhöhlenmykosen sind charakterisiert durch

    a) Aspergillusinfektion (meistens)
    b) kein pathologischer Röntgenbefund
    c) invasives Verhalten
    d) Notwendigkeit operativer Therapie

16. Charakteristika des invertierten Papilloms sind

    a) endophytisches Epithelwachstum
    b) infiltrierendes Wachstum
    c) häufige maligne Entartung
    d) Rezidivneigung

17. Die B-Bild-Sonographie eignet sich beim invertierten Papillom

    a) überhaupt nicht
    b) zur Erkennung des Orbitaeinbruches
    c) zur Beurteilung der Tumorgröße
    d) als Dignitätskriterium

18. Woran denken Sie bei übergroßen solitären Choanalpolypen?

    a) an ein invertiertes Papillom
    b) an eine Allergie
    c) an eine chronische Sinusitis
    d) an eine Aspergillusinfektion

19. Was verstehen Sie unter Midfacial deglowing?

20. Therapie der Wahl beim invertierten Papillom ist die

    a) endonasale Entfernung wie ein Nasenpolyp
    b) radikale Entfernung im Gesunden
    c) Radiatio
    d) Operation plus Radiatio

21. Der R. ventralis des N. laryngeus inferior versorgt

    a) den M. posticus
    b) die Kehlkopfschleimhaut subglottisch
    c) alle inneren Kehlkopfmuskeln
    d) den M. cricothyreoideus

22. Eine Intermediärstellung der gelähmten Stimmlippe kann bedeuten

    a) Lähmung aller inneren Kehlkopfmuskeln
    b) totale Vaguslähmung
    c) Lähmung aller Kehlkopfmuskeln
    d) Lähmung des M. cricothyreoideus

23. „Durchschlagende" Bewegungen der gelähmten Stimmlippe werden beobachtet bei

    a) straffer Recurrensparese
    b) Exavation mit Niveaudifferenz der gelähmten Stimmlippe
    c) doppelseitiger Recurrenslähmung
    d) fehlender Kompensation durch die Gegenseite

24. Sofortige operative Herstellung der Luftpassage ist immer nötig bei

    a) doppelseitiger Recurrenslähmung
    b) akuter doppelseitiger Recurrenslähmung
    c) Vaguslähmung, auch der Gegenseite nach Strumarezidivoperation
    d) Recurrensparese, auch der zweiten Seite nach Strumarezidivoperation

25. Die tumorbedingte Recurrensparese (Mediastinalprozesse) ist fast immer

    a) rechtsseitig
    b) linksseitig
    c) total (Vaguslähmung)
    d) ein schlechtes prognostisches Zeichen

26. Die infektiös-toxische Recurrensparese ist

    a) zweithäufigste Form
    b) dritthäufigste Form
    c) vorwiegend während Grippeepidemien
    d) auch nach Lösungsmittelintoxikation beobachtet worden

27. Ordne den nachstehenden Operationsverfahren die richtige Indikation zu

   a) extralaryngeale Glottiserweiterung (Schobel)
   b) endolaryngeale Glottiserweiterung (Thornell et al.)
   c) Wiederherstellung der Stimmlippenbeweglichkeit
   d) Reinnervation des M. posticus (Tucker et al.)
   1) Notwendigkeit eines weiten Glottisspaltes
   2) Methode der 1. Wahl im Regelfall
   3) keine Indikation zur Zeit
   4) kontroverse Diskussion

28. Eine operative Glottiserweiterung nach doppelseitiger Recurrenslähmung kommt in Frage frühestens nach

   a) 6 Monaten
   b) 12 Monaten
   c) 24 Monaten
   d) sofort, sobald sich die Situation einwandfrei geklärt hat

29. Eine HPV-Infektion läßt sich beim Kehlkopfkarzinom nachweisen

   a) in 5 %
   b) in 30 – 40 %
   c) nie
   d) besonders häufig beim verrukösen Karzinom

30. Was versteht man unter einem Winkelkarzinom des Kehlkopfes?

   a) Tumor der vorderen Kommissur
   b) Tumor zwischen Taschenfalten und Epiglottis
   c) subglottischer Tumor
   d) nur mit Winkeloptik einsehbarer Tumor des Sinus piriformis

31. Kehlkopfkarzinome sind histologisch

   a) in über 95 % Plattenepithelkarzinome
   b) in ca. 1 % verruköse Karzinome
   c) häufig Adenokarzinome
   d) sehr selten Karzinosarkome

32. Was bedeutet beim Glottiskarzinom T1bN1M0?

   a) beide Stimmbänder befallen, isolierte ipsilaterale LK-Metastasen bis 3 cm, keine Fernmetastasen
   b) Carcinoma in situ, Lymphknotenstatus nicht beurteilbar, keine Fernmetastasen
   c) Tumor auf Stimmbänder begrenzt, Beweglichkeit normal, ipsilaterale LK-Metastase, keine Fernmetastasen
   d) oberflächlich/flächiges Ca, ipsilaterale LK-Metastase, keine Fernmetastasen

33. Was versteht man unter einem transglottischen Karzinom?

    a) Tumor hat die Grenze zwischen Supraglottis und Glottis überschritten
    b) allgemein fortgeschrittenes Larynxkarzinom
    c) Einwachsen eines Hypopharynxkarzinoms in die Glottis
    d) Glottiskrebs mit Stimmlippenstillstand

34. Mit Fernmetastasen ist zu rechnen bei

    a) ca. 10 % der glottischen Karzinome
    b) ca. 10 % der supraglottischen Karzinome
    c) ca. 30 % der supraglottischen Karzinome
    d) ca. 5 % der Glottiskarzinome

35. Eine operative Behandlung der Lymphabflußwege ist immer erforderlich bei

    a) supraglottischen Karzinomen
    b) metastasierenden Glottiskarzinomen
    c) allen Kehlkopfkrebsen mit klinischem Hinweis auf Metastasierung
    d) Glottiskarzinomen T3-4

36. Die Radiochondronekrose nach Strahlenbehandlung eines Larynxkarzinoms wird behandelt durch

    a) chirurgisches Debridement
    b) Antibiotika und Kortikosteroide
    c) hyperbaren Sauerstoff und Antibiotika
    d) sofortige Laryngektomie

37. Die z. Z. meistgenutzte medizinische Datenbank heißt

    a) MEDLINE
    d) EMBASE
    c) Current contents
    d) SCISEARCH

38. Was versteht man unter KEYWORDS?

    a) Schlagwörter aus spezieller Indexierungssprache
    b) in Titel und Abstract einer Arbeit erscheinende Begriffe
    c) die MeSH von MEDLINE
    d) über die in Titel und Abstract genannten Begriffe hinausgehende Schlagwörter

39. Was bedeutet THESAURUS?

    a) Schlagwortliste, meist fachgebunden
    b) Sammlung gleichrangiger Begriffe (linearer Th.)
    c) Sammlung über- und untergeordneter Begriffe (hierarchischer Th.)
    d) besondere Datenbank

40. Was geschieht bei einer MeSH-Tree Location?

    a) Suchvorgang vom übergeordneten allgemeinen zum untergeordneten speziellen Begriff
    b) ungezielte Suche von einem übergeordneten Begriff aus
    c) Suche vom Spezialfall zur übergeordneten Einheit
    d) Suche nach der richtigen Datenbank

41. Boolesche Verknüpfungen sind

    a) Begriffe aus der Mengenlehre
    b) mit den Suchbegriffen und (AND) bzw. oder (OR) herzustellen
    c) Schnittmengen (AND) oder
    d) Vereinigungsmengen (OR)

42. Welche Zugriffsmöglichkeiten auf Datenbanken gibt es?

    a) On-line-Zugriffe über das Internet
    b) CD-ROM-Zugriff
    c) Zugriff über Bibliotheken
    d) Einschaltung eines Informationsvermittlers

43. Kostenfragen. Der Zugriff auf Datenbanken ist kostenfrei bei

    a) DIMDI über das Internet
    b) NLM dto
    c) Dialog
    d) Avicenna

44. Von den gängigen 32 ORL-Zeitschriften sind in MEDLINE indexiert

    a) 20
    b) alle
    c) nur die englischsprachigen
    d) alle auch im Zentralblatt HNO erfaßten

45. Das Kopieren ganzer Datenbanken ist

    a) grundsätzlich nicht erlaubt
    b) gegen Gebühr erlaubt

46. Die Fokuslehre spielt noch heute eine wichtige Rolle in der

    a) Rheumatologie
    b) Augenheilkunde
    c) Transplantationsmedizin
    d) nirgends

47. Das rheumatische Fieber ist

   a) weltweit selten geworden
   b) als Folge der Antibiotikatherapie selten geworden
   c) mit einem Erythema marginatum verbunden
   d) Folge einer Streptokokkeninfektion

48. Welche der nachstehenden statements sind richtig?

   a) Die Gaumenmandeln sind nach wie vor Herdorgan Nr. 1
   b) Die Möglichkeit dentogener Herde ist unbestritten
   c) Jede Herdsanierung beinhaltet auch heute noch die Tonsillektomie
   d) Die chronische Sinusitis kann Herdcharakter annehmen

Antworten zur Fragensammlung

1. b	18. a	35. a, b, c, d
2. d	19. s. S. 58	36. c
3. c	20. b	37. a
4. a, d	21. –	38. a, c, d
5. c, b, a, d	22. b, c	39. a, b, c
6. d	23. b	40. a
7. b	24. b	41. a, b, c, d
8. a	25. b, d	42. a, b, d
9. b	26. b, c, d	43. a, b
10. d	27. a1, b2, c3, d4	44. a
11. d	28. a	45. a
12. a, b, c, d	29. b, d	46. c
13. b	30. b	47. c, d
14. –	31. a, b, d	48. b, d
15. a, d	32. a	
16. a, d	33. a	
17. b	34. b, d	

Sachverzeichnis

Adenokarzinome, des Larynx 103
Alonso, Operation nach 123
Anbieter, von Medline Datenbanken 154
Antibiotika, und Hirnabszeß 11
–, und Sinusitis 29
Antibiotikaschutz, bei Focalsanierung 176
Arytaenoidektomie, nach Thornell 82
Asbestexposition, und Kehlkopf-Ca 98

Basic Index 145
Becksche Bohrung 31, 34
Behandlungsergebnisse, beim Larynx-Ca 131
Belegarzt, und Nebenhöhlenoperationen 34
bildgebende Verfahren, und Hirnabszeß 10, 18
Boolesche Verknüpfungen 148
Broylsche Sehne 113

Carcinoma in situ 106
CD-Rom-Recherche 152
CD-Rom-Zugriff, auf Datenbanken 150
Chemotherapie, beim Larynx-Ca 121, 124
Chondrosarkom, des Larynx 103
Chordektomie 126
Chorea 174
CT, und invertierte Papillome 52
–, und Kehlkopf-Ca 117

Datenbanken 141
–, medizinische 143
–, Zugriffsmöglichkeiten 149
Datenbankrecherche, Begriffe 139
de Graaf-Woodman, Operation nach 81
Dekanulement, erfolgreiches 85
Doxycyclin, bei Sinusitis 29
Drainage, des Hirnabszesses 13
Dyspnoe, und Recurrensparese 76

EEG-Untersuchung, und Hirnabszeß 10
EMBASE 142
Endocarditis, Erreger 173
–, infektiöse 173
endolaryngeale Kehlkopfplastiken 82, 86

Epiglottiskarzinome 108
Erreger, beim Hirnabszeß 6, 18
Exstirpation, des Hirnabszesses 13
extralaryngeale Operationen, zur Kehlkopferweiterung 80, 86
Exzisionsbiopsie 117

Facies endocranialis 7
Fieber, rheumatisches 174
Fluorchinolone, und Sinusitis 29
Focus-Definition 167
Focussuche, im HNO-Bereich 170
–, im MKG-Bereich 171
Focusverdacht, wann? 169

Gastrostomie, perkutane endoskopische 132
Gehirnabszeß, Ätiopathogenese 3
–, Bakteriologie 6, 21
–, Drainage 13
–, Entwicklungsphasen 5
–, Erstbeschreibung 1
–, Geschlechterverteilung 3, 16
–, Häufigkeit und Lokalisation 2
–, Klinik 6, 17
–, klinische Stadien 7
–, Lebensalter 2, 16,
, Prognose 15, 20
–, Symptome 7
–, Therapie 12, 19
Gehirnabszesse, multiple 5
Glottis 101
Glottiskarzinome, Therapie 125
Güteparameter 149

Herderkrankung, Begriff 168
–, Pathogenese 168
Herdsymptome, beim Hirnabszeß 8
Herzchirurgie, und Focus 175
Hirnabszeß, s. Gehirnabszeß
Hirnabszeßkapsel 5
Hirnpunktion, diagnostische 10, 12

Indexierungskonsistenz 147
Informations-Retrieval-Systeme 144
–, Vermittlungsstellen 151

Sachverzeichnis

Infundibulotomie 33
Interferon, und invertiertes Papillom 61
Internet-Recherche 152

Kamillendampfbad 27
Karzinoide, im Larynx 104
Karzinom, adenoidzystisches, des Larynx 103
-, mukoepidermoidales 103
-, verruköses, des Larynx 102
Karzinome, flächige, des Larynx 128
-, glottische 111
-, subglottische 112
-, supraglottische 108, 110
-, transglottische 110
Kehlkopf, Etagen 100
Kehlkopfkarzinom, Ätiopathogenese 97
-, Epidemiologie 96
-, Histopathologie 101
-, Klassifikationen 100
-, Prognose 131
-, radiogenes 100
-, Symptomatik 114
-, Therapie 119
Keyword-Suche 145
Kieferhöhlenfensterung 33
Komplikationen, bei Hirnabszeßoperation 13, 15
-, bei Karzinomtherapie am Kehlkopf 131

Labyrinthektomie 14
Laryngektomie, bei supraglottischen Karzinomen 123
Laryngitis, chronische 99
Laryngozelen 100
Laserchirurgie, bei Sinusitis 37
Laserresektion, supraglottischer Karzinome 122
Leitkeime, der Sinusitis 28
Leptomeningitis, und Hirnabszeß 9
Liquorpunktion, und Hirnabszeß 9
Literaturbeschaffung heute 159
Literaturdatenbanken, wichtige 142
Literaturrecherche 139
-, HNO-spezifische 158
Lupenlaryngoskopie 116

Manifestationsstadium, des Hirnabszesses 7
Marginalkarzinome, des Kehlkopfes 110
MEDLINE 142, 152, 158
MEDLINE-Datenbankfelder 158
Mehrfacherkrankungen, beim Hirnabszeß 21
MeSH 145
Metastasierung, beim Kehlkopfkarzinom 112
-, Therapie 129
midfacial degloving 58

Mikrolaryngoskopie, und Kehlkopf-Ca 117
MRT, und invertierte Papillome 54
-, und Kehlkopf-Ca 117
Mukosusotitis 6
Multimedia 138
Mykosen, der Nebenhöhlen 37

Nachbestrahlung, beim Larynx-Ca 120, 129, 130
Nachsorge, beim Larynx-Ca 133
Nasenpolypen 36
Nasensalbe, gegen Schleimhauttrockenheit 38
Nasentropfen, abschwellende 27
Nebenhöhlenchirurgie, des HNO-Belegarztes 34
-, Nachbehandlung nach 37
-, Prinzipien und Bestandteile 32
Neck Dissection 130
Nervus laryngealis inferior 73
 - superior 72
 - recurrens, Anatomie 72

On-line-Zugriff, auf Datenbanken 149
Operation, des invertierten Papilloms 58
Operationsresultate, nach Kehlkopfplastiken 85

Papilloma inversum, der Nebenhöhlen 42
-, Diagnostik 51
-, Histopathologie 48
-, Lokalisation 51
-, maligne Transformation 50, 63
-, Pathogenese 44
-, Rezidive 61
-, Symptomatik 50
-, Therapie 56
Papillome, Nomenklatur 42
-, senile, des Larynx 107
PCR-Untersuchung, und papilloma inversum 48
Petioluskarzinome 109
photodynamische Therapie 121
Plattenepithelkarzinom, basaloides 102
Polyposis nasi, einseitige 65
Positronen-Emissions-Tomographie 117
Präkanzerosen, am Kehlkopf, Therapie 125
-, des Kehlkopfes 106
Prävention, des Larynx-Ca 133
Prognose, beim Larynx-Ca 131
PubMed 154
Punktions-Aspirationstherapie, beim Hirnabszeß 12
Pustulosis palmaris et plantaris 172

Radiochemotherapie, primäre simultane 124
Radiotherapie, beim invertierten Papillom 61
-, primäre, beim Larynx-Ca 120

Rauchen und Kehlkopf-Ca 98
Rekurrens-Plastiken 83
Referenzmanager 160
Reflux, gastroösophagealer 100
Rehabilitation, nach Karzinomtherapie am Larynx 133
Rekurrensparese, beidseitige irreversible 71
-, Behandlung 79
-, Behandlungsresultate 85
-, Pathologie 73
-, Symptomatik 75
-, Ursachen 77
Resektion, transorale, bei supraglottischen Karzinomen 121
Rhinotomie, paranasale 59
Risikofaktoren, beim Kehlkopf-Ca 98

Schlagwortsuche 147
Schleimhautabschwellung, medikamentöse 27
Schnupfenmittel, orale 28
Schobel, Kehlkopfplastik nach 81
SCISEARCH 143
Siebbeinoperation, endonasale, Komplikationen 35
Sinusitis chronica, als Focus 170, 177
-, akute rhinogene, Therapie 27
-, Bakteriologie 28
-, chronische, Therapie 32
-, Pathophysiologie 26
Sinusitiskomplikationen, Therapie 31
Sonographie und invertiertes Papillom 54
-, der Halslymphknoten 118
-, und Kehlkopf-Ca 116
Spindelzellkarzinom, des Larynx 103
Stimmlippenlähmungen, Ursachen 77
Stimmlippenposition, bei Kehlkopflähmungen 74
Stirnhöhlenoperation, endonasale 33

-, osteoplastische 34
-, von außen 35
Stopwords 144
Subglottis 101
Subsidiarbehandlung, des Hirnabszesses 14
superficial spreading carcinoma 111
Supraglottis 101

Taschenfaltenkarzinome 109
Teilresektionen, des Kehlkopfes, von außen 122
Thesaurus 145
Thornell, Arytaenoidektomie nach 82
TNM-Klassifikation, von Larynxmalignomen 104
Tonsillektomie, bei Focusverdacht 175
Tracheostomarezidiv 131
translaryngeale Operationen, bei Kehlkopfstenose 79, 86
Trunkierung 147
Tuberkulose, des Larynx 99
Tumorprogressionsmodell 97

Überraschungsbefund: invertiertes Papillom 55
Urtikaria, und Focus 172
Uveitis 172

Ventrikeleinbruch, des Hirnabszesses 5, 9
Ventrikelkarzinome 109
Virusinfektion, und Kehlkopf-Ca 99
-, und nasale Papillome 46
Virustatika, beim invertierten Papillom 61

Wärmebehandlung, bei Sinusitis 30
Winkelkarzinome, des Kehlkopfes 109
WinSPIRS-Memotafel 153

Zweitkarzinome 114

Springer und Umwelt

Als internationaler wissenschaftlicher Verlag sind wir uns unserer besonderen Verpflichtung der Umwelt gegenüber bewußt und beziehen umweltorientierte Grundsätze in Unternehmensentscheidungen mit ein. Von unseren Geschäftspartnern (Druckereien, Papierfabriken, Verpackungsherstellern usw.) verlangen wir, daß sie sowohl beim Herstellungsprozess selbst als auch beim Einsatz der zur Verwendung kommenden Materialien ökologische Gesichtspunkte berücksichtigen.
Das für dieses Buch verwendete Papier ist aus chlorfrei bzw. chlorarm hergestelltem Zellstoff gefertigt und im pH-Wert neutral.

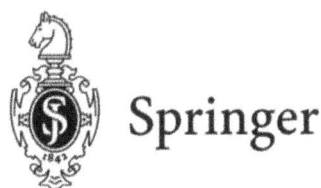

GPSR Compliance
The European Union's (EU) General Product Safety Regulation (GPSR) is a set of rules that requires consumer products to be safe and our obligations to ensure this.

If you have any concerns about our products, you can contact us on

ProductSafety@springernature.com

In case Publisher is established outside the EU, the EU authorized representative is:

Springer Nature Customer Service Center GmbH
Europaplatz 3
69115 Heidelberg, Germany

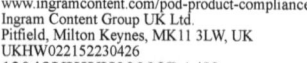